Jean Valnet

Aroma-Therapie

Gesundheit und Wohlbefinden durch pflanzliche Essenzen

Deutsche Erstveröffentlichung

WILHELM HEYNE VERLAG
MÜNCHEN

HEYNE RATGEBER
08/9075

13. Auflage

Titel der französischen Originalausgabe
AROMATHERAPIE:
Traitement des Maladies par les essences des Plantes
erschienen bei Maloine S. A., Editeur, Paris
Deutsche Übersetzung von Rudolf Kimming

Printed in Germany 1994
Umschlagillustration: Fritz Wendler, Weyarn
Umschlaggestaltung: Atelier Ingrid Schütz, München
Gesamtherstellung: Presse-Druck Augsburg

ISBN 3-453-41728-3

Inhaltsverzeichnis

Biographie des Autors

Dr. Jean Valnet gilt seit langem als einer der bedeutendsten Spezialisten auf dem Gebiet der Behandlung Kranker mit Hilfe von Pflanzenessenzen. Ihm ist es zu verdanken, daß die Phytotherapie in Frankreich an verschiedenen Universitäten, unter Ärzten und auch beim breiten Publikum bekannt wurde. Seine Werke sind in Leihbüchereien ebenso wie in wissenschaftlichen Bibliotheken vorzufinden.

Neben seinen zahlreichen Vorträgen an Universitäten und vielen Radio- und Fernsehsendungen hielt er vom Gesundheitsministerium geförderte Kolloquien und sprach häufig in Frankreich, England, Belgien, der Schweiz, in Deutschland, Spanien, Persien, Afrika, den Vereinigten Staaten und Kanada vor einem breiten Publikum. Seit 1960 leitete er zahlreiche Kongresse über die Behandlung Kranker mit natürlichen Heilmethoden.

Dr. Valnet begann seine Karriere als Militärarzt und Chirurg. Während seiner Tätigkeit in der Sanitätskompanie in Tongking von 1950 bis 1953 behandelte er mit großem Erfolg die Verwundeten mit aromatischen Essenzen.

Im Jahre 1959 verließ er die Armee und ließ sich in Paris nieder, um seine Forschungsarbeit aufzunehmen. Dr. Valnet, der 1954 mit der Bronzemedaille für wissenschaftliche Arbeiten ausgezeichnet wurde, ist Offizier der Ehrenlegion, Kommandeur der Palmes Académiques, Träger zahlreicher ziviler und militärischer Auszeichnungen und Mitglied einiger wissenschaftlicher Gremien in Frankreich und im Ausland. Er ist Gründer und Vorsitzender verschiedener Forschungsunternehmen, die sich folgende Aufgabe gestellt haben:

»Forschungen auf allen Gebieten, die die Aromatherapie, die Phytotherapie sowie die Behandlung mit biologischen oder physikalischen Methoden beinhalten, diese unmittelbar oder mittelbar berühren, sowie die Verbreitung der bei diesen Forschungen erzielten Resultate.«

Dr. Jean Valnet ist Mitglied der Société des Gens de Lettre de France.

Vorwort

Vor zwanzig Jahren erschien die erste Auflage dieses Werkes, das ich vor allem den von einer ebenso unangebrachten wie übermäßigen Chemotherapie enttäuschten oder schwer geschädigten Kranken gewidmet habe. Aber auch die Gesunden möchte ich ansprechen, die ihrerseits wissen sollten, daß es nicht ausschließlich eine Heilung oder Vorsorge auf der Basis von Antibiotika, Kortison und Beruhigungsmitteln gibt.

Jede wissenschaftliche Leistung beruht auf den Forschungen der Vergangenheit; ich war keineswegs der erste, der sich damit beschäftigte, die Heilpflanzen zu rehabilitieren, und der dabei die ausgetretenen, bequemen Wege verließ, die die Wissenschaft nur allzu gerne beibehält.

Bereits ab 1897 hatte sich Professor Pouchet unermüdlich um dieses Gebiet bemüht. In der Folge waren es Dr. Henri Leclerc, Professor René Paris, François Decaux und Joseph Brel, die sich herausragende Verdienste erwarben. Die *Aromatherapie* wurde vor allem von einem bedeutenden Chemiker verbreitet, von R.-M. Gattefossé, dem wir auch die Bezeichnung dieses Fachgebietes verdanken, die inzwischen in Frankreich in die Alltagssprache übergegangen ist. Doch eine ›neue‹ Idee braucht viele Vorreiter, die sich für sie einsetzen, bis sie anerkannt wird.

Vor zehn Jahren beschäftigten sich in Frankreich nur wenige Ärzte mit der Phyto- und der Aromatherapie. Heutzutage entstehen immer mehr Schulen von höchst unterschiedlicher Qualität, die sich mit neuen Therapieformen befassen. Es ist höchste Zeit, daß die Phytotherapie, wie schon Homöopathie und Akupunktur, an den Universitäten gelehrt und somit dem Zugriff von Scharlatanen und Geldmachern, die dieser so wichtigen Disziplin erheblich Schaden zufügen, entzogen wird.

Diese Neuauflage, nach der die neue deutsche Übersetzung erstellt wurde, enthält viele Überarbeitungen und Verbesserungen, und auch der Anhang wurde erheblich erweitert.

Dr. Jean Valnet

1

Einführung

Die Mediziner könnten Düfte vielfältiger gebrauchen,
als sie es heute tun.

Montaigne

Die aromatischen Essenzen sind, nachdem sie lange Jahre vernachlässigt wurden, für viele Forscher und einen großen Teil der Öffentlichkeit zu wichtigen Elementen moderner Therapien geworden. Viele Kranke bestehen heute darauf, angesichts der immer häufiger bekanntwerdenden Schäden durch Chemotherapie, ausschließlich mit natürlichen Heilmethoden behandelt zu werden.

Wir sollten uns daran erinnern, daß natürliche Heilmittel seit frühesten Zeiten von unseren Vorfahren entwickelt worden sind. Auf dieses Wissen kommt man immer wieder verstärkt zurück, auf die ›Hausmedizin‹ »unserer Ahnen, die heute mit Hilfe der modernen Forschung von den Legenden und der sie umgebenden Finsternis befreit wird«, wie H. Leclerc schrieb.

Bei schwerwiegenden Erkrankungen, die auf die modernen, der Reihe nach durchprobierten Behandlungsmethoden nicht ›ansprechen‹, besinnt man sich immer häufiger auf die Phytotherapie. Es wäre oft besser, sie nicht so lange aus den Augen zu verlieren und bei vielen Erkrankungen mit ihr zu beginnen.

Unter gewissen Aspekten stellt dieses Werk eine Verbindung zwischen der Erfahrung unserer Ahnen und den modernen Erkenntnissen her. Die jüngsten Entdeckungen, die die Existenz von Hormonen und Antibiotika in vielen Pflanzen und Essenzen nachwiesen, zeigen uns, daß wir sehr vorsichtig sein müssen, wenn wir endgültige Aussagen über die Wirkungsweise dieser Medikamente abgeben wollen.

Dank der in jüngster Zeit angestellten Forschungen gibt es einfache und logische Erklärungen für die Wirkung von aromatischen Essenzen, die sie aufgrund ihrer hormonalen Bestandteile auf Körper und Geist ausüben. Zahlreiche Experimente erlauben es uns heute, alte Behandlungsmethoden, die uns bis vor kurzem eher amüsierten, zu erklären und zu begründen. So zum Beispiel das Säckchen mit Knoblauch und Kräutern, das unsere Vorfahren Kindern, die unter Wurmkrankheiten litten, um den Hals hängten, wie allen Menschen während den Epidemie-Zeiten. Wir wissen inzwischen auch, warum Umschläge, denen einzig gekochte und zerdrückte Pflanzen beigegeben wurden, bei Gichtanfällen, bestimmten Schmerzen oder bei Harnverhalt heilend wirken.

Viele Kranke berichteten uns, gespürt zu haben, wie sich unter den Händen von Magnetopathen ihre Blasensteine auflösten und die Beschwerden verschwanden. Vielleicht hat mancher von uns solche Geschichten vernommen und sich darüber lustig gemacht?

Dabei sollten wir nicht vergessen, daß es mit Hilfe der Phyto-Aromatherapie immer wieder gelungen ist, Nieren- und Gallensteine zu entfernen. Mit dem Sud aus Splintholz der wilden Linde aus dem Roussillon habe ich die besten Erfahrungen gemacht. Erst vor wenigen Wochen konnte ich einem Patienten helfen, der vor sieben Jahren operiert wurde und trotzdem wieder unter Nierensteinen litt.

»Dieses Buch ist eynes von Trew und Glouben«, könnte ich wie Montaigne schreiben. Im Jahre 1957 – damals war ich Oberstabsarzt im Verteidigungsministerium – erzählte die Frau eines Obersten, die an einem hartnäckigen Ausschlag am Unterarm gelitten hatte und der seit Monaten von verschiedenen Hautärzten ohne Erfolg behandelt worden war, mir ihre beeindruckende Geschichte. Sie kam gerade aus einem Dorf im Departement Béarn und zeigte mir ihren Unterarm, der frei von jedem Ausschlag war.

Noch bevor ich sie etwas fragen konnte, sprudelte es aus ihr heraus:

»Herr Doktor, ich weiß, daß Sie nie über mehr oder weniger ungewöhnliche Behandlungsformen, die heute erprobt werden, lachen. Erinnern Sie sich noch an meinen Ausschlag? Da, schauen Sie sich meinen Arm an.«

Ihre Haut war makellos weiß. Ich erinnerte mich nur allzugut an die abstoßenden, rötlichen Wunden und an den darüberliegenden safrangelben Schorf.

»Entschuldigen Sie bitte, wenn ich Ihnen untreu war und Ihnen das auch noch gestehe, doch ich möchte Ihnen unbedingt erzählen, wie ich geheilt wurde... Vor langer Zeit bereits hat man mich auf einen alten Mann hingewiesen, der in einem abseits gelegenen Dorf lebt und anscheinend Ausschläge heilen kann. Ich bin zu ihm gefahren. Jetzt lachen Sie bitte nicht: Er hat mich auf seinen Rücken genommen, ist einmal mit mir durch seinen Garten gegangen und hat mich anschließend nach Hause gebracht.«

Natürlich überraschte mich diese ›Behandlungsmethode‹, doch ich sagte nichts, sondern nickte nur auffordernd mit dem Kopf.

Die Frau fuhr mit ihrer Erzählung fort:

»›Madame, das ist alles‹, war der einzige Kommentar des Mannes, ›morgen oder übermorgen ist alles vorbei.‹ Das hat sich vor drei Tagen abgespielt, und jetzt bin ich hier bei Ihnen, um Ihnen so schnell wie möglich meinen Arm zu zeigen.«

Was sollte ich zu diesem Bericht sagen?

Ich habe diese Geschichte aus meiner Praxis eingeschoben, um von vornherein klarzustellen, daß es *nicht* das Ziel dieses Buches sein kann, derartige Phänomene, die unser Verständnis übersteigen und die wohl noch für lange Zeit außerhalb der Möglichkeiten der Praktiker liegen werden, erklären zu wollen. Genauso sinnlos wäre es, die Anziehungskraft Napoleons zu ergründen versuchen.

Trotzdem, die Verwendung von Pflanzen und Essenzen kann es dem Wissenden ermöglichen, ›Wunder‹ zu vollbringen. Bereits die alten Ägypter verstanden es, mit weinhaltigen Pflanzenmazerationen zu betäuben...

Professor Léon Binet, der frühere Dekan der medizinischen Fakultät der Universität von Paris, kam in seinen zahlreichen Werken häufig auf die außerordentlichen Eigenschaften der Pflanzen zu sprechen, auf die »Substanzen, die heilen«.

Viele Werke, die von Pflanzen und ätherischen Ölen handeln, sind, über die Jahrhunderte hinweg, von den herausragendsten Wissenschaftlern ihrer Zeit, Ärzten, Biologen und Apothekern, geschrieben worden. Es wäre unmöglich, sie hier alle aufzuzählen, auch wenn ich mich nur auf meine Landsleute beschränkte. In den einzelnen Kapiteln werde ich viele von ihnen erwähnen, doch Namen wie Chamberland, Cadéac, Meunier, Courmont, Morel, Rochaix, Bay, Cazin, L. Binet, Balansard, Caujolle, Chabrol und Dorvault werden jedem begegnen, der sich mit Heilpflanzen beschäftigt. Ebenso bekannt sind Goris, Duquesnois, Perrot, Meurisse, Lemaire, Lian, Lœper, H. Leclerc, Fournier, R.-M. Gattefossé, F. Decaux, R. Paris*, Quevauvillers, Guyon, Carraz, Valette, R. Moreau und viele andere, die zum aktuellen Wissensstand auf diesem Gebiet beigetragen haben.

Zahlreiche Forscher, von denen viele an Universitäten tätig sind, haben wichtige Werke über Pflanzen veröffentlicht, darunter, in Frankreich, J. Barbaud, Madame Bézanger-Beauquesne, Madame Debelmas, P. Delaveau, B. Drevon, R.-B. Henry, A. Foucaud, J. Kerharo, J.-M. Pelt, M. Jolivet, A. de Sambucy, H. Pourrat, J. Pellecuer, M. Jacob, J. Navroy; in Italien Gatti, Cajola, Carosi, Remigio Banals, Novi und Paolo Rovesti; in Deutschland Kobert, Bruning und Arno Müller; in Amerika und England Martindale, Miller, Read, Rideal, Tanner und Willey. Ihre Arbeiten gehören zu den wichtigsten, die über die Wirkung von Pflanzenessenzen geschrieben wurden.

Vergessen wir nicht, daß es in Frankreich seit einiger Zeit möglich geworden ist, über diesen Themenkreis zu promovieren. In diesem Zusammenhang sei Professor Caujolle von der Universität Toulouse erwähnt, der die Dissertationen von Madame Porcher-Pimpart, R. Cazal, A. Azaloux und von Cathala betreute, und auch Professor Grégoire, der in Rennes Sarbachs Arbeit über die antiseptische und bakterizide Wirkung von 54 ätherischen Ölen leitete. In Montpellier hat sich unter der Leitung der Professoren Guerrier und Pages eine neo-hippokratische Schule gebildet, die laufend über ihre Forschungsarbeiten berichtet.

Seit langer Zeit verfolgt in Dakar Professor J. Kerharo, Inhaber des Lehrstuhls für Drogenkunde, seine langwierigen Forschun-

* Professor René Paris, der unbedingt erwähnt werden muß, wenn von Pflanzen die Rede ist, ist der Inhaber des Lehrstuhls für *Matière médicale* an der pharmazeutischen Fakultät der Universität Paris. Ihm verdanken wir das größte *Musée mondial* der Heilpflanzen, das von französischen und ausländischen Ärzten, Apothekern und Studenten viel besucht wird (4, avenue de l'Observatoire, 75005 Paris).

gen. Neben zahlreichen Veröffentlichungen, vor allem die 1971 im *Journal d'Agriculture tropicale et de Botanique apliquée* erschienene Abhandlung über *l'Aromathérapie et la Gemmothérapie dans la Pharmacopée sénégalaise traditionelle* (Aromatherapie und Gemmotherapie in der traditionellen senegalesischen Pharmakopöe), gab er 1974 in Paris zusammen mit J.-G. Adam das monumentale Werk *La Pharmacopée sénégalaise traditionelle* (die traditionelle senegalesische Pharmakopöe) heraus.

Seinem Beispiel folgend, haben vor allem im Senegal, aber natürlich auch im übrigen Afrika, an der Elfenbeinküste und in Gabun, hier vor allem in Libreville, Jean-Noel Gassita, Direktor des *Institut de Pharmacopée et de Médecine Traditionelle,* viele Forscher die Arbeit auf diesem Gebiet aufgenommen.

Das gleiche trifft auf Madagaskar, China und Lateinamerika zu ... wie überhaupt auf alle Länder, in denen die Phytotherapie die gebräuchlichste Behandlungsmethode geblieben ist.

Die Lyoner Schule ihrerseits, gegründet von R.-M. Gattefossé, setzt dessen Arbeiten fort.

Auch im Ausland ist die gleiche Entwicklung ablesbar.

Hier ist an erster Stelle die italienische Schule mit den Professoren Rovesti in Mailand, Cerevoli in Padua, Benedicenti u. a. zu nennen.

In der Schweiz hat sich das Wissen über die natürlichen Behandlungsmethoden dank der außerordentlichen Arbeit einiger Journalisten und Schriftsteller ungewöhnlich schnell verbreitet. Ich möchte in diesem Zusammenhang vor allem Marie-Claude Leburgue, Vera Florence (von Radio-Télévision Suisse Romande), Gabriel Monachon, Michel H. Krebs und Gil Stauffer erwähnen ...

Dabei scheint es mir wichtig darauf hinzuweisen, daß in diesem Land, dem größten Herstellerland synthetischer Arzneimittel, sich vor allem die Verbraucher mit der Phyto-Aromatherapie beschäftigen. Jedoch nicht ausschließlich diese, denn einige Heilpflanzenhändler haben schnell begriffen, welchen Profit sie aus meinen Vorträgen und zahlreichen Sendungen in Radio-Télévision Suisse Romande ziehen können. Die Gewinnsucht der meisten dieser Händler hat immerhin den Vorteil, daß immer mehr Kranke, die von der herkömmlichen Chemotherapie enttäuscht sind, sich somit anders helfen können.

Im Anhang finden meine Leser die Angriffe der Schweizer Apothekerschaft, die ja zum großen Teil von den Chemie-Konzernen abhängig ist, und die 1976 der Chefredakteur der Zeitschrift *Journal Suisse de Pharmacie* glaubte, gegen mich veröffentlichen zu müssen. Ich habe es mir nicht versagt, auch meine Erwiderung abzudrucken...

In Belgien scheint die Entwicklung langsamer voranzugehen, was sicher nicht der Fehler der Journalisten Marc Danval, Georges Wielemans, Janine Modave, J.-L. Lachat, M. Grodent, Ch. van Hoof, A. Antoinė, Ph. Genaert, N. P. Ketelbuters und F. Wangermée ist, von denen einige hohe Stellungen beim O.R.T.B. einnehmen und die allesamt als aufgeklärte Menschen keine Bedenken haben, das Problem anzugehen. Trotzdem dauerte es lange, bis endlich auf mein hartnäckiges Betreiben hin die *Société Belge de Phytothérapie et d'Aromathérapie* gegründet wurde; hoffen wir, daß sie erfolgreich sein wird.

In Rußland wie in allen Ostblockländern war die Pflanzenheilkunde schon immer Gegenstand wissenschaftlicher Forschungen, und niemand hat in diesen Ländern Angst davor, Arbeiten über den Kohl oder die Zwiebel zu veröffentlichen.

In den Vereinigten Staaten wird an dem Problemkreis rege gearbeitet, obwohl es hier gewisse Schwierigkeiten gibt. Einer der Verantwortlichen der O.M.S. berichtete mir eines Tages in Genf, daß die geernteten Pflanzen leider häufig zu lange auf den Kais gelagert werden, wo sie den Unbilden des Wetters ausgesetzt sind und verfaulen, also völlig unbrauchbar werden. Gleichzeitig aber wird die Phytotherapie an verschiedenen amerikanischen Universitäten gelehrt.

Kurz, wir wohnen in der ganzen Welt dem Aufblühen einer neo-hippokratischen Bewegung bei, das heißt, einer »Zusammenarbeit mit der Natur«, wie es Professor Sary einmal ausdrückte, die nichts anderes zum Ziel hat, als die Heilung der Kranken mit Hilfe der Natur, wobei man sich heute nicht mehr nur auf empirische, sondern auch auf rationale, wissenschaftliche Ergebnisse stützen kann.

So werde ich in diesem Buch laufend die zahlreichen Behandlungsformen unserer Vorfahren, die verleugnet oder trotz der Resultate, die sie seit jeher erzielten, vernachlässigt wurden, erklären. Diese Erklärungen wurden erst durch die jüngsten wissenschaftlichen Arbeiten ermöglicht.

»Es gibt nichts Unwissenschaftlicheres als etwas abzustreiten, nur weil man es nicht erklären kann.« Trotz dieser Tatsache haben sich viele Gelehrte und Laien erlaubt, Resultate zu verleugnen und über sie zu spötteln, nur weil sie damals noch nicht erklärbar waren. »In unserer Zeit, die wissenschaftlich so fruchtbar ist«, schrieb L. Binet, »ist es oft schwierig, sich davor zu hüten, maßlosen Stolz zu entwickeln, und sich zusammen mit Pascal daran zu erinnern, ›daß die Folge der Menschengeschlechter durch die Jahrhunderte hindurch als ein Mensch betrachtet werden kann, der weiterlebt und immer dazulernt‹.« »Und wenn wir lachen wollen«, sagte Henri Leclerc, »dann tun wir es lieber im Verborgenen und denken dabei daran, welchen Eindruck unsere Medizinersprache, auf die wir heute so stolz sind, auf unsere Urenkel machen wird.«

Dieser Satz hat mich im übrigen dazu bewogen, in diesem Buch wissenschaftlich-medizinische Ausdrücke, wenn irgend möglich, zu vermeiden. Da ich trotzdem nicht immer auf Fachausdrücke verzichten konnte, habe ich im Anhang eine Liste mit Erklärungen der in diesem Buch vorkommenden, und nicht für jeden verständlichen Ausdrücke angefügt.

Natürlich ist dieses Buch für meine Kollegen geschrieben, aber auch und *vor allem* für ein breites Publikum.

Die Meinung des Kranken spielt bei der Entscheidung, welche Behandlungsmethode zu bevorzugen ist, eine ausschlaggebende Rolle. »Das Volk weiß als erstes alles, auch wenn man ihm nichts erzählt«, schrieb Mike Waltari in *Sinouhé, der Ägypter.*

Die *Präventivmedizin,* die den Gesunden mit Produkten, *deren Auswirkungen niemand genau kennt,* in Spritzen- oder Tablettenform behandelt, verfolgt einen Irrweg. Sie sollte zu den natürlichen und ungiftigen Stoffen übergehen.

Zu diesen gehören seit jeher an erster Stelle Pflanzen und aromatische Essenzen, und so wird es auch in Zukunft bleiben.

Obwohl man überall auf der Welt immer mehr auf natürliche Behandlungsmethoden zurückkommt, ist das leider noch nicht die Regel. Erst neulich habe ich wieder gehört, wie ein Praktiker einer Mutter folgenden Rat gab: »Wenn Ihre Kinder einen Schnupfen bekommen, dann geben Sie ihnen sofort diese Antibiotika.«

Die Essenzen, die meist durch Destillation aus Pflanzensäften gewonnen werden, kommen im allgemeinen als Tropfen, oder in Kapseln und Perlen eingeschlossen, an den Verbraucher. So kann es manchem merkwürdig erscheinen, daß ich in diesem Buch auch den Knoblauch, die Zwiebel und die Kamille behandle, die von Ärzten kaum verschrieben werden. Doch dies geschah aus einem einleuchtenden Grund: auch diese Pflanzen oder Gewürze üben eine Wirkung durch ihre aromatischen Essenzen aus.

Die tägliche Verwendung von Knoblauch, Gewürznelke, Salbei, Rosmarin, Thymian, Bohnenkraut und zahlreicher anderer Gewürze bei der Zubereitung von Speisen hat einen wohltuenden Einfluß auf die Gesundheit.

In dem Kapitel, das von den Essenzen handelt, habe ich auch anderen Anwendungsformen als den im Küchenalltag üblichen genügend Platz eingeräumt. Neben Tees und Aufgüssen sind Pulver, Dampfbäder, Einreibungen und Bäder aufgrund der Freisetzung von ätherischen Ölen gesundheitsfördernd.

Ich möchte in diesem Zusammenhang darauf hinweisen, daß diese Arbeit nie vorgibt, die schwierige Kunst eines Threapeuten zu ersetzen. »Alles ist Gift, nichts ist Gift«, sagte Paracelsus, und in der Realität zählt einzig die Dosierung.

Denn auch natürliche Essenzen können, wenn sie unbedacht benutzt werden, *giftige Auswirkungen haben*. Arbeiter, die echte Vanille verarbeiten oder verpacken, leiden häufig unter verschiedenen Beschwerden, die unter dem Namen ›Vanille-Krankheit‹ zusammengefaßt werden: heftige Kopfschmerzen, Magen-Darm-Beschwerden, Ausfall der Augenbrauen.

Safran, der in zu hohen Dosen genossen wird, kann zu übersteigerter Erregbarkeit des Gehirns und in der Folge zu Krämpfen, Delirium und zum Tod führen.

Die krampflösende Majoran-Essenz kann, in hohen Dosen genossen, wie ein Rauschgift wirken (Cadéac und Meunier).

Salbei-, Rosmarin- und Ysop-Essenzen können auch in niedriger Dosierung unter bestimmten Umständen und bei dazu neigenden Menschen epileptische Tendenzen verstärken.

In diesem Zusammenhang möchte ich folgende merkwürdige Begebenheit nicht verschweigen: Im Juli 1959 suchte mich während des jährlichen *Prytanée Militaire de la Flèche*-Festes eine Frau auf, die innerhalb weniger Augenblicke an beiden Unterarmen von einem heftigen Nesselfieber befallen worden war. Mir gelang es nicht, die Ursache dieser Allergie zu bestimmen. Weder Ernährung noch Lippenstift, weder Nagellack noch Parfüm... nichts brachte mich auf die richtige Spur.

Einige Jahre später trat bei der Frau das gleiche Phänomen auf. Wieder forschte ich nach der Ursache.

Nach langwierigen Untersuchungen fand ich heraus, daß meine Patientin auf Lindenblüten allergisch reagierte. Innerhalb von elf Jahren hatte sie sich dreimal unter einem blühenden Lindenbaum aufgehalten!

Trotz der seltenen Fälle, in denen die Verwendung von Pflanzen und Pflanzenessenzen zu ungewünschten Reaktionen führen kann, »werden Mediziner und Chemiker erstaunt sein«, wie R.-M. Gattefossé schrieb, »wenn sie sich bewußt werden, wie groß die Anzahl der Geruchsstoffe ist, die in der Medizin verwendet werden können, und wie vielfältig ihre chemischen Funktionen sind. Die antiseptischen und Mikroben bekämpfenden Eigenschaften sind heute weitgehend bekannt; darüber hinaus aber besitzen diese Stoffe Eigenschaften, die gegen Gifte und Viren wirken, sie haben eine starke energetische Kraft und die unbestreitbare Fähigkeit, bei der Heilung von Wunden positiv zu wirken. In der Zukunft werden sie eine noch bedeutendere Rolle spielen.«

Montaigne hatte darauf bereits hingewiesen, als er schrieb, »die Mediziner könnten Düfte vielfältiger gebrauchen, als sie es heute tun, denn ich habe bemerkt, daß diese fähig sind, und zwar jeder Duft auf seine eigene Weise, auf meine Stimmung zu wirken und diese zu verändern.«

Natürlich kannte Montaigne die modernen wissenschaftlichen Arbeiten nicht, die in den Essenzen sogar hormonale Bestandteile nachgewiesen haben, die auf Körper und Geist wirken.

Das intuitive Wissen unserer Vorfahren erstaunt auch heute noch den unvoreingenommenen Beobachter. Wie war es ihnen möglich, ihre Patienten so wirksam und sicher zu behandeln, da sie doch die Zusammensetzung der Naturheilmittel, die sie ihnen verschrieben, nicht kannten? Sie verließen sich einzig auf ihre Erfahrung.

Aber vielleicht wußten unsere Vorfahren mehr, als wir annehmen. Es ist durchaus möglich, daß etwaige schriftliche Aufzeichnungen, wie so vieles während der verheerenden Kriege, verbrannten oder verloren gingen.

Wenn eine aromatische Essenz auf den Markt kommen soll (die natürlich vom Hersteller in allen Fällen als ›rein und natürlich‹ bezeichnet wird, in Wirklichkeit aber nur allzuhäufig unrein oder, schlimmer, gepanscht ist), benützt man die chromatographische Methode: ein Schreiber hält auf einem Papier eine Kurve fest, deren Ausschläge dann mit dem typischen Bild verglichen wird, das von einer hundertprozentig reinen Essenz angefertig worden war.

Besuchen Sie doch eines dieser Kontrollabore, und Sie werden zu Ihrer großen Überraschung feststellen, daß neben jedem Apparat eine ›Nase‹ steht, das heißt eine Frau oder ein Mann, die über einen äußerst sensiblen Geruchssinn verfügen. Sobald der Apparat seine Kurve gezeichnet hat, riechen diese Spezialisten an der Essenz und bestätigen mit Hilfe ihrer Nase das Ergebnis oder korrigieren es, was häufiger vorkommt, als sie vielleicht annehmen mögen.

Während ich dies schreibe, denke ich an ein Buch, das gegen Ende des vorigen Jahrhunderts erschienen ist. Ein Arzneimittelhersteller von Stärkungsmitteln, Beruhigungsmitteln sowie einigen anderen Medikamenten hatte ein Werk herausgegeben, das seine eigenen Produkte lobte und die anderer Hersteller verdammte.

Dieser Arzneimittelhersteller hatte sich ganz auf die Mineralien, auf Knochenpulver und Brom verlegt, unbestreitbar ausgezeichnete Heilmittel, doch sicher nicht die einzigen.

So warnte er seine Leser vor den Gefahren, die von Engelwurz, Sternanis, Basilikum, Zimt und Kapern ausgehen, von schwarzen Johannisbeeren, Sellerie, Kerbel, Kohl, Schnittlauch und Zitronen, von Kresse, Kümmel, Schalotten, Estragon, Fenchel, Ingwer, Lorbeer, Brombeere, Zwiebel, Rüben, Pastinaken, Petersilie, Thymian, Tomaten... ich unterbreche hier die Liste, die viele Seiten ausfüllen würde.

Warum er vor diesen Gemüsen und Gewürzen warnte? Aufgrund der aromatischen Essenzen, die sie enthalten...

Für diesen Pseudo-Gelehrten und durchtriebenen Kaufmann waren alle Pflanzen, die Essenzen enthalten, giftig. Er verdient eine posthume Medaille von der Pharmaindustrie, der er unbewußt und uneigennützig den Weg bereitete.

Dieses Buch hat ein einziges Ziel: *nützlich zu sein und die Wissenschaft nicht zu verlassen.*

Darüber hinaus wird keine Werbung für bestimmte Produkte gemacht. Wenn ich trotzdem hin und wieder einige Spezialprodukte erwähne, dann nur, um den Lesern, die von der Aromatherapie begeistert sein werden, bei ihren ersten Schritten auf dem für sie neuen Gebiet zu helfen.

2

Untersuchte Essenzen und Pflanzen

Deutsche Namen – Botanische Bezeichnungen

Anis	*Pimpinella anisum*
Basilikum	*Ocymum basilicum*
Bergamottenbaum	*Citrus bergamia*
Bitterorange	*Citrus vulgaris*
Bohnenkraut (Pfefferkraut)	*Satureja montana*
Cajeput	*Melaleuca leucadendron*
Estragon	*Artemisia dracunculus*
Eukalyptus	*Eucalyptus globulus*
Fenchel	*Foeniculum vulgare (anethum foeniculum)*
Fichte (Föhre)	*Pinus sylvestris*
Geranium (Storchenschnabel)	*Pelargonium odoratissimum*
Gewürznelke	*Eugenia caryophyllata*
Heiligenkraut	*Santolina chamoecyparissus*
Ingwer	*Zingiber officinale*
Kamille (echte)	*Matricaria chamomilla oder Matricaria discoidea*
Kamille (römische)	*Anthemis nobilis*
Kampfer (aus Borneo)	*Auszug aus Dryobalanops Camphora*
Knoblauch	*Allium sativum*
Koriander	*Coriandrum sativum*
Kümmel	*Carum Carvi*
Lavendel	*Lavandula officinalis*
Lebensbaum (Thuja)	*Thuya occidentalis*
Majoran	*Origanum majorana*
Melisse	*Melissa officinalis*
Muskatnuß	*Myristica fragans*

Myrthenheide	*Melaleuca viridiflora*
Origano	*Origanum vulgare*
Origano (falscher)	*Origanum dictamnus*
Origano (spanischer)	*Thymus capitatus*
Pfefferminze	*Mentha piperata*
Rosmarin	*Rosmarinus officinalis*
Salbei	*Salvia officinalis*
Sandelholz	*Santalum album oder santalum spicatum*
Sassafras (Fieberbaum)	*Sassafras officinalis*
Thymian	*Thymus vulgaris*
Wacholder	*Juniperus communis*
Wurmsamen (Gänsefuß)	*Chenopodium anthelminticum*
Ylang-Ylang	*Unona odoratissima*
Ysop	*Hyssopus officinalis*
Zimt (aus Ceylon)	*Cinnamomum zeylanicum*
Zitrone	*Citrus limonum*
Zypresse	*Cupressus sempervirens*
Zwiebel	*Allium cepa*

Botanische Bezeichnungen – Deutsche Namen

Allium cepa	Zwiebel
Allium sativum	Knoblauch
Anthemis nobilis	römische Kamille
Artemisia dracunculus	Estragon
Carum carvi	Kümmel
Chenopodium anthelminticum	Wurmsamen (Gänsefuß)
Chenopodium zeylanicum	Zimt (aus Ceylon)
Citrus bergamia	Bergamottenbaum
Citrus limonum	Zitrone
Citrus vulgaris	Bitterorange
Coriandrum sativum	Koriander
Cupressus sempervirens	Zypresse
Eucalyptus globulus	Eukalyptus
Eugenia caryophyllata	Gewürznelke
Foeniculum vulgare (anethum foeniculum)	Fenchel
Hyssopus officinalis	Ysop

Juniperus communis	Wacholder
Lavandula officinalis	Lavendel
Matricaria chamomilla oder Matricaria discoidea	echte Kamille
Melaleuca leucadendron	Cajeput
Melaleuca viridiflora	Myrthenheide
Melissa officinalis	Melisse
Mentha Piperata	Pfefferminze
Myristica fragans	Muskatnuß
Ocymum basilicum	Basilikum
Origanum dictamnus	falscher Origano
Origanum majorana	Majoran
Origanum vulgare	Origano
Pelargonium odoratissimum	Geranium oder Storchenschnabel
Pimpinella anisum	Anis
Pinus sylvestris	Fichte oder Föhre
Rosmarinus officinalis	Rosmarin
Salvia officinalis	Salbei
Santalum album oder spicatum	Sandelholz
Santolina chamoecyparissus	Heiligenkraut
Sassafras officinalis	Sassafras (Fieberbaum)
Satureja montana	Bohnenkraut (Pfefferkraut)
Thuja occidentalis	Lebensbaum (Thuya)
Thymus capitatus	spanischer Origano
Thymus vulgaris	Thymian
Unona odoratissima	Ylang-Ylang
Zingiber officinale	Ingwer

3

Allgemeine Betrachtungen

Klinische Fälle, Beobachtungen
Allgemeine Eigenschaften von aromatischen Essenzen

Um in den Besitz der Wahrheit zu gelangen,
muß man einmal in seinem Leben alle Ansichten,
die einem beigebracht wurden,
aufgeben und sein Gedanken- und Wissenssystem
von Grund auf neu errichten.

Descartes

Brenot, ein alter Knecht, der 1940 starb, war der erste, der mich in der Heilkunst unterrichtete; in meiner Heimat, in Huanne und in der weiteren Franche-Comté, ist die Erinnerung an ihn lebendig geblieben.

Ich war vierzehn Jahre alt. Es war August und ich hatte Ferien. Brenot hatte seine Kuhherde von der Weide bei Presnay an der Straße nach Rougemont geholt. Wie üblich wartete ich auf ihn. Ich wollte ihm ›helfen‹, die Kühe im Stall anzubinden. Brenot hatte mir erklärt, daß es ein sicheres Mittel gab, von den Hörnern der Kühe nicht verletzt zu werden: Man mußte sein Kinn auf den Hals der Tiere hinter den Ohren legen, während man sie ankettete.

Mein alter Freund begann auf der einen, ich auf der anderen Stallseite. Wir hatten jeder fünf Kühe festzubinden. Wenn ich einmal länger brauchte, trödelte er herum. Er wollte nicht vor mir mit der Arbeit fertigwerden.

An diesem Tag beschimpfte er ganz gegen seine Gewohnheiten Poumone, eine dreijährige Färse, und fluchte dabei so, wie ich ihn noch nie hatte fluchen hören.

Als wir einige Minuten später den Stall verließen, entdeckte ich den Grund seines heftigen Zorns. Auf seiner rechten Wange war eine große Wunde, die Poumone ihm offensichtlich mit ihrem Horn zugefügt hatte, als sie ihren Kopf unerwartet bewegte. Brenot gab gute Ratschläge, anderen...

Ich wollte sofort Alkohol oder Jod holen.

»Laß nur«, meinte Brenot, »morgen ist alles vorbei«, und griff dabei nach Spinnweben, die er direkt auf seine Wunde legte.

Am nächsten Morgen war Brenots merkwürdiger Verband durch einen Aufguß von verschiedenen Kräutern ersetzt, die er am Rand des zum Pfarrhaus führenden Weges gesammelt hatte. Wenn ich mich richtig erinnere, war Wegerich dabei und vielleicht auch einige Nußbaumblätter.

Als Brenot vorhergesagt hatte, innerhalb von vierundzwanzig Stunden sei seine Wunde verheilt, hatte er natürlich übertrieben. Doch eine Woche später war die Wunde vollständig geschlossen und vernarbt, und der alte Knecht konnte sich, seiner Gewohnheit gemäß, vor der Sonntagsmesse rasieren.

Ein Kind weiß vieles noch nicht. So wundert es sich auch über Dinge nicht, über die es sich eigentlich wundern sollte. Trotzdem hatte ich natürlich damals schon wüste Geschichten vom Wundstarrkrampf gehört, von den schädlichen Mikroben im Mist, in der Erde und natürlich auch auf den Hörnern der Tiere. So überraschte es mich, daß Spinnweben* und bestimmte Pflanzen die Wundheilung bewirken konnten.

Natürlich wußte ich nicht, wie die Wirkstoffe, die zur Heilung beitrugen, beschaffen waren. Ich hatte keine Ahnung, daß in Nußbaumblättern ein antibiotischer Wirkstoff vorhanden ist, der aktiv gegen den Milzbrand wirkt, und auch Brenot wußte davon nichts. Er wußte nur, daß die Blätter die Heilung unterstützen, und gab sich damit zufrieden.**

Seit dieser Zeit konnte ich selbst Hunderte von erstaunlichen, spektakulären Resultaten beobachten. Und mein ganzes Leben

---

* Um das Jahr 1980 haben mexikanische Forscher in Spinnweben, die die Eingeborenen unter anderem zum Verbinden des Nabels bei neugeborenen Kindern benutzten, antibiotische Wirkstoffe entdeckt.

** »Allein in Europa kennen wir mehr als 500 Pflanzen, die zu Heilzwecken benutzt werden; die einen international, die anderen nur in bestimmten Gebieten anerkannt, aber das schon seit Hunderten, wenn nicht seit Tausenden von Jahren.« (Pr. Perrot)

lang habe ich mich gefreut, wenn die zahlreichen Forschungen, modernen Untersuchungen und Experimente eine wissenschaftliche Erklärung der zuvor empirisch festgestellten therapeutischen Erfolge liefern konnten.

So hat man herausgefunden, daß Knoblauch zwei antibiotische Wirkstoffe enthält, die bei Staphylokokken wirken, und daß eine einzige Gewürznelke bereits so antiseptisch wirkt, daß gekochtes Rindfleisch problemlos vierundzwanzig Stunden in einem mit einer Gewürznelke abgeschmeckten Sud aufbewahrt werden kann. Die Verwendung von phenol- oder aldehydhaltigen Gewürzen* (Gewürznelke, Thymian, Bohnenkraut, Zimt usw.) bei der Ernährung ist seit alters in tropischen Ländern Tradition, wo Gärungsprozesse im Darmbereich zu ernsten Erkrankungen führen können.

Wir wissen heute, daß Thymian den Milzbrand-Erreger, die Eberth-Bakterie, die Typhus auslöst, Staphylokokken, die Diphterie-Bakterie, Meningokokken und die Koch-Bakterie, die bei der Tuberkulose eine entscheidende Rolle spielt, bekämpft. Dies wurde von Chamberland 1887, Cadéac und Meunier 1889 und den Professoren Courmont, Morel und Rochaix kurz vor 1920 nachgewiesen. Thymian-Essenz ist in seiner bakterienbekämpfenden Wirkung stärker als Phenol, das lange Zeit als Prototyp eines antiseptischen Mittels betrachtet wurde.

Eine kurze Abschweifung: Wenn ich schreibe »den Typhus auslöst« oder »bei der Tuberkulose eine entscheidende Rolle spielt«, dann ist darunter zu verstehen, daß wir diese Bakterien bei Typhus- bzw. Tuberkulosefällen gefunden haben. Eine Mikrobe ist oft nicht die eigentliche Ursache der Krankheit, sondern in der Regel nur ein Zeuge für die Schwäche, die den Organismus oder einen Teil des Organismus befallen hat. *»Die Mikrobe ist nichts, das Gebiet, in welchem sie auftritt, entscheidet alles.«*

René Leriche sagte einmal: *»Der Mensch schafft sich seine Krankheiten durch seine eigenen physiologischen Bedingungen.«*

Während des Widerstands in den Jahren 1942–1945 habe ich einen Elsässer kennengelernt, dessen Allgemeinzustand

* Das heißt, Gewürze, die in der Hauptsache Phenole oder Aldehyde, also antiseptische Komponenten, enthalten.

schlecht war und der an einer doppelseitigen, tuberkulösen Lungenentzündung litt. Er gehörte zu einer Widerstandsgruppe, die sich in den Wäldern und Bergen versteckte. Der unfreiwillige Aufenthalt an der frischen Luft, bei jedem Wetter, hat ihn, ohne daß er ärztliche Hilfe erhielt, von seiner Tuberkulose geheilt. Sie werden in diesem Buch noch von Fällen schwerer Tuberkulose erfahren, die ohne jede moderne Chemotherapie, ohne Antibiotika, einzig mit Hilfe von Essenzen und Mitteln der Naturheilkunde geheilt wurden. Die Lungensanatorien befinden sich ja nicht mitten in Großstädten, sondern in Wäldern und in Gegenden, die berühmt sind für ihre gute Luft, wobei diese gute Luft natürlich auf die vielen Pflanzen in der Umgebung zurückzuführen ist.

»Es genügt nicht«, schrieb Azaloux, »daß eine Mikrobe in den Körper eindringt, um dort eine Infektion zu verursachen. Die Mikrobe braucht bestimmte günstige Voraussetzungen, die von der Virulenz, der Stärke der Mikroben, dem Eintrittsweg in den Körper und schließlich der mehr oder weniger großen Widerstandsfähigkeit des Organismus abhängen.«

Wir messen der Widerstandsfähigkeit des Organismus oder einiger Teile des Organismus eine immer größer werdende Bedeutung zu. Jede Infektion ist nicht nur das Resultat einer in den Organismus eindringenden Mikrobe; diese Mikrobe muß ein Feld vorfinden, in dem sie leben und sich vermehren kann. Es ist sicher, daß die menschliche Rasse ohne ihre natürliche Widerstandskraft seit langer Zeit ausgestorben wäre. Wir müssen nicht einmal zu weit in der Geschichte der Epidemien zurückgehen, um ein Beispiel zu finden: Im 14. Jahrhundert hat die große Pest, der Schwarze Tod, wie sie von den entsetzten Menschen genannt wurde, innerhalb von wenigen Jahren in Europa 80 Millionen Menschen hinweggerafft. Trotzdem überlebte die menschliche Rasse. Damals bestand die Befürchtung, daß ähnliche Katastrophen nur das Vorspiel für die endgültige Ausrottung der Menschheit wären; trotzdem, nirgendwo auf der Welt sind Rassen, die von solchen Unglücken heimgesucht wurden, ausgestorben.

Die außerordentlichen Eigenschaften der Zwiebel sind seit jeher bekannt. Dioskurides, ein griechischer Arzt aus dem 1. Jahrhundert nach Christus, und Plinius rühmten ihre harntreibenden, kräftigenden und antiseptischen Tugenden. Erst viele

Jahrhunderte später stellten wir fest, daß sich Zwiebelsaft gegenüber Staphylokokken und anderen Mikroben wie ein Antibiotikum verhält, und fanden heraus, daß sich im Saft der Zwiebel Spuren von Eisen, Jod, Silizium, Kalium, Phosphate und Nitrate befinden.

Wir wissen heute noch nicht, warum die Zwiebel auch bei Blutandrang im Gehirn oder bei Sommersprossen eine günstige Wirkung ausübt. Dagegen ist uns bekannt, aus welchem Grund sie die heftigen Schmerzen eines Wespenstiches auf einen Schlag beseitigt. Seit den Arbeiten von Collip im Jahre 1923 und von Laurin im Jahre 1934 ist nachgewiesen, daß das Glykochinin der Zwiebel bei der Behandlung von Diabetes wertvoll ist. Die Arbeiten von Hull Walton bestätigten im übrigen die seit langem bekannten aphrodisiakischen Tugenden der Zwiebel.

Als in früherer Zeit Hebammen Schwangeren, deren Uterus schwach zu sein schien, einen Aufguß aus Eisenkraut zu trinken gaben, wußten sie nicht, daß, wie Kotoku Kuwazima später entdeckte, das in dieser Pflanze enthaltene Verberin die Uteruskontraktionen erheblich verstärkt.

Salbei (bei den alten Römern das ›Heilige Kraut‹) wird seit undenklichen Zeiten aufgrund seiner vielfältigen Eigenschaften verwendet. Er unterstützt und reguliert die Monatsblutungen der Frau, und vor kurzem wurde eine Östrogen-Substanz im Salbei entdeckt, die dies bewirkt, und somit war die empirische Erfahrung bestätigt. Reiner Salbeiextrakt, der Mäusen gespritzt wurde, löste ähnliche Wirkungen aus wie das Follikel-stimulierende Hormon.

Niemand wird erstaunt sein, wenn er erfährt, daß R. Paris in der Gingseng-Wurzel, die vor allem im Fernen Osten als kräftigendes und aphrodisisches Mittel verwendet wird, Substanzen fand, die dem Follikel-Hormon ähneln. Wie überraschend dagegen ist es, daß Costello und Lyun im Süßholz, das seit langem für seine die Verdauung fördernden und Magengeschwüre lindernden Eigenschaften bekannt ist, ebenfalls eine östrogenartige Substanz gefunden haben.

In seinem Aufsatz ›Hormone in Pflanzen‹, erschienen in der Zeitschrift ›La Santé Publique‹, Paris 1961, lenkt Decaux die Aufmerksamkeit auf die Notwendigkeit, das Vorhandensein bestimmter Sexualhormone in gewissen Pflanzen zu kennen und zu studieren. Nur diese Kenntnis macht es möglich, bestimmte hormonale Schwächen mit Hilfe von naturheilkundlichen Methoden zu bekämpfen; außerdem sind diese Kenntnisse unabdingbar, wenn man bei dem Patienten ein Übermaß an bestimmten Hormonen, die seiner Krankheit schaden könnten, vermeiden will.

Decaux spricht besonders vom Efeu, der bei kastrierten weiblichen Ratten anscheinend Monatsblutungen auslösen kann (R. Paris und Quevauviller). Unsere Vorfahren benutzten Efeuaufgüsse, um Leiden dieser Art zu heilen.

Im Hopfen befinden sich ebenfalls Östrogen-Hormone, die man auch in einer erwähnenswerten Menge im Bier findet. Können wir vielleicht so erklären, daß starke Biertrinker zu Fettleibigkeit neigen?

Wie wir noch sehen werden, enthalten viele Pflanzen Hormone, zum Beispiel Kerbel und Petersilie, die schon seit langem aufgrund ihrer, die Monatsblutung fördernden Eigenschaften geschätzt werden. Die Seerose, die von Léon Binet als »Zerstörerin des Vergnügens und als Liebesgift« bezeichnet wird, die Weide, die Stockrose oder Roter Eibisch, die Tulpe usw. gehören dazu.

So wurde vielfach die Feststellung gemacht, daß die Essenzen aus Pflanzen den Hormonen aus endokrinen Drüsen entsprechen.

Wir kennen übrigens einige Abarten der Kleeblätter, deren östrogene Substanzen bei Mutterschafen zu Fortpflanzungsschwierigkeiten führen.

Die die Gallenproduktion unterstützenden und deren Ausfluß fördernden Eigenschaften des Rosmarins werden seit urdenklichen Zeiten genutzt. Chabrol hat sie im Experiment nachgewiesen: Spritzt man Tieren intravenös Rosmarinaufguß, verdoppelt sich deren Gallenabsonderung.

So besitzen die Phyto- und die Aromatherapie den seltenen Vorzug, gleichzeitig zu den ältesten und den aktuellsten Therapieformen zu gehören.

In der öffentlichen Meinung und bei Ärzten wurde der therapeutische Wert der Pflanzen und aromatischen Essenzen seit einigen Jahren wiederentdeckt; doch die Idee, pflanzliche Stoffe zur Wiederherstellung oder Erhaltung der Gesundheit zu verwenden, stammt aus der Antike. »Viele Dinge werden wiederentdeckt, die seit langem vergessen waren«, sagte bereits Horaz.

Es gibt in der Tat keine Behandlungsmethode, die so alt ist wie die Phyto- und Aromatherapie.

Wir leben heute in der Ära der Sulfonamide, Antibiotika, Hormone und synthetischen Produkte, deren beeindruckende Namen manchmal mehrere Zeilen in Anspruch nehmen. So wird es manchen merkwürdig vorkommen, wenn ich eine wirksame therapeutische Methode vorschlage, die manchmal sogar spektakuläre Erfolge erzielt, obwohl sie sich einzig auf die Verwendung von Pflanzen und ätherischen Ölen beschränkt.

Vor einigen Jahren schüttete sich eine Frau einen Topf mit kochendem Wasser über den Unterarm und die linke Hand. Eine Krankenschwester behandelte die Brandwunden mit einer Mischung aus verschiedenen aromatischen Essenzen, die in meinen Augen seit langer Zeit eine ideale Behandlungsform bei Verbrennungen ersten und zweiten Grades darstellt. Die Mischung besteht in der Hauptsache aus den Essenzen von Lavendel, Thymian, Geranium, Rosmarin und Salbei*. Als Verband wurde einfach eine sterile Binde über die Wunden gewickelt.

Am nächsten Morgen rief mich die Patientin an und bat dringend um einen Termin. Als sie zu mir kam, zeigte sie mir ihre Beine, auf denen sich zahllose Blasen befanden. In ihrer Aufregung hatte sie nur an ihre Hand und ihren Unterarm gedacht.

Fünfzehn Stunden nach der schweren Verbrennung sah man dort, wo sie behandelt worden ist, nichts mehr: die Haut war unversehrt. So entschloß ich mich, die Beine der Patientin mit dem gleichen einfachen Mittel zu behandeln. Ich stach die Blasen auf und legte auf die betroffenen Stellen Kompressen (jeweils eine halbe Stunde), die mit einer stark verdünnten Lösung der gleichen Mischung aus aromatischen Essenzen getränkt waren (ein Teelöffel auf ein Glas lauwarmes Wasser).

Ich bat die Patientin, die Behandlung bei ihr zu Hause zweimal täglich zu wiederholen. Vier Tage später war sie völlig geheilt. Vom Beginn der Behandlung an hatte sie weder Schmerzen noch sonstige Beschwerden verspürt.

Ein Kollege, der es zur Gewohnheit hat, geradewegs aufs Ziel loszusteuern, wenn er sich eine Meinung über die therapeutischen Eigenschaften eines bestimmten Produktes machen will,

---

* Die Lösung ist in Frankreich unter dem Namen Tégarome im Handel. Siehe Seite 298.

verbrannte sich freiwillig zwei Finger der linken Hand. Den einen Finger behandelte er sofort mit der gleichen Mischung aus aromatischen Essenzen, während er den anderen unbehandelt ließ. Einige Minuten später war der behandelte Finger schmerzfrei, und am nächsten Morgen sah man keinerlei Zeichen der Verbrennung mehr, während der unbehandelte Finger stark schmerzte und mit Brandblasen bedeckt war. Deutlicher konnte der Kollege den Unterschied weder sehen noch spüren ... Er war der Meinung, er habe für die Wissenschaft genug gelitten und behandelte den 24 Stunden lang vernachlässigten Finger mit der gleichen Lösung: Innerhalb von vier Tagen war er geheilt.

In der Militärmedizin werden Verbrennungen und Erfrierungen im gleichen Kapitel behandelt; so lassen Sie mich hier gleich eine andere Geschichte anfügen, die Staunenswertes über die Wirksamkeit von Behandlungen mit Pflanzen aussagt.

Ein Sportler wußte in dem strengen Winter 1963/64 nichts Besseres zu tun, als sich schlimme Erfrierungen an den Füßen zuzuziehen, die ihn so schmerzten, daß er keine Schuhe mehr anziehen konnte. In jedem der darauffolgenden Winter machten ihm seine Erfrierungen von neuem zu schaffen, so wie andere immer wieder unter Agina, Stirnhöhlenvereiterungen oder Hexenschuß leiden. Als er in meine Praxis kam, hatten seine Frostbeulen ein schlimmes Ausmaß angenommen: Die Füße waren stark geschwollen und die Haut schwarz.

»Wissen Sie irgendein Mittel, mit dessen Hilfe ich diese Frostbeulen loswerden kann? Erstens sind sie nicht gerade sehr angenehm, und zweitens kann ich meine Kunden nicht in Pantoffeln aufsuchen... Seit drei Wochen bin ich nicht mehr außer Haus gegangen.«

Natürlich hatte er sich in den vorhergegangenen Wintern mit traditionellen Mitteln behandeln lassen – ohne Erfolg. Ich empfahl ihm folgende Therapie: Einen Sud aus Sellerie (Knollle oder Staude) zubereiten. (250 g Sellerie in 1 l Wasser eine ¾ Stunde kochen lassen.) Anschließend mit so viel Wasser verdünnen, daß es für ein Fußbad gerade reicht. Den befallenen Fuß dreimal täglich zehn Minuten so heiß wie möglich baden. Danach sofort abtrocknen und vor Luft schützen.

Am nächsten Morgen – der Kranke hatte nur ein Fußbad genommen! – waren die Frostbeulen verschwunden, und der Geheilte konnte wieder richtige Schuhe anziehen.

Die sogenannte ›Volksmedizin‹ unserer Vorfahren war keineswegs Kurpfuscherei. Wie hätte man auch die heilende Wirkung des Apium sativus (der botanische Namen des Sellerie) erfinden können? Beruht seine Fähigkeit, Frostbeulen zu heilen, auf den Vitaminen A, B und C, auf dem Natrium, Kalium, Phosphor oder dem Kalzium, das er enthält? Oder an seiner Essenz? Ich räume gerne ein, daß ich diese Frage nicht beantworten kann, genausowenig wie die Ärzte der vergangenen Jahrhunderte, von denen ich das Rezept übernommen habe. Doch sie wußten, daß es ›funktioniert‹, was, wie wohl jeder zugeben wird, einzig von Bedeutung ist.

Allgemein gesagt: Ob die Pflanzen frisch, als Aufguß, Sud oder Pulver, innerlich oder äußerlich (Dampfbäder, Einreibungen, Bäder oder heiße und kalte Umschläge) verabreicht werden – sie haben nie die Hoffnungen enttäuscht, die man in sie setzte. Unter einer Bedingung allerdings: Sie müssen im richtigen Augenblick und am richtigen Ort gesammelt werden, und auch die Trocknungsverfahren müssen den Regeln der Kunst entsprechen, damit ihre heilkräftige Wirkung erhalten bleibt. Eine zweite Bedingung: Ihre Anwendung erfordert eine große Kenntnis.

Seit langer Zeit gibt es bereits die Therapie mit Pflanzen*essenzen*, die man als aromatische Essenzen, ätherische Öle, flüchtige Öle oder auch als vegetabile Essenzen bezeichnet. Und wenn wir auch heute trotz aller wissenschaftlicher Arbeiten noch immer nicht mit letzter Gewißheit sagen können, auf welche Weise sie wirken, können ihre therapeutischen Erfolge deswegen nicht in Zweifel gezogen werden.

Doch im Unterschied zu zahlreichen modernen Medikamenten können Pflanzen und deren Essenzen, von den seltenen Ausnahmen irrtümlicher oder zu stark dosierter Anwendung oder auch bei einigen, allergisch reagierenden Menschen ausgenommen, keine Zwischenfälle hervorrufen, zumindest keine schweren, was in meinen Augen allein schon rechtfertigt, daß man sich ausführlich mit ihnen beschäftigt.

Jedes Jahrhundert kannte seine Pflanzenrezepte. Die keusche Susanna badete in Orangenblütenwasser. Die Ägypter verwendeten bei ihren Einbalsamierungen Harze und Essenzen. Die Griechen hatten die Verwendung der Parfüms vorangetrieben und verwendeten diese in der Heilkunst. Die Römer pflanzten aromatische Kräuter zielbewußt an. Und im Mittelalter verfügten die berühmten Kräuterfrauen über ihre geheimen Rezepte.

Heutzutage werden die Pflanzen und ihre Aromen in vielen pharmazeutischen Mischungen verwendet. Alle Ärzte, alle Hausfrauen wenden täglich, auch ohne es zu wissen, die Phyto- und Aromatherapie an.

Was sind Essenzen?

Essenzen sind flüchtige und wohlriechende Öle, die aus Pflanzen gewonnen werden, sei es durch Destillation mit Hilfe von Dampf, durch Auspressen oder durch Einschneiden der Pflanzen und anschließendem Auffangen des Saftes. In gewissen Fällen werden die Essenzen durch Hitzeverfahren vom Pflanzenkörper getrennt, manchmal mit Hilfe von Lösungen gewonnen oder auch mit Hilfe von fetthaltigen Stoffen, die das Aroma aufnehmen, wobei Aroma und Fett anschließend in komplizierten Verfahren wieder getrennt werden.

Eine gewisse Anzahl dieser ätherischen Öle tauchen in Arzneimittellisten der ganzen Welt auf. In Frankreich werden im Codex von 1965, der offiziellen Liste pharmazeutischer Formeln, nur fünfzehn erwähnt.

Natürlich stellt der französische Codex ein Minimum an Anforderungen an Heilmittel, bevor diese in die Liste aufgenommen werden, sowohl hinsichtlich der physikalischen Eigenschaften (Dichte, Lösbarkeit im Alkohol, der unterschiedliche Prozentzahlen aufweisen muß, und in anderen Flüssigkeiten, Kochtemperatur, polarimetrische Abweichungen, Brechungsindikator, Auflösungspunkt usw.) wie auch der chemischen (die chemische Funktion eines der Stoffe oder der Gesamtheit der Stoffe – Phenole, Aldehyde, Alkohole usw). Um das Lesen nicht zu erschweren, haben wir nur einige dieser Anforderungen aufgeführt, die für den Praktiker in der Regel völlig nutzlos sind.

Was für den Arzt und die Kranken, die er behandelt, dagegen *wichtig* ist, ist folgendes: Er muß ganz *sicher* gehen können, daß die verwendeten Essenzen *natürlich* sind. Die aktuellen Kriterien des Codex legen *überhaupt* keinen Wert auf diese Bedingung. Eine im Codex aufgenommene Substanz kann durchaus verfälscht sein, während *authentischen*, natürlichen Essenzen oft die Aufnahme in den Codex verweigert wird. Nur ein Beispiel, das die Folgen des Fortschritts in unserer Zeit verdeutlicht: Schöne, leuchtende, in ihrer Form regelmäßige, kräftig mit Schädlingsbekämpfungsmitteln bespritzte Äpfel haben das Anrecht auf die Auszeichnung Güteklasse A oder B, während die kleinen, gesunden, verschrumpfelten Reinetten, die schon mal schwarze Stellen aufweisen können (aber nur äußerlich!), gar nicht erst in den Handel kommen. Dabei kann ich Ihnen nur empfehlen, genau diese Äpfel zu essen, die Ihnen viel besser bekommen werden.

»Ärzte«, schrieb mir vor einigen Jahren ein Hersteller aromatischer Essenzen, »verschreiben ihren Patienten ätherische Öle, und Apotheker kaufen und verkaufen ätherische Öle. Kümmern sich diese Spezialisten eigentlich um die Reinheit der Produkte, die sie verschreiben oder verkaufen? Nichts ist häufiger ›verschnitten‹ als ätherische Öle. Der beste Beweis dafür sind die Preisunterschiede. Es gibt bestimmte Thymianessenzen im Handel, die 40 FFR kosten, während eine Thymianessenz guter Qualität mindestens 150 FFR kosten muß. Essenz aus Gewürznelken kostet ab FFR 90.–, während die reine, unverfälschte nicht unter FFR 210.– zu haben ist.«

Warum interessieren sich Ärzte und Apotheker eigentlich nicht für die so wichtige Frage, ob die ›preiswerten‹ Essenzen schädliche Stoffe enthalten oder nicht? Warum bestehen sie nicht auf der Lieferung qualitativ hochstehender Essenzen, unabhängig von deren Preis?

Vielleicht wird man einwenden, die täglich benutzten Essenzen lieferten zufriedenstellende Resultate, und es gäbe keinen Anlaß, ›Purist‹ zu werden, da auch die einfacheren Essenzen die gewünschten Ergebnisse hervorbrächten... Wieso ist man sich eigentlich so sicher, daß eine qualitativ hochstehende Essenz nicht noch bessere Ergebnisse liefern würde? Warum ist man sich so sicher, daß die Stoffe, mit denen die natürliche Essenz ›verschnitten‹ wird, um sie billiger verkaufen zu können (dabei handelt es sich nur allzu oft um synthetisch hergestellte Stoffe), nicht schädlich sind? Vielleicht nicht sofort, aber bei längerer Anwendung? Hat man das Recht, ›verschnittene‹ Essenzen zu verwenden, deren Zusammensetzung unbekannt ist?

Die Händler ätherischer Öle werden seit langer Zeit schon gezwungen, reine Essenzen mit anderen Stoffen zu vermischen, denn ihre Abnehmer, Parfümfabriken, Kosmetiklabors, Seifenhersteller und auch die Hersteller von Reinigungsmitteln ziehen billige Grundstoffe vor, wobei ihnen die Geruchsfaktoren wichtiger sind als die Reinheit des Produkts. Doch wenn ätherische Öle in der *Aromatherapie* verwendet werden sollen, kann man sich solche Nachlässigkeiten nicht erlauben und muß auf qualitativ hochwertigen Produkten bestehen.

Natürlich ist es schön und gut, von einer ›Rückkehr zur Natur‹ zu sprechen, doch welche Art Natur meint man eigentlich? Die schönen Früchte ohne Geschmack, die geradegewachsenen, schönen Karotten voller Nitrate, das schöne, mit chemischen Stärkemitteln versetzte Weißbrot, die schönen, billigen Essenzen, oder die gesunde, nicht verfälschte Natur mit ihren geschmackvollen Früchten, in denen schon mal Würmer vorkommen dürfen, mit ihrem Brot, das aus biologisch angebautem Weizen und Roggen gebacken wurde, und den Essenzen, die direkt aus dem Destillationsapparat kommen?

Aus diesem Grund beschäftigt sich die von mir 1971 gegründete *Société de recherches* (Forschungsgesellschaft) mit der Qualität der in Apotheken verkauften Essenzen. Wir haben diesem Problem in den Statuten unserer Gesellschaft ein eigenes Kapitel gewidmet und uns das Recht vorbehalten einzugreifen, sobald die gelieferten Essenzen unseren Anforderungen nicht entsprechen. Essenzen unterscheiden sich von fetten Ölen, die stabil sind und auf Papier dauerhafte Flecken machen, durch die Eigenschaft, sich unter dem Einfluß von Wärme zu verflüchtigen, ohne Flecken zu hinterlassen.

Früher wurden sie voreilig als etwas genau Definierbares verstanden, aber erst seit dem Auftauchen der organischen Chemie im 19. Jahrhundert enthüllen sie nach und nach ihre Geheimnisse. Doch bei weitem noch nicht alle sind uns heute bekannt. Sie lassen uns, schrieb Doktor Taylor von der Universität Austin (Texas), mehr neue Komponenten entdecken als alle Chemiker der Welt in tausendjähriger Arbeit synthetisch herstellen könnten. Wir wissen heute nur sicher, daß sie aus mannigfaltigen Stoffen zusammengesetzt sind. Zu den wichtigsten zählen Terpene, Alkohole, Ester, Aldehyde, Ketone und Phenole.

Normalerweise sind sie farblos, doch es gibt Ausnahmen: Zimt-Essenz (rötlich), Kamillen-Essenz (blau) und Wermut-Essenz (grün).

Ohne allzu sehr ins Detail gehen zu wollen, möchte ich mich im Rahmen dieses Buches damit zufriedengeben, einige grundsätzliche Bemerkungen zu den Essenzen zu machen:

Je nach ihrem Hauptbestandteil werden sie in folgende Gruppen eingeteilt:

1. *Kohlenwasserstoffhaltige Essenzen*, das heißt, solche, die reich an Terpenen sind (Terpentin-Essenz, Zitronen-Essenz usw.). Die meisten Essenzen gehören zu dieser Gruppe.

2. *Sauerstoffhaltige Essenzen* (Rosen-Essenz, Pfefferminz-Essenz usw.): Zu dieser Gruppe gehören im allgemeinen alle soliden, nicht flüchtigen Essenzen.

3. *Schwefelhaltige Essenzen* (Kreuzblütler, Liliengewächse).

Viele Essenzen sind eine Mischung aus Kohlenstoff- und Wasserstoffverbindungen, in denen sich die meisten chemischen Funktionen der organischen Materie finden lassen: *Kohlenwasserstoffe* oder Terpene wie das Thymen, *Alkohole* wie das Geraniol und Linalol, *Aldehyde* wie Bittermandel-Essenz oder das Citral, *Ester* wie Bornyl- und Linalyl-Azetate, *Ketone* wie das Karvon und das Thuyon, *Phenole* wie Eugenol, Thymol oder Karvacrol ...

Essenzen sind in Alkohol, Äther und unveränderlichen Ölen löslich, nicht löslich dagegen im Wasser, dem sie aber zuweilen ihren Geruch verleihen können.

Ihr Kochpunkt variiert zwischen 160° und 240°; ihre Dichte beträgt 0,759 bis 1,096.

Unter dem Einfluß von polarisiertem Licht sind sie links- oder rechtsdrehend, nur selten inaktiv.

Sie lösen Fette, Jod, Schwefel und Phosphor auf und reduzieren bestimmte Salze.

Die aromatischen Essenzen befinden sich in der Regel in den Pflanzen; einige entstehen allerdings erst, wenn die Pflanzen mit Wasser in Berührung kommen, als Reaktion auf bestimmte unmittelbare Stoffe.

Es handelt sich um stimulierende Produkte, die sowohl innerlich wie äußerlich verwendet werden, ab und zu rein, meistens aber mit Alkohol oder einem anderen geeigneten Lösungsmittel vermischt. Gleichzeitig sind sie Parfüms.

Sie werden, wie wir schon gesehen haben, auf die verschiedenartigste Weise hergestellt. Zum Teil durch *einfaches Ausdrücken* (Gewürznelke), durch *einfaches Einritzen* der Pflanzen

(Lorbeer aus Guayana, flüssiger Kampfer aus Borneo), durch *Trennung* von anderen Stoffen mit Hilfe von Hitze (Terpentin).

Meistens aber sind die ätherischen Öle im Verhältnis zur Pflanzenmasse nur in einem so verschwindend geringen Maße vorhanden und zudem noch so eng mit den Pflanzen verbunden, daß nur das Destillierungsverfahren in Frage kommt, wobei die verbreitetste Technik sich nicht wesentlich von der Herstellung destillierten Wassers unterscheidet.

Einige Essenzen, deren Zusammensetzung keine Geheimnisse mehr bietet, sofern sich das behaupten läßt, werden auch synthetisch hergestellt. Alles weist jedoch darauf hin, daß die synthetisch hergestellten Essenzen sich in der Wirksamkeit nicht mit natürlichen ätherischen Ölen vergleichen lassen. Die Praxis bestätigt diese Vermutung.

Die natürliche, *vollständige* Essenz ist wirksamer als ihr isolierter Hauptbestandteil. Übrigens sind die prozentual weniger stark vertretenen Bestandteile aktiver als der Hauptbestandteil. So wies Cuthbert Hall 1904 nach, daß die antiseptischen Eigenschaften der Eukalyptus-Essenz sehr viel kräftiger ausgeprägt sind als die ihres Hauptbestandteiles, des Eukalyptols.

»Es reicht nicht aus«, schrieb M. Huerre 1919, »die hauptsächlichen chemischen Elemente einer Pflanzenflüssigkeit, die wir analysiert haben, künstlich miteinander zu verbinden, um damit die gleiche Wirkung zu erzielen wie mit dem natürlichen Pflanzensaft.«

Hier eine kuriose Krankengeschichte: Ein Patient, der an einer Analfistel litt, wurde mit *natürlicher und reiner* Lavendel-Essenz behandelt (durch Beträufelung). Die ersten Erfolge zeigten sich schon, als der Patient aus beruflichen Gründen verreisen mußte. Unglücklicherweise vergaß er die Lavendel-Essenz und besorgte sich Ersatz bei einem Apotheker. Doch diese Essenz war weder natürlich noch rein. Schon die erste Behandlung löste eine so schmerzhafte Entzündung aus, daß der Arme sich zwei Wochen lang nicht mehr setzen konnte.

In diesem Zusammenhang sei erwähnt, daß viele Hautkrankheiten und verschiedene andere Beschwerden (nervöse Zustände, Schwindelanfälle) auf die Verwendung von bestimmten Parfüms oder gewissen Kölnisch-Wasser-Sorten hervorgerufen werden, die, um preisgünstig zu bleiben, mit Hilfe von synthetischen Essenzen hergestellt wurden. Diese Essenzen sind oft hautschädlich. Es ist auch bekannt, daß viele Kranke ihre Beschwerden diesem schlechten Kölnisch-Wasser zu verdanken haben, da es betäubende, allergieauslösende und krampffördernde Eigenschaften besitzt.

Die Qualität ätherischer Öle hängt von verschiedenen Dingen ab, zu denen das Verfahren zur Gewinnung der Öle zählt, dann der Reife- und Konservierungszustand der Substanz, ihre Herkunft. Es gibt manche Essenzen, deren Pflanzen an bestimmte Länder gebunden sind: Zimt an Ceylon, Eisenkraut an Indien, Thymian an die Ile de Réunion...

Hier, zu Ihrer Information, die *durchschnittliche Menge* einiger aromatischer Essenzen, die aus *100 kg Pflanzen* gewonnen werden (Nach *Formulaire pharmaceutique,* Paris 1965):

Baldrian (Wurzel)	950 g
Eukalyptus (getrocknete Blätter)	3 kg
Kamille, römische	0,700 bis 1 kg
Lavendel, breitblättriger	2,9 kg
Lavendel, feinblättriger	2,5 bis 3 kg
Petersilie (Blätter und Stengel)	300 g
Salbei (Blätter)	1,4 bis 1,7 kg
Thymian (Blätter und Blüten)	1 kg
Wacholder (Beeren)	0,5 bis 1,2 kg
Wermut (Blätter und Stengel)	300 bis 400 g
Ylang-Ylang (Blüten)	1,6 bis 2 kg
Ysop (Blätter und Stengel)	400 g

Die ätherischen Öle werden oft mit Alkohol, unveränderlichen Ölen, ätherischen Ölen minderer Qualität, gewissen synthetisch gewonnenen Estern und sogar mit Seife aus Tierkadavern und Gelatine *verfälscht.* Doch es gibt eine Vielzahl von Untersuchungsmethoden, mit deren Hilfe man diesen Zusätzen auf die Spur kommen kann.

Schließlich ist es in diesem Zusammenhang angebracht, auf die *Konservierung* der Essenzen hinzuweisen. Sie müssen vor Licht und Luft geschützt werden; am besten eignen sich hermetisch verschließbare Flakons aus gefärbtem Glas. Sie dürfen auf keinen Fall oxydieren, polymerisieren oder verharzen.

Der Mensch unterliegt normalerweise der Tendenz, das, was er beobachtet und vollbringt, seiner eigenen Epoche zuzuschreiben. Dabei wurden bereits vor mehr als tausend Jahren in China, Indien und Persien Pflanzen-Essenzen destilliert. Die Ägypter kannten das Verfahren auch und gaben ihre Kenntnisse den alten Griechen weiter, diese vermachten ihr Wissen den Römern.

Die Ägypter verstanden bereits 40 Jahrhunderte vor unserer Zeitrechnung eine Koniferen-Essenz herzustellen: Zedernholz wurde in einer Tonvase erwärmt, deren Öffnung mit einem Sieb und mit Leinenfasern versperrt war. Man preßte die Leinenfasern aus und gewann so die Essenz.

Die Araber entdeckten im Mittelalter die Pflanzen-Destillation.

Zu Beginn des 13. Jahrhunderts entwickelte sich in Europa allmählich die Pharmazeutik und mit ihr in immer stärkerem Maße die Kenntnisse verschiedener Destillations-Verfahren. Damals erhielten die ›Meister-Handschuhmacher‹ die Erlaubnis, auf ihren Handschuhen einige Tropfen Parfüm zu versprühen und parfümierte Öle zu verkaufen.

In dieser Zeit wurde Rosmarin-Essenz als eine der ersten hergestellt.

Gildemeistern zufolge waren im 15. Jahrhundert bereits die aromatischen Essenzen von Bittermandel, Großem Speik, Zimt, Zeder, Weihrauch, Wacholder, Mastix, Rose und Salbei bekannt. Ein Jahrhundert später waren mehr als sechzig weitere Essenzen entdeckt worden, darunter die von Wermut, Aloe, Engelwurz, Anis, Basilikum, Zaunrübe, Kamille, Kardamom, Kümmel, Sellerie, Zitrone, Koriander, Fenchel, Guajakbaum, Geißraute, Ingwer, Gewürznelke, Ysop, Lorbeer, Muskatblüte, Majoran, Muskat, Melisse, Pfefferminze, Myrrhe, Orange, Oregano, Petersilie, Pfeffer, Raute, Safran, Sandelholz, Bohnenkraut, Sassafras, Quendel, Rainfarn und Thymian.

Zu Beginn des 17. Jahrhunderts kamen die aromatischen Essenzen aus Beifuß, Bergamotte, Buchs, Kajeput, Kerbel, Zypresse, Senfkörner, Nerolipomeranze, Pinie, Sadebaum, Thuja, Baldrian und viele andere hinzu. Die meisten der in Europa und im Nahen Osten verwendeten Essenzen waren jetzt bekannt.

Unter Ludwig XIV. gehörte es zum guten Ton, sich für Essenzen zu interessieren, die den Namen des Herrschers und anderer großer Adelshäuser trugen. Ein Puder z. B. wurde nach der Marschallin von Aumont benannt. Doch der damals herrschende Mangel an einfachster Körperhygiene hatte einen derart übertriebenen Verbrauch von Parfüms und aromatischen Substanzen zur Folge, daß der Sonnenkönig sie am Ende seiner Regierungszeit schlicht und einfach verbot.

Seit dem 18. Jahrhundert begann man, die Reinheit ätherischer Öle zu überwachen. In dieser Zeit erfand Feminis das ›bewundernswerte Wasser‹, den Vorläufer des ›Kölnisch Wasser‹. Einer seiner Neffen, Farina, gründete in Paris ein Handelshaus, das sich mit dem Vertrieb dieser Produkte beschäftigte.

Im 19. Jahrhundert wurden die ersten Analysen von aromatischen Essenzen unternommen. Seit 1818 weiß man, daß alle terpenhaltigen Kohlenwasserstoffe regelmäßig 5 Kohlenstoffatome und 8 Wasserstoffatome aufweisen. 1825 entdeckte Boulet das Cumarin.

Die Bezeichnung ›Terpene‹ verdanken wir Kékulé (1866); ein Jahr später wurde zum erstenmal das Benzaldehyd mit Hilfe eines chemischen Verfahrens hergestellt. Im Jahre 1868 gelang Perkin die synthetische Herstellung des Cumarins, und im Jahre 1876 gründete G. de Laire in Paris in der Rue Saint-Charles die erste Fabrik zur Herstellung synthetischer Parfüms.

1882 entdeckte man die Zusammensetzung des Eugenol, dem wichtigsten Bestandteil der Gewürznelken-Essenz.

1887 wurde zum erstenmal Moschus künstlich hergestellt. Damals hatte man das Erststadium zögernder Laborforschungen bereits hinter sich; mit der aufblühenden Ära der Chemie begann die synthetische Produktion der verschiedenartigsten Stoffe. Im Zusammenhang damit begannen die Westeuropäer mit ihrer Nahrung chemisch hergestellte Farb- und Konservierungsstoffe aufzunehmen, griffen später im Übermaß zu Antibiotika und synthetischen Hormonen, den Auslösern dieser entsetzlichen Krankheiten, die man zu Recht unter dem Namen ›Zivilisationskrankheiten‹ zusammenfaßt.

Zu diesen Krankheiten zählen, unter anderem, Herz- und Gefäßkrankheiten, Allergien und Krebs. Interessant ist in diesem Zusammenhang, daß Krebs für A. Tyler, Professor für Embryologie am Institut für Technologie in Kalifornien, nichts anderes ist als eine Form von Allergie. Wie auch immer, wir dürfen davon ausgehen, daß es nicht die Chemie sein wird, der wir einmal ein Heilmittel gegen den Krebs verdanken werden, der ja häufig durch zahlreiche synthetisch hergestellte Produkte provoziert oder zumindest doch begünstigt wird.

Unter den günstig wirkenden Essenzen haben sich einige bereits einen Namen erworben, zum Beispiel das Citral und das Linalol, deren Zusammensetzung schon 1890 untersucht worden ist, oder azyklische Aldehyde wie das Citronnellol und das Geraniol.

Wir haben gesehen, daß die ersten Analysen, die es uns erlauben, die Zusammensetzung von Pflanzen und Essenzen näher kennenzulernen, keineswegs erst in den letzten Jahren erfolgten.*

Worauf begründet sich die Rückbesinnung auf Pflanzenessenzen?

Trotz der vielen wissenschaftlichen Forschungsergebnisse, die die Aroma- und Phytotherapie bestätigten, geriet sie eine Zeitlang in Vergessenheit. Erst die jüngsten Experimente haben sie wieder aus ihrem Schattendasein geholt.

Immer dann, wenn man in der Geschichte der Medizin glaubte das Universalmittel gefunden zu haben, mit dem viele Krankheiten geheilt werden könnten, gerieten die Pflanzen in Vergessenheit.

---

* Obwohl es, streng genommen, nicht genau in diesen Zusammenhang gehört, möchte ich noch darauf hinweisen, daß das 1907 entdeckte Hydroxycitronnellol bis heute einer der wichtigsten Grundstoffe bei der Parfümherstellung geblieben ist.

Für die Leser, die sich besonders für die Parfümherstellung interessieren, hier noch die wichtigsten Geruchsstoffe aus der Tierwelt:

a) Grauer Amber: ein im Verdauungstrakt ausgewachsener Pottwale entstehender Stein. Ein, wie allerseits bekannt, ausgesprochen kostspieliger Stoff.

b) Moschus: ein Geruchsstoff vom männlichen Moschustier, das in der zentralasiatischen Gebirgswelt zu Hause ist. (Bei diesen Tieren befindet sich zwischen Nabel und Geschlechtsorgan eine Tasche, in der sich die stark riechende Substanz absetzt.)

c) Zibet: dieser Stoff wird von der Zibetkatze produziert, einem fleischfressenden Säugetier, das in Abessinien, Guinea und im Senegal lebt.

d) Bibergeil oder Castoreum: wie der Name schon sagt, stammt dieser Geruchsstoff von Bibern, und zwar vorzugsweise von Tieren, die in Kanada oder Sibirien leben. Das Castoreum ist die tierische Substanz, die am seltensten verwendet wird.

Es wird behauptet, daß der Rauch, der von erhitztem Amber, Moschus oder Castoreum aufsteigt, ein Vorbeugungsmittel gegen epileptische Anfälle ist.

Wir haben bereits gesehen, daß Pflanzen, die ihre volle Wirksamkeit haben sollen, aus bestimmten Gegenden stammen müssen (wir können, wie beim Wein, von großen ›Lagen‹ sprechen*), im richtigen Augenblick gesammelt und unter Berücksichtigung der oft schwierigen Regeln zubereitet und aufbewahrt werden sollten. Leider ist dies allzuhäufig nicht der Fall. Zahlreiche Fehlschläge in der Anwendung sind dann die unausweichliche Folge.

Endlich – und das gereicht dem wissenschaftlichen Geist nur zur Ehre – versucht der Mensch im allgemeinen seine Meinung auf Zahlen und objektive Analysen zu gründen. Und genau diese wissenschaftliche Basis, mit deren Hilfe man die therapeutischen Wirkungen von Pflanzen hätte erklären können, war lange Zeit nicht gewährleistet.

Seit einiger Zeit allerdings hat sich dies geändert. Die Phyto- und Aromatherapie wird von Ärzten und Patienten zunehmend ernstgenommen, nicht zuletzt aufgrund der vielen wissenschaftlichen Arbeiten, die über sie veröffentlicht wurden: genaue chemische Analysen der Pflanzen, Chromatographien, Spektrographien, Untersuchungen mit Röntgenstrahlen und Nachweise der verschiedensten Spurenelemente. So werden die traditionellen, rein empirisch gewonnenen Beobachtungen über die Heilwirkungen von Pflanzen laufend durch wissenschaftliche Ergebnisse bestätigt und erklärt.

Wir können heute unsere Vorfahren bewundern und ihnen gegenüber sogar etwas beschämt sein, da wir mit Hilfe sehr komplizierter Experimente und modernster Technologie nur bestätigen, in welch hohem Maße sie die therapeutischen Wirkungen von Pflanzen bereits kannten und wie sicher sie in der Dosierung der ihnen damals zur Verfügung stehenden ›Medikamente‹ waren. In der Regel haben wir den überlieferten

---

* Hier nur ein Beispiel: Die von den verschiedenen Thymiansorten hergestellten Essenzen unterscheiden sich deutlich in ihrer chemischen Zusammensetzung. Manche gehören zu den Thymol-Essenzen, andere zu den Carvakrol-Essenzen, wieder andere zu den Citral-Essenzen.

Die physikalisch-chemischen Eigenschaften von ätherischen Ölen sind variabel und von zahlreichen Faktoren abhängig (Herkunftsland und damit zusammenhängende klimatische Bedingungen, langanhaltende Regen- oder Dürreperioden, Erntesaison und -art, Verfahren zur Gewinnung der Essenz und vieles andere). Das erklärt die zum Teil erheblichen Unterschiede in den Bestandteilen und deren prozentualer Zusammensetzung.

Verordnungen nichts hinzuzufügen, sondern müssen uns darauf beschränken, einzuräumen, daß sie richtig waren. Ich spreche natürlich nur für diejenigen, die die Bereitschaft aufbringen, die Phyto- und Aromatherapie überhaupt anzuerkennen. »In meiner Gegend gab es viele Gelehrte, die konnten nur ihr eigenes Brevier lesen«, schrieb Goethe.

Im ältesten überlieferten medizinischen Werk, 20 Jahrhunderte vor unserer Zeitrechnung entstanden, beschäftigte sich der chinesische Kaiser Kiwang-Ti mit Opium, Rhabarber und Granatäpfeln und schrieb ihnen schon damals die Eigenschaften zu, die wir auch heute kennen.

Bis heute müssen wir immer wieder zugeben, daß das Wissen der ›Primitiven‹ vieles in sich barg, das uns noch unbekannt ist. Ein Beispiel: die Asche des Huflattichs enthält 28,23 % Kalium, 2,36 % Natrium, 21 % Kalzium, 8,86 % Magnesium, 1 % Eisen, 4,44 % Phosphor, 26,17 % Schwefel und 7,82 % Kieselsäure. Diese Zusammensetzung erklärt uns heute, warum Huflattichasche zu den ältesten und besten Heilmitteln bei Brustbeschwerden gehörte.

Die Wurzel der Hortensie enthält eine gegen Malaria wirksame Substanz, die dem Chinin überlegen ist, eine Bekräftigung der Behauptung, Heilmittel fänden sich meist nicht weit entfernt vom Herd des Bösen.*

Als Léon Binet das Vergißmeinnicht untersuchte, stellte er fest, daß es unter anderem stark kaliumhaltig ist (42 bis 57 g pro kg). Er verschrieb die Pflanze bei allgemeiner Körperschwäche, bei niedrigem Blutdruck, Verstopfung und den Folgeerscheinungen von Lähmungen.

Es ist absehbar, daß der Tag kommen wird, an dem der Wert natürlicher Therapien vollständig anerkannt sein wird. Zukünftige Generationen werden sicher entsetzt sein, wenn sie manche heute geltenden Theorien und Lehrmeinungen im Rückblick studieren werden, so wie wir heute erstaunt sind, daß im 18. Jahrhundert die Krätze mit Aderlässen und starken Abführmitteln behandelt wurde, da dies helfen sollte, die schlechten Launen aus dem Körper zu vertreiben, die »versuchen, durch die Haut an das Tageslicht zu kommen«.

---

* Die Hortensie stammt aus Ostindien und Ostasien, Gegenden, die auch heute noch stark malariaverseucht sind. Anmerkung des Übersetzers.

Unvorstellbare Kräfte

Die natürlichen Essenzen wurden aufgrund ihres Reichtums an Terpenen und Phenolen sowie an Alkoholen und Aldehyden für ihre *antiseptischen Eigenschaften* geschätzt. Die bakterienbekämpfende Wirkung ist allerdings schon seit Jahrtausenden bekannt.

Natürlich existiert ein Zusammenhang zwischen der bakterienbekämpfenden Eigenschaft der Essenzen und ihrer chemischen Zusammensetzung (dazu gehören Phenole, Aldehyde, Alkohole, Äther und Säuren). In bezug auf die Terpene gehen die Meinungen noch auseinander. Diese Bestandteile haben in der Regel eine höhere antiseptische Kraft als das synthetisch hergestellte Phenol, das als Vergleichsmittel herangezogen wurde. Die Lyoner Schule bewies, um hier ein Beispiel zu nennen, daß folgende Minimalkonzentrationen ausreichen, um den Koch-Erreger an seiner Entwicklung zu hindern: Eugenol 0,05 pro Tausend, Thymol 0,1 pro Tausend, Guajacol 0,8 pro Tausend, Phenol 0,8 pro Tausend.

Während die *chemische* Natur der Essenzen sehr unterschiedlich ist, kann man ihnen durchaus eine *allgemeine* antiseptische Kraft zuschreiben; es wird angenommen, daß diese *Eigenschaft* auf *gemeinsame physische Eigenschaften* zurückzuführen ist. Manche Autoren sind der Ansicht, daß die desinfizierende Wirkung von Essenzen in einem proportionalen Verhältnis zur abnehmenden Oberflächenspannung* steht. Andere wiederum glauben, dies hinge mit einer spezifischen Löslichkeit zusammen, und zwar in der Schicht der Essenz, die an die lebenden Zellen grenzt.

Die *antiseptische Kraft* wurde in Essenz-Dämpfen und in direktem Kontakt mit ätherischen Ölen nachgewiesen.

1887 untersuchte Chamberland als erster die antiseptische Kraft von ätherischen Ölen beim Milzbranderreger. Der Autor wies nach, daß Oregano, Zimt aus China und aus Ceylon, Engelwurz und Geranium aus Algerien bei diesem Erreger wirksam waren.

---

* Spannung, die an den Grenzflächen von Flüssigkeiten entsteht und die aufgrund ihrer besonderen Molekularstruktur ähnliche Eigenschaften aufweist wie die elastischer Membranen.

Die *antigenetischen*, das heißt die Entwicklung der Mikroben hemmenden und sie abtötenden Eigenschaften von Essenzen, *die verdampft werden,* finden sich in diesen Pflanzen: Zitrone, Thymian, Orange, Bergamotte, Wacholder, Gewürznelke, Zitronengras, Lavendel, Myrtenheide, Pfefferminze, Rosmarin, Sandelholz, Eukalyptus, Sternanis. *Diese Reihenfolge entspricht* fast exakt der *Terpenhaltigkeit* der untersuchten Essenzen. Die antiseptische Wirkung der Dämpfe betrifft vor allem Meningokokken, Staphylokokken und den Typhus-Erreger. Die Diphterie-Bakterie ist Dämpfen gegenüber sehr viel widerstandsfähiger, und die Sporen des Milzbranderregers sind absolut resistent.

Cavels Forschungsarbeiten haben bewiesen, daß zahlreiche Essenzen auch bei erstaunlich hoher Verdünnung die Mikroben-Kulturen in Abwässern abtöten können. Wirksam haben sich folgende Essenzen gezeigt (jeweils auf tausend Teile der Mikroben-Kulturen): Thymian im Verhältnis von 0,7 pro Tausend, Oregano 1, Eisenkraut 1,6, Rose 1,6, Zimt aus China 1,7, Gewürznelke 2,0, Eukalyptus 2,25, Pfefferminze und Geranium 2,5, Wiesengeißbart 3,3, Großer Speik 3,5, Anis und Senfkorn 4,2, Weide 4,8.

Cavels Ergebnisse wurden vervollständigt: Die nachfolgende Tabelle hält die Minimaldosen fest, und zwar in Kubikzentimetern, die Mikroben in 1000 cm^3 mit Kloakenflüssigkeit verseuchter Fleischbrühe abtöten.

Bezeichnung der Essenz	keimtötende Dosis pro 1000 cm^3	Bezeichnung der Essenz	keimtötende Dosis pro 1000 cm^3
Thymian	0,7	Sternanis	3,7
Oregano	1,0	Iris	3,8
Portulak	1,2	Einfacher Zimt	4,0
Eisenkraut	1,6	Quendel	4,0
Zimt aus China	1,7	Anis	4,2
Rose	1,8	Senfkorn	4,2
Gewürznelke	2,0	Rosmarin	4,3
Eukalyptus	2,25	Kümmel	4,5
Pfefferminze	2,5	Myrtenheide	4,75
Rosengeranium		Weide	4,8
aus Frankreich	2,5	Lavendel	5,0
Wiesengeißbart	3,3	Melisse	5,2
Großer Speik	3,5	Ylang-Ylang	5,6

Bezeichnung der Essenz	keimtötende Dosis pro 1000 cm³	Bezeichnung der Essenz	keimtötende Dosis pro 1000 cm³
Wacholder (Beeren)	6,0	Sassafras	7,5
Fenchel	6,4	Heliotrop	8,0
Knoblauch	6,5	Terpentin	8,6
Zitrone	7,0	Petersilie	8,8
Kajeput	7,2	Veilchen	9,0

Zum Vergleich: Unter den gleichen Bedingungen werden 5,6 pro Tausend Phenol gebraucht.

In sehr verdünnten *alkoholischen Lösungen* (2 bis 7 Teile auf tausend Teile) haben sich viele Essenzen, besonders die aus dem indischen Rusagras, aus Zimt und Gewürznelke, als wirksam gegenüber den homogenen Kulturen von Tuberkulosebakterien erwiesen (Courmont, Morel und Rochaix, Morel und Bay).

Unter den Essenzen, die aufgrund ihrer antiseptischen Wirkung häufig verwendet werden, müssen wir vor allem Eukalyptus, Gewürznelke, Myrtenheide, Thymian, Knoblauch, Sandelholz, Zitrone, Zimt, Lavendel und Pfefferminze nennen.

Knoblauch-Essenz wird zur *Vorbeugung* während *Grippeepidemien* und auch zur Veränderung der Lungensekretion verwendet.

Die *Eukalyptus-Essenz* wird manchmal durch ihren wichtigsten Bestandteil, das *Eukalyptol,* ersetzt, und zwar in Form von direkter Anwendung auf die Nasenschleimhaut (in einer Öllösung von 5 bis 10%) oder sogar als intramuskuläre Injektion. Innerlich wird es in Form von Kapseln verabreicht (Dosierung: 0,20 g). Manche Wissenschaftler allerdings schreiben den terpenhaltigen Kohlenstoffverbindungen, die sich im Eukalyptus befinden, eine überragende Rolle zu und halten das Eukalyptol für eine Substanz ohne besondere Wirksamkeit (Cuthbert Hall, 1904).

Die *Gewürznelken-Essenz* tötet den Tuberkulose-Erreger in einer Konzentration von 1 : 6000. Sie wird in der Zahnchirurgie als desinfizierendes Mittel verwendet, allerdings auf diesem Gebiet immer stärker durch ihren wichtigsten Bestandteil, das *Eugenol,* ersetzt. Die antiseptische Kraft der Gewürznelken-Essenz ist so stark, daß eine einprozentige Emulsion drei- bis viermal so wirksam ist wie das Phenol.

Die *Myrtenheiden-Essenz* (Gomenol) wird als ölige Lösung (5 bis 10 %) bei Verbänden auf Wunden, bei Verbrennungen oder Geschwüren verwendet, auch im Verhältnis von 2 : 1000.* In Neu-Kaledonien wurde die Myrtenheide schon immer verwendet: Die Eingeborenen essen die Blätter, bereiten Aufgüsse aus ihnen zu und benutzen die Essenz zur Desinfizierung des Wassers.

Die *Sandelholz-Essenz* wird vor allem zur Desinfizierung der Harnwege benutzt. Im allgemeinen werden Kapseln mit 0,25 g verschrieben.

Auch andere Essenzen sind auf diesem Gebiet wirksam: die Essenz von Wacholder, Lavendel, Terpentin...

Die *Thymian-Essenz* ist ein ausgezeichnetes Antiseptikum, zweifellos aufgrund des Thymols, das sie enthält. In zahlreichen Abhandlungen wurde die keimabtötende Kraft der Peroxid-Essenz (das heißt, einer im höchsten Grad mit Sauerstoff angereicherten Essenz) zu 1,5 % behandelt. In Wasser gelöst (5 %), töten sie den Typhus-Erreger (Typhus-Fieber) und die Shigilla-Bakterie (Auslöser von Ruhr-Epidemien) innerhalb von 2 Minuten, Kolibakterien in 2 bis 8 Minuten, Streptokokken und den Diptherie-Erreger in 4 Minuten, Staphylokokken in 4 bis 8 Minuten, die Koch-Bakterie (Tuberkulose) in 30 bis 60 Minuten. Peroxidierte Thymian-Essenz (0,10 %) zerstört, in einer seifigen Lösung, die Mikrobenflora der Mundhöhle innerhalb von 3 Minuten.

Die besonderen Eigenschaften der *Zitronen-, Zimt-, Pfefferminz- und Lavendel-Essenz* werden in Kapitel 5 ausführlich beschrieben.

Erwähnen wir allerdings hier schon, daß *Zimt-Essenz,* im Verhältnis von 1 zu 300 verdünnt, den Typhus-Erreger abtötet.

Koriander wird in tropischen Ländern zusammen mit Salz und Pfeffer zur Konservierung von Fleisch verwendet.

Kamillen-Essenz (aus der deutschen Kamille) verdankt ihre überraschende bakteriostatische Eigenschaft dem Azulen. In einer 2-%-Lösung wirkt es gegen den Staphylokokkus aureus, hämolytische Streptokokken (dem Erreger von Scharlach und Gelenkrheuma) und gegen den Proteus vulgaris. Infizierte Wun-

---

* Die Lösung im Verhältnis von 2 zu 1000 (das heißt 2 g Essenz auf 1 l Wasser) scheint bei vielen Essenzen die vorteilhafteste zu sein.

den wurden noch mit Verdünnungen von 1 zu 85000 bis 1 zu 170000 geheilt.

Die antiseptischen, bakterientötenden Eigenschaften der *Zitronen-Essenz* sind unvergleichlich. Morel und Rochaix haben in ihren Arbeiten nachgewiesen, daß der *Dampf* dieser Essenz innerhalb von 15 Minuten den Meningokokkus, in knapp einer Stunde den Typhus-Erreger, in einer bis drei Stunden den Pneumokokkus, den Staphylokokkus aureus in zwei Stunden und die hämolytischen Streptokokken in drei bis zwölf Stunden neutralisiert. Die *Essenz* neutralisiert den Typhus-Erreger und den Staphylokokkus innerhalb von fünf Minuten und die Diptherie-Bakterie innerhalb von zwanzig Minuten. Einige Tropfen Zitronensaft befreien Austern innerhalb von fünfzehn Minuten von 92% ihrer Mikroben (Ch. Richet).

Professor Griffon, Direktor des toxikologischen Labors der zentralen Polizeidirektion Frankreichs, Mitglied der pharmazeutischen Akademie und des obersten Hygiene-Ausschusses, studierte die antiseptische Wirkung einer Mischung aus aromatischen Essenzen* in bezug auf die *bakteriologische Reinheit der Luft.* Diese Forschungen wurden zusammen mit der Veterinärabteilung der Departements Paris und Seine durchgeführt und 1963 in einem Forschungsbericht dokumentiert.

Die Mischung aus verschiedenen aromatischen Essenzen wurde mit Hilfe eines Verstäubers in der Luft versprüht. Professor Griffon untersuchte die Vitalität von Krankheitskeimen, die sich in der Luft befinden, und zwar sowohl vor wie nach dem Zerstäuben. Zu diesem Zweck benützte er sogenannte Petri-Schalen**, auf denen sich die Keime absetzten.

Hier die Zusammenfassung der Resultate:

15 cm vom Boden entfernt, in einer Höhe also, in der die Verseuchung der Luft wesentlich höher ist als bei 60 cm, 1 m

---

* Föhren-, Thymian-, Pfefferminz-, Lavendel-, Rosmarin-, Gewürznelken- und Zimt-Essenz bildeten die Basis dieser Mischung.

Raymond Sarbach hatte dieses Problem bereits in seinem bemerkenswerten Buch ›*Contribution à l'étude de la désinfection chimique des atmosphères*‹ (Beitrag zur chemischen Desinfizierung der Luft, Lyon 1962, Imprimerie Lescuyer) behandelt.

** Eine Petri-Schale ist eine runde Glasschale, bei der eine zweite Glasschale als Deckel dient. Auf die untere Schale wird eine Lösung mit einer Bakterienkultur gegossen.

oder noch mehr, ließen sich in unbehandelten Räumen auf den offenen Petri-Schalen nach vierundzwanzig Stunden 210 Bakterienkulturen nachweisen, darunter 12 Schimmelpilz- und 8 Staphylokokken-Kulturen; bereits 15 Minuten nach Beginn des Experiments ließen sich insgesamt 62 Kulturen, darunter 8 Schimmel- und 6 Staphylokokken-Kulturen, nachweisen.

Anschließend wurden die aromatischen Essenzen versprüht. 15 Minuten später waren nur noch 14 Bakterienkulturen nachweisbar, darunter 4 Schimmel- und 0 Staphylokokken-Kulturen; weitere 15 Minuten später hatten sich die Zahlen auf 4 respektive 0 und 0 erniedrigt.

Wir können also sagen, daß *innerhalb von einer halben Stunde die aromatischen Essenzen alle* Schimmel- und *alle* Staphylokokken-Kulturen vernichtet haben und von den 210 ursprünglichen Kulturen nur vier die Versprühung überlebten.

Professor Griffon schloß daraus, daß die *Versprühung der untersuchten Mischung* eine wirksame Desinfizierung der Luft darstellt, wie die *beträchtliche oder totale Abnahme der vorhandenen Keime beweist.*

1960 hatte Dr. Bidault bereits die *wesentliche therapeutische Rolle bei vorbeugenden Maßnahmen von ansteckenden Kinderkrankheiten* (Keuchhusten) und bei der Behandlung von chronischen oder akuten Erkrankungen der Luftwege bei Erwachsenen (Grippe, Tuberkulose, Lungenentzündungen) erkannt, die diese Mischung besitzt. Er bestätigte die Experimente, die Bordet-Gengou (Keuchhusten) und Koch (Tuberkulose) unternommen und dabei die bakterienabtötende Wirkung aromatischer Essenzen nachgewiesen hatten.

Seine klinischen Beobachtungen beweisen, daß die Desinfizierung der Luft, in der Kranke leben, vorbeugende Therapien wesentlich unterstützen kann.

Diese Hinweise können niemand gleichgültig lassen. Im Wald von Fontainebleau befinden sich 5 Mikrobenkeime in einem Kubikmeter Luft, in einer Pariser Wohnung 20000, während der großen Automobilausstellung *neun Millionen*, und in den großen Kaufhäusern sieht es genauso aus. Auf einer Arbeitsplatte befanden sich (pro qm) *fünf Millionen* und auf einem Teppichboden *neun Millionen* Krankheitserreger.

In großen Krankenhäusern stellte man eine bestürzende Zahl von Mikroben pro Kubikmeter Luft fest, und die Behauptung ist richtig, daß kein anderes Milieu so verseucht ist wie das der Kliniken. Vor einigen Jahren füllte ein Arzt Luft aus diesem Milieu in einen Flakon, in dem sich auch einige Tropfen Essenz befanden: Nach 20 Minuten waren 40%, nach einer Stunde 80% und nach neun Stunden 100% der Mikroben abgetötet. Das Versprühen, oder besser gesagt, Verstäuben von ätherischen Ölen sollte deshalb in den Krankenzimmern und Operationssälen von Krankenhäusern und Kliniken die Regel sein. Doch im Grunde ist es besser, die Essenzen nicht zu verstäuben, sondern ohne Verstäubung in Kontakt mit der Luft zu bringen, da bei allzu heftiger Anwendung Allergien auftreten können. Seit 20 Jahren benutze ich eine kleine Lampe, über deren Glühbirne eine kleine Schale angebracht ist, in die ich täglich einige Tropfen von Thymian-, Lavendel-, Fichtennadel- und Eukalyptus-Essenz träufele (in Frankreich unter dem Namen *Od'aroma* im Handel). Doch leider wird dieser praktische Apparat nicht mehr hergestellt. Heute gibt es in Frankreich einen Aromazerstäuber namens ›Marion‹, der gelöste Essenzen als feinsten Nebel in der Luft verteilt (Marion C.P., 175–177 rue Lecourbe, 75015 Paris).

Die erstaunliche antiseptische Kraft von Essenzen ist also bewiesen. Wer sich mit diesen Tatsachen einmal beschäftigt hat, wird sich nicht wundern, daß es den Chemikern nicht möglich war, *die antiseptische Wirkung von Zahnpasten,* die Essenzen enthalten, durch andere Stoffe zu steigern. Nichts kommt in dieser Hinsicht den traditionellen, auf der Basis von Anis, Kamille, Gewürznelke, Pfefferminze und anderen Essenzen hergestellten Zahnpasten gleich.

Die Professoren Courmont, Morel und Rochaix haben nachgewiesen, daß das Thymol, der Hauptbestandteil der Thymian-Essenz, bereits in einer Verdünnung von 0,1 zu 1000 den Koch-Erreger erfolgreich bekämpft. Beim Eugenol, dem Hauptbestandteil der Gewürznelken-Essenz, beträgt das Verhältnis 0,05 pro 1000, bei der Pfefferminz-Essenz 0,4 pro 1000, während Phenol oder Guajakol erst bei 0,8 zu 1000 wirksam werden.

Noch ein Hinweis: Die Zitronen-, Lavendel-, Speik- und Ysop-Essenzen sind bei einem Verhältnis von 0,2 zu 1000, die von Majoran, Orange und Myrtenheide bei einem Verhältnis von 0,4 zu 1000 wirksam und damit dem Phenol oder Guajakol ebenfalls überlegen.

Die Thymian-Essenz hat eine antiseptische und antiparasitäre Wirkung; diese übertrifft deutlich das mit Sauerstoff angereicherte Wasser, Kaliumpermanganat oder Guajakol.

Professor Sauvat von der Veterinär-Hochschule in Toulouse hat 1951 in einer unabhängigen Forschungsarbeit nachgewiesen, daß die antiseptische Kraft von aromatischen Essenzen im allgemeinen *gleich oder stärker* ist als die der meisten synthetisch hergestellten Produkte. »Die bakterienabtötende Kraft von quatärnen Ammoniumsalzen«, schrieb dieser Autor, »wird durch die Verbindung mit Terpineol erheblich verstärkt.«

Reine Myrtenheiden-Essenz (Gomenol) *verstärkt* ›in vitro‹ (das heißt, im Labor), *die antibiotische Wirkung von Streptomycin und vor allem von Penizillin* (Quevauviller und Parousse-Perin, *Revue de Pathologie comparée,* Paris 1958).

Mignon beschreibt die Ergebnisse, die er mit Produkten, die vom Terpentin abgeleitet wurden, bei gleichzeitiger Gabe von Antibiotika erzielt hatte. *Die Wirkung der Antibiotika wurde in vitro wie in vivo (bei Mäusen) erheblich gesteigert, wenn diese in sauerstoffhaltigen Terpentinlösungen verabreicht wurden.*

Manche Essenzen haben folglich einen erstaunlichen Einfluß auf die Wirkung von Antibiotika. Die neutralisierende, inaktivierende Wirkung gewisser Essenzen (Aldehyde, Ketone, bestimmte Alkohole) dagegen schränkt die Verwendung von Antibiotika in Form von Salben ein.

Fr. de Potter vom bakteriologischen Institut der Universität Gent las eine Arbeit von Ch. Mayer, die 1938 in der *Revue belge de la tuberculose* erschienen war und die vom Immunisierungsversuch bei Meerschweinchen handelte. Den Tieren wurde eine bakterienhaltige Emulsion gegeben, die vorher mit Lösungen aus ätherischen Ölen behandelt worden ist. Dies regte de Potter an, die bakterienabtötende Wirkung* von Lösungen im Hinblick auf nicht sporenhaltige** Kulturen (Staphylokokkus aureus, Thyphus-Erreger, Koli- und andere Darmbakterien) zu untersuchen. Zum Vergleich stellte er den gleichen Versuch mit einer sporenhaltigen Kultur an, dem Bazillus subtilis. Er verwendete eine

* Fr. de Potter: »Sur l'action bactéricide des solutions aqueuses d'huiles essentielles« (C. R. Soc. Biologie, 1939).

** Als Sporen bezeichnet man die Fortpflanzungskörper bestimmter Pflanzen, der Kryptogame (Pilze, Farn) und der Mikroben. Sporen sind im allgemeinen sehr widerstandsfähig.

Lösung von Borneol, Geraniol und der Zypresse in einer fünfpromillehaltigen Verdünnung.

Trotz eines zweitägigen Kontaktes blieb die wasserhaltige Lösung unverändert. Die Staphylokokken-Emulsion war dagegen bei 37° in 1 bis 2 Stunden sterilisiert. Bei normaler Labortemperatur dauerte der Sterilisierungsvorgang 4 bis 5 Stunden. Die Typhus-, Koli- und anderen Darmbakterien wurden bei 37° innerhalb von 20 bis 30 Minuten, bei normaler Raumtemperatur innerhalb von 40 bis 60 Minuten abgetötet.

Lösungen ätherischer Öle auf der Basis von Wasser behalten ihre keimtötende Wirkung nach Erhitzung auf 105° 20 Minuten lang.

Subkutane Injektion von 1 bis 2 ml lösen beim Menschen, Kaninchen oder Meerschweinchen weder lokale noch schmerzhafte Reaktionen aus, und intravenöse Injektionen (10 ml) werden vom Menschen wie vom Kaninchen bestens vertragen.

Die desinfizierende Kraft dieser wasserhaltigen Lösungen ist höher als die des Phenols.

Einige Monate später veröffentlichte der gleiche Autor eine Studie über die Immunisierung gegen Staphylokokken beim Mensch und beim Meerschweinchen. Er folgerte, daß »die Verwendung von wasserhaltigen Lösungen ätherischer Öle als Emulsionsträger für Impfstoffe gegen Staphylokokken sich aufgrund der schnell sterilisierenden Wirkung ohne Erhitzung, der absoluten Immunität und der Wirksamkeit empfiehlt«. Fr. de Potter hielt dieses Impfverfahren für sehr viel erfolgversprechender als die anderen.

Verschiedentlich wurde versucht, die antiseptische Wirksamkeit der Essenzen noch zu steigern. Die dabei angewendeten Verfahren waren hauptsächlich die Deterpenierung und die Peroxydierung.

Das *Deterpenierungs-Verfahren* besteht darin, die sauerstoffhaltigen Bestandteile der Essenzen (Phenole, Alkohole, Ketone, Aldehyde, Ester... die natürlich mit einer stärkeren keimtötenden Kraft ausgestattet sind) von den Kohlenwasserstoffen (Terpene, Sesquiterpene) zu trennen. Das Isolieren der Kohlenwasserstoffe, das im allgemeinen durch fortschreitende Destillierung geschieht, ist auch heute noch eine heikle Angelegenheit.

Die Menge der durch das Deterpenierungs-Verfahren erzielten Lösungen ist sehr unterschiedlich und hängt von dem Anteil an terpenhaltigen Strukturen in den einzelnen Essenzen ab. Hier ein Beispiel: 100 kg Zitronen-Essenz ergeben 5 kg deterpenierte Essenz.*

Versuche haben ergeben, daß die Deterpenierung *die antiseptische Kraft* der Essenzen *steigert*. Das scheint in einem gewissen Widerspruch zu stehen zu dem, was wir bisher gesagt haben, daß nämlich die antigenetische Kraft vieler Essenzen, *die verdampft werden,* anscheinend von dem Grad der Terpenhaltigkeit abhängt.**

Im Gegensatz zu den nichtbehandelten, also alle Bestandteile umfassenden Essenzen, die in Wasser kaum und in Alkohol nur schwer löslich sind, sind deterpenierte Essenzen in Alkohol löslich (ab 75°, manchmal bereits bei 70° oder 60°). Außerdem haben sie die Eigenschaft, nicht deterpenisierte Essenzen oder deren verschiedene Bestandteile zu lösen. Diese Eigenschaft verleiht ihnen einen bevorzugten Rang bei der Zubereitung von Mischungen, bei denen ätherische Öle oder deren Bestandteile eine Rolle spielen.

Die *Peroxydierung* besteht darin, Essenzen mit Sauerstoff anzureichern. Terpen-Derivate können in der Tat Sauerstoff an sich binden, den sie unter bestimmten Voraussetzungen als Ozon wieder freigeben. Man hoffte mit diesem Verfahren, die keimtötende Wirkung der Essenzen zu verstärken. Doch die Ergebnisse sind schwankend. Auf diesem Gebiet sind neue Forschungsarbeiten notwendig, bevor man Genaueres darüber aussagen kann.

Unsere Vorfahren kannten die Zusammensetzung der Essenzen noch nicht, doch ohne die Wirkungen, die durch sie ausgelöst wurden, erklären zu können, benutzten sie deren antiseptische Kraft täglich, einmal mit der Nahrungsaufnahme (Knoblauch, Zwiebel), dann durch Verbrennen aromatischer

---

* Das erklärt auch den hohen Preis dieser Essenzen.

** So meinen manche Forscher, die Essenzen verdankten ihre antiseptische Wirksamkeit dem Terpen-Gehalt. Andere wiederum sind überzeugt, daß die Deterpenisierung die antiseptische Kraft erhöht. Ich möchte in diesem Zusammenhang darauf hinweisen, daß manche Studien über verdampfte, andere über nicht verdampfte Essenzen angestellt wurden. Auch die Mikrobenkulturen, die bei den Versuchen verwendet wurden, sind unterschiedlich. Bis zusätzliche Forschungsergebnisse bekannt werden, schenke ich mein Vertrauen in der Hauptsache den *ganzen* Essenzen.

Substanzen, vor allem bei der Vorbeugung oder Eindämmung von Epidemien. Erinnern wir uns nur an die Pest-Epidemie in Athen, die Hippokrates mit Hilfe brennender aromatischer Kräuter bekämpft hatte. Ein anderes Beispiel, das nicht so weit zurückliegt: Während der schweren Cholera-Epidemien im 19. Jahrhundert erfreuten sich Arbeiter in Parfümfabriken einer beinahe totalen Immunität. Als 1970 im Westen angesichts einiger Cholera-Fälle im Nahen Osten die Panik ausbrach, erinnerte man sich leider nicht daran. Heutzutage ist man verpflichtet, sich vor jeder Reise nach Afrika oder in den Nahen Osten impfen zu lassen. Manche wurden davon so krank, daß sie auf die Reise verzichten mußten. Einige Geschäftsleute dagegen, die der Impfpflicht entkamen, kehrten frisch und erholt aus diesen Ländern zurück, in denen man angeblich Gefahr läuft, tödlich zu erkranken. Sie hatten auf meine Empfehlung hin Kohle- und Magnesiumtabletten mitgenommen und außerdem noch verschiedene aromatische Präparate zur inneren wie äußeren Anwendung.

Und wiederum haben, um einen Satz von Léon Binet zu zitieren, »die modernen Forschungen die traditionellen Erkenntnisse, die nur auf der Empirik basierten, bestätigt«. »Der Rauch von essenzhaltigen Pflanzen, die verbrannt werden«, so liest man in Q. S. 1958, »hat aktive antiseptische Eigenschaften, die bestimmte Staphylokokken und Koli-Bakterien daran hindern, sich zu entwickeln. In diesem Zusammenhang, nach ihrer Wirksamkeit geordnet, seien Thymian, Rosmarin, Eukalyptus, Pfefferminze, Orange, Mais, Pappel, Föhre, indischer Hanf, Tabak, Belladonna, Stechapfel, Bilsenkraut, Hopfen und Mohn erwähnt.«

Die antiseptischen Eigenschaften aromatischer Essenzen werden von den Hausfrauen täglich bei der Zubereitung der Mahlzeiten bewußt oder unbewußt benutzt, denn Knoblauch, Zwiebel, Thymian, Zitrone, Gewürznelke und alle anderen Geschmacksträger spielen nach wie vor eine große Rolle.*

---

* Die in der Küche verwendeten *aromatischen Gewürze* verdanken ihre die Verdauung fördernden Eigenschaften ebenfalls den in ihnen enthaltenen Essenzen. Dazu zählen vor allem Zimt, Gewürznelke, Anis, Kümmel, Kerbel, Petersilie, Muskat, Vanille, Estragon, Safran, Lorbeer, Bohnenkraut, Rosmarin und Thymian. Nicht zu hoch dosiert, werden sie vom Verdauungstrakt problemlos angenommen.

Ärzte, die mit den ätherischen Ölen vertraut sind, können mit ihrer Hilfe die meisten Infektionskrankheiten erfolgreich bekämpfen, ob diese die Lungen, die Leber, den Verdauungstrakt, die Harnwege, den Uterus oder die Nasen- und Rachenschleimhaut befallen haben. Auch bei eitrigen Hautkrankheiten und natürlich bei infizierten Wunden bewirken ätherische Öle Erstaunliches, unter der Voraussetzung, daß sie von jemandem verschrieben werden, der die Materie beherrscht und – bei manchen chronischen Erkrankungen – daß die Behandlung mit der notwendigen Geduld und Ausdauer durchgeführt wird.

Entzündungen des Dünn- und des Dickdarms sowie Fäulnisgärungen werden mit der Aromatherapie erfolgreich behandelt. Lungentuberkulose und chronische Bronchitis sprechen auf diese Behandlung an. Durch Kolibakterien hervorgerufene Krankheiten werden mit ätherischen Ölen geheilt.

Das Aromatogramm

Bei Aromatogrammen handelt es sich um Antibiogramme unter Verwendung von ätherischen Ölen.

Für diejenigen, die sich unter dem Wort Antibiogramm nichts vorstellen können, hier die Erklärung: In einem Labor werden Mikroben, die eine bestimmte Erkrankung hervorrufen, auf für sie günstige Nährböden übertragen und dort mit natürlichen oder chemischen Substanzen behandelt, um die Wirkung zu untersuchen, die diese Substanzen auf die in Frage kommenden Mikroben ausüben.

Wir haben bereits gesehen, daß solche Untersuchungen *in vitro* nicht neu sind; zahlreiche Forscher haben sich in der

Eine zweite Gewürzgruppe kann unter Umständen zu leichten Verdauungsbeschwerden führen: Knoblauch, Zwiebel (auch die frischen Frühlingszwiebeln und die Schalotten), Senf und Meerrettich. Diese Gewürze gehören alle zur Familie der Zwiebel.

Zu einer weiteren Gruppe gehören Pfeffer, Ingwer und alle Gewürzmischungen, bei denen die rote Pfefferschote das Ausgangsprodukt ist. Da Pfeffer die Verdauungsdrüsen anregt, ist er für Menschen, die damit Probleme haben, durchaus empfehlenswert, wenn die Magen- und Darmschleimhäute nicht aus anderen Gründen irritiert sind.

Nach einer jüngst veröffentlichten Studie (F. Decaux) können Pfeffer, Senf und Ingwer, in starkem Maße genossen, zu Bluthochdruck führen.

Vergangenheit damit beschäftigt, vor allem die Professoren Courmont, Morel, Rochaix, Perrot, Bay, Davaine und Sarbach. Von den jüngeren Forschern möchte ich vor allem J. Pellecuer in Montpellier und dessen Arbeiten über das Bohnenkraut erwähnen. Alle Ergebnisse weisen darauf hin, daß Essenzen noch in starker Verdünnung Mikroben am Wachstum hindern und in den meisten Fällen abtöten können.

An frühere Arbeiten anknüpfend, habe ich vor ungefähr zehn Jahren in Zusammenarbeit mit Dr. Girault aus Dijon die Methode in die Praxis übertragen und ihr dabei zuerst den Namen Antibio-aromatogramm gegeben*, der später zu *Aromatogramm*** gekürzt wurde.

Die Technik besteht darin, die Wirkung verschiedener aromatischer Essenzen auf Mikroben, die von einem Kranken stammen, zu testen. Zu diesem Zweck wird in eine Petri-Schale eine Gelose gegossen, auf die Scheiben gelegt werden, die vorab mit den Essenzen bestrichen wurden.

Anschließend werden Mikroben ihrem natürlichen Milieu entnommen und in die Petri-Schalen gegeben. Nach 24 Stunden – diese Zeitspanne ist notwendig, damit sich die Keime in den Petri-Schalen entwickeln können – kann man die Wirkungen der Essenzen beobachten und messen. Wie bei jedem Antibiogramm wird das Resultat so ausgedrückt, daß es über die Sensibilität der untersuchten Keime in bezug auf die angewendeten Essenzen Aussagen macht.

Zwei Kriterien sind bei diesen Tests wie bei allen anderen Labortests unabdingbar: Der Test muß jederzeit wiederholbar und zuverlässig sein.

Die *Zuverlässigkeit* des Tests haben wir folgendermaßen untersucht: Wir haben mit der gleichen Keimkultur verschiedene Aromatogramme erarbeitet und dabei Resultate erzielt, die genau übereinstimmten.

Die *Wiederholbarkeit* wurde folgendermaßen überprüft: Wir haben die Keimkultur in bestimmten Zeitabständen, die mehrere Tage umfaßten, den aromatischen Essenzen ausgesetzt (natür-

---

* »Phytotherapie und Aromatherpie. Ihr Platz in der gegenwärtigen Praxis« in *Plantes médicales et phytothérapie*, 1973, Band VII.

** 2. Internationaler Kongreß für Phytotherapie und Aromatherapie, Monte Carlo 1977. Der Kongreß wurde von mir geleitet.

lich handelte es sich bei diesem Versuch um die *gleiche* Keimkultur und die *gleichen* Essenzen). Auch bei diesem Verfahren wurden gleichbleibende Ergebnisse erzielt.

Um zu diesen Resultaten zu gelangen, mußten verschiedene vorbeugende Maßnahmen getroffen werden, die sich aus zwei wichtigen *Eigenschaften* der Essenzen ergaben, wobei diese Eigenschaften therapeutisch *wertvoll*, was die Konservierung der Essenzen jedoch anbelangt, eher *hinderlich* sind: die schnelle *Verflüchtigung* und *Diffusion* der Essenzen.

Die Verflüchtigung war ein allgemeines Konservierungsproblem: Die Scheiben, die wir in die Petri-Schalen gegeben haben, mußten gleichbleibend mit der Essenz gesättigt, dazu vor Licht geschützt werden, damit die Gefahr einer Oxydierung ausgeschlossen blieb. Die schnelle Diffusion zwang uns, die Zahl der Scheiben pro Petri-Schale zu reduzieren, um Überlagerungen auszuschalten. Die Herabsetzung der Konzentrationsstärke der Essenzen sowie die Beschränkung auf wenige Scheiben pro Petri-Schale ergaben schließlich befriedigende Resultate.

Der Hinweis auf die Konzentrationsänderungen der aromatischen Essenzen auf den Scheiben führt uns zu der Frage, in welcher Mindestkonzentration diese Essenzen noch auf Mikroben einwirken können. Die Untersuchung dieser Frage ist sehr wichtig, wenn man in Rechnung zieht, in welch geringer Dosierung wir die Essenzen in der therapeutischen Praxis verwenden, und als Konsequenz, in welch geringer Dosis die aromatischen Essenzen auf die von Mikroben befallenen Gewebe einwirken.

Die Professoren Courmont, Morel und Rochaix haben sich mit dieser Frage ausführlich beschäftigt und nachgewiesen, daß die therapeutisch sinnvollen Dosierungen extrem niedrig sind. Beim Tuberkulose-Erreger ist Phenol in einer Verdünnung von 1 zu 10000 wirksam, Pfefferminz-Essenz in einem Verhältnis von 4/10000, Thymian-Essenz in einem Verhältnis von 1/10 000, Gewürznelken-Essenz in einem Verhältnis von 0,5/10000; dabei habe ich als Beispiel für meine Leser einen Erreger gewählt, der besonders widerstandsfähig ist. Professor Pellecuer und seine Mitarbeiter haben bewiesen, daß die Bohnenkraut-Essenz 2- bis 8mal schwächer dosiert sein kann als die des Thymians und 2- bis 20mal schwächer als die Lavendel-, Großer-Speik-, Lavandin- und Rosmarin-Essenz.

Warum hatten wir zu Beginn den Begriff Antibio-aromatogramm gewählt? Ganz einfach: Neben der bekannten antiseptischen Wirkung der Essenzen, die uns als Ausgangspunkt diente, haben viele Pflanzen gleichzeitig andere Bestandteile, die im ethymologischen Sinn des Wortes *antibiotisch* wirken, denn sie agieren auf dem Niveau der Fortpflanzungsphänomene und blockieren bestimmte Phasen der Mitose, das heißt, der indirekten, mitotischen Zellkernteilung.

Interessanter als diese antibiotischen Eigenschaften ist aber sicher die folgende Erkenntnis, die wir über die Wirkungsweise der aromatischen Essenzen gewonnen haben: Es handelt sich dabei ebenfalls um antibiotische Wirkungen, allerdings nicht auf dem Gebiet der Mitose, sondern auf dem Gebiet der *Veränderung des Milieus*. Das ist sicher das bei weitem wichtigste Phänomen, denn da die Essenzen die ökologischen Bedingungen verändern, die die Entwicklung der Mikroben begünstigen, töten sie sie ab, ohne daß diese resistent werden oder sich an die sie bekämpfende Substanz adaptieren können. Zusätzlich verhindern die Essenzen, daß die Mikroben die betroffenen Stellen ein zweites Mal befallen. Aus diesem Grund haben wir den umfassenderen Begriff eines Aromatogramms gewählt, der sich im übrigen schnell durchsetzen konnte.

Die Untersuchungsart erlaubt uns zuweilen, gewisse antiinfektiöse Therapien noch genauer abzustimmen, da sie uns zusätzliche Informationen liefert über die Beschaffenheit des Milieus, in dem sich die Keime haben entfalten können. So haben wir zum Beispiel herausgefunden, daß Bakterien, die einen Zuckerkranken befallen haben, besonders auf hypoglykämisch wirkende Essenzen reagieren. Bei Arthritis oder Gicht sind besonders hypourikämisch wirkende Essenzen zu empfehlen.

Dies zeigt recht deutlich, welche Rolle das Aromatogramm beim Aufspüren *latenter* Krankheitsherde spielen kann.

Neben den Essenzen, die in erster Linie auf das *Milieu* wirken, gibt es andere, die hauptsächlich auf die Funktionen der Organe Einfluß haben, die unseren allgemeinen Zustand bestimmen und die besonders unter dem Rhythmus des modernen Lebens leiden. Einige Beispiele:

- die Nebennieren werden durch Bohnenkraut angeregt;
- das zentrale Nervensystem durch Lavendel, Thymian und Großer Speik,

- die Geschlechtsorgane und die Libido durch Zimt, Kajeput und Gewürznelke;
- die Verdauungsorgane, in denen so viele Krankheiten ihren Ursprung haben, durch Zimt, Gewürznelke und Rosmarin.

Eine weitere Gruppe von Essenzen fördert die Ausscheidungsfähigkeiten, so die Eukalyptus-, Fichten- und Myrtenheiden-Essenz bei Lungenkrankheiten und die Wacholder- und Sandelholz-Essenz bei Krankheiten, die die Harnwege befallen haben.

Wir wissen heute, wie dramatisch die Anzahl der verschiedenartigsten, resistenten Keime wächst, die allen Antibiotika widerstehen, und zwar aufgrund des Mißbrauches, der mit Antibiotika betrieben wird. Bei chronischen Infektionen mit immer neuen Rückfällen, bei Infektionen also, die sich oft über eine lange Zeit hinziehen, haben uns in regelmäßigen Abständen durchgeführte Aromatogramme gezeigt, daß es kaum Krankheitskeime gibt, die Essenzen gegenüber resistent sind oder es werden können.

Das ist ganz einfach damit zu erklären, daß die Essenzen auf das Milieu einwirken und daß die Essenzen, die sich im Aromatogramm als die wirksamsten erwiesen haben, vor allem die Entwicklung der Keime unterbinden. Die *Phyto- und Aromatherapie* wirkt auf das Milieu der Keime, und falls notwendig, kann ihre Wirksamkeit durch aktive Katalysatoren erweitert werden.

Im Verlauf einer Krankengeschichte kann es vorkommen, daß gewisse Elemente des gestörten Milieus verschwinden, ohne daß gleichzeitig alle Keime absterben; in diesem Fall genügt es, die Behandlung abzuändern und den neuen Bedingungen anzugleichen.

Systematische Aromatogramme?

Nach dem, was wir bisher gesagt haben, stellt sich jedem Praktiker die zwingende Frage: Muß man bei jeder chronischen oder akuten Infektionskrankheit ein Aromatogramm erstellen lassen? Ich behaupte hier in aller Entschiedenheit: *nein!* In den meisten Fällen (ich selbst rechne mit 85–90%), sogar bei immer wiederkehrenden Infektionen, die auf alle anderen Behandlungsformen nicht ansprechen und die sich über 5, 10 oder gar

20 Jahre hinziehen (so z. B. bei Blasenentzündungen), ist dies nicht notwendig, wenn der behandelnde Arzt die Phyto- und Aromatherapie beherrscht und ein guter Therapeut ist. Er wird dann eine den Krankheitserregern und dem Milieu entsprechende Behandlungsform finden, ohne zu diesem Untersuchungsverfahren greifen zu müssen. Ich selbst habe in meiner Praxis seit 25 Jahren so gehandelt und werde es auch weiterhin tun.

Bevor wir die Aromatogramme entwickelt hatten, die wissenschaftlich überprüfbar sind, war mir auch keine andere Wahl geblieben, als ohne sie auszukommen. Und nach der Analyse von Hunderten, wenn nicht gar Tausenden von Krankengeschichten kann ich nur bestätigen, daß das Fehlen von Aromatogrammen an den Ergebnissen der mit Essenzen durchgeführten Behandlungen nichts ändert. Von wenigen Fällen abgesehen, die so komplex sind, daß sie dem Therapeuten Schwierigkeiten bereiten (5–10%), dient das Aromatogramm im Grunde nur als Deckmantel, um Unwissenheit und mangelnde Praxis zu verhüllen.

Nicht jedes Instrument, das erfunden wurde, muß unbedingt angewendet werden. Ein Problem vieler Krankenhäuser, die den hohen Preis ihrer Anschaffungen amortisieren wollen und aus diesem Grund oft darauf bestehen müssen, Banalitäten bis ins kleinste Detail hinein zu analysieren. Und natürlich müssen die Krankenversicherungen für solchen Unfug aufkommen (sie weigern sich in immer stärkerem Maße).

Aromatogramme werden bisher von den Kassen noch nicht bezahlt, und sie sind teuer. Ein weiterer Grund für einen guten Arzt, Analysen zu vermeiden, die einzig spezialisierten Labors zugute kommen. Ich habe den Verdacht, daß manche Ärzte sich einen wissenschaftlichen Anstrich geben wollen, um ihre Patienten zu beeindrucken.

Leider wird die Phyto- und Aromatherapie auch mißbraucht. Vor einigen Jahren habe ich in verschiedenen Schriften Beispiele dafür angeführt: Verschreibungen von sogenannten ›modernen‹ Naturheilmitteln, die keineswegs wirksamer sind als die herkömmlichen, dafür aber zehnmal so teuer. Die Rechnungen fielen entsprechend aus ... Diese Praktiker ließen die Phyto- und Aromatherapie in den Ruf kommen, *eine Behandlungsform für Wohlhabende zu sein.* In diesen Rahmen gehören natürlich auch die vielen, völlig unnötig erstellten Aromatogramme.

In der offensichtlichen Absicht, die Patienten besser zu schützen, haben sich in letzter Zeit verschiedene offizielle Stellen zu dem Problemkreis Aromatherapie geäußert.

Klinik und Labor

Auf den vorhergegangenen Seiten haben wir gelesen, daß die aromatischen Essenzen, je nach ihren antiseptischen Eigenschaften und den mit ihnen erzielten Resultaten, verschieden klassifiziert werden können, und daß auch die mit ihnen behandelten Kranken bei der Klassifizierung eine Rolle spielen.

Es ist im übrigen seit langem bekannt, daß die in einem Labor erzielten Resultate nicht immer mit den Beobachtungen übereinstimmen, die der Arzt bei seinen Patienten macht. Nun, ein Kranker ist kein Reagenzglas. So wurde bis heute im Labor bei keiner Essenz nachgewiesen, daß sie gegen Viren aktiv werden kann. Dabei wissen wir aus der Praxis, daß bestimmte Essenzen die Grippe-Viren neutralisieren und bei Gürtelrosen zur schnellen Heilung führen. Der Arzt muß also in erster Linie ein Praktiker bleiben und vor allem die Wirkungen kennen und studieren, die Pflanzen und Essenzen bei Kranken erzeugen.

Für den Arzt, der die Aromatherapie so anwenden will, wie es ihm sein ärztliches Gewissen vorschreibt, wird es ein Grundproblem geben: den heute so selten gewordenen Apotheker ausfindig zu machen, der seinen Beruf liebt, ätherische Öle in möglichst reinem Zustand vorrätig hält und die Verordnungen der Ärzte *so meisterhaft wie möglich* ausführt. Ganz abgesehen davon, daß er auch bereit sein muß, Kräuertees zu verkaufen, auch wenn diese nur ein paar Pfennige einbringen.

In den meisten Städten arbeiten ein oder auch mehrere Apotheker, die diesen Forderungen entsprechen. Trotzdem erhalte ich immer wieder Briefe von Kollegen, denen es nicht gelungen ist, in ihrer näheren Umgebung einen Apotheker zu finden, der nicht, ich zitiere, »zu den Händlern und Vertreibern von Luxusartikeln oder mit Macht propagierten chemischen Produkten« gehört, und die mich um die Namen von Apothekern bitten, die Vertrauen verdienen. Eine Bitte, die ich gerne und mühelos erfüllen kann, denn natürlich gibt es solche Apotheker, nur leider viel zu wenige.

Essenzen können *innerlich angewendet werden, allein oder zusammen mit anderen Produkten,* in Form von Tabletten, Dragees oder Tropfen verabreicht, oder *äußerlich* angewendet werden durch Inhalationen, Einreibungen, Pomaden, Salben, Gelees, Voll- oder Teilbäder.*

Manche Seifen machen ätherische Öle emulsionsfähig. Diese Verabreichungsform findet vor allem beim Auswaschen und Feuchthalten von Wunden Anwendung, bei feuchten Verbänden, der Behandlung von Furunkeln, Abszessen und Lymphgefäßentzündungen, bei Verbrennungen, Geschwüren an den Beinen und brandigen oder wuchernden Wunden. Diese Emulsionen werden auch mit Erfolg bei Vaginalinjektionen zur Bekämpfung von Gebärmutterentzündungen und weißem Ausfluß verwendet.

Die antiseptische Kraft der Essenzen ist deshalb so wertvoll, da deren Aggressivität gegenüber Mikroben Hand in Hand geht mit einer absoluten *Unschädlichkeit gegenüber dem befallenen Gewebe.* Den chemischen antiseptischen Mitteln wird zu Recht vorgeworfen, daß sie bei der Bekämpfung von Mikroben gleichzeitig die Zellen des Organismus schädigen. In seiner Doktorarbeit hat Azaloux** berechtigterweise darauf hingewiesen, daß »das Problem darin besteht, ein antiseptisches Mittel zu finden, das die Mikroben zerstört, ohne den Organismus zu schädigen ... Wir haben beobachtet, daß lebende Zellen gleichzeitig auf Mikroben und auf antiseptische Mittel reagieren«.

Es kann nicht oft genug betont werden, daß die herkömmlichen antiseptischen Mittel nicht nur die Mikro-Organismen

---

* Einige neue wissenschaftliche Untersuchungsmethoden (mit Hilfe von radioaktiven Isotopen) haben nachgewiesen, daß durch die Haut mineralische oder pflanzliche Substanzen, die dem Badewasser beigesetzt werden, ins Blut gelangen. Diese Entdeckung erklärt die seit langem bekannte positive Wirkung von, z. B., Thymian- oder Fichtennadelbädern auf die Lungen (antiseptische Wirkung, günstige Beeinflussung der Sekretionsbildung und des Auswurfes). Natürlich spielt bei diesen Bädern die Inhalation der entstehenden Dämpfe eine große Rolle, aber auch die Aufnahme durch die Poren. Dabei nehmen die heilenden Substanzen folgenden Weg: Haut/Blut/Lunge.

Die aromatischen Essenzen gehören zu den wirksamsten, die man in Form von Bädern verabreichen kann. Zahlreiche Studien belegen die Erfolge, die mit dieser Methode sowohl im physischen wie im psychischen Bereich erzielt werden können: Beeinflußung des zentralen Nervensystems, des Verdauungstraktes, der Harnwege, der Wirkungsweise von Hormonen.

** Toulouse 1943.

abtöten, sondern auch die Zellen, in denen diese sich befinden. Daher wäre es völlig widersinnig, den gesamten menschlichen Körper desinfizieren zu wollen, denn eine Substanz, die sich in einer Menge, bei der man sichergehen könnte, daß sie alle Bakterien abtötet, im Blutkreislauf befände, würde die Zellen schwer in Mitleidenschaft ziehen und in der Folge das Leben selbst vernichten. Alle antiseptischen Mittel greifen mehr oder weniger die Zellen und das Gewebe an.

Azaloux erinnerte daran, daß man während des Ersten Weltkrieges herausgefunden hatte, daß antiseptische Spülungen von Wunden unsinnig und manchmal sogar schädlich sind:

»Delbet, Fiessinger und vor allem Policard haben bei Wunden, die mit dem Carrelschen Verband verbunden worden waren, festgestellt, daß die Mikroben nach der Behandlung keineswegs verschwunden waren. Im Gegenteil: Wunden, die im Anfangsstadium nur wenige Mikroben enthielten, wiesen nach drei, vier oder sechs Tagen eine beträchtliche Anzahl von Mikroben auf. Sie haben herausgefunden, daß der Mullstoff, der die Schläuche umgab, die zur Spülung der Wunden dienten, nach achtundvierzigstündigem Kontakt mit der Wunde voller Mikroben war und sogar mehr Mikroben aufwies, als die Oberfläche der Wunde.«*

Aus diesem Grund empfahl Delbet für Wundverbände eine Lösung auf der Basis von Magnesiumchlorid; in mehreren Veröffentlichungen wies der Autor die außerordentlichen Erfolge dieses Verfahrens nach. Ich selbst verwende aus dem gleichen Grund bei Wunden, Schorf und Verbrennungen Präparate auf der Basis von aromatischen Essenzen.

Es sind Fälle bekanntgeworden, bei denen schwere Vergiftungen bei Wund- oder Brandwundverbänden auftraten, die das Gewebe angriffen, da die Produkte, die eigentlich der Heilung dienen sollten, vom Körper resorbiert worden waren.

Einer der großen Vorteile der Behandlung von eitrigen Wunden und Brandwunden mit Essenzen besteht gerade darin, daß sie Derivate erzeugen, die sich chemisch mit dem abgestoßenen eiweißhaltigen Gewebe verbinden und so *antitoxische* Körper bilden, die vom Organismus ausgeschieden werden.

---

* Carrel benützte zur Ausspülung von größeren Wunden Schläuche, durch die während längerer Zeit antiseptische Mittel in die Wunde gelangten.

Der Geruch ätherischer Öle *überdeckt nicht* den schlechten Geruch von eitrigen, brandigen oder wuchernden Wunden. Er *beseitigt* ihn aufgrund eines physikalisch-chemischen Prozesses, genau wie die Einbalsamierung mit Harzen und Essenzen einen Körper daran *hindert* zu verfaulen. Die Ägypter wußten dies, genau wie die Metzger seit ewigen Zeiten wissen, daß die Aromate, die sie in reichlichem Maß verwenden, das Fleisch am Verfaulen hindern.

Grob gesprochen kann man zwei Arten von biologischen Reaktionen unterscheiden: den Syntheseprozeß, bei dem normalerweise gute Gerüche freigesetzt werden, und den Zersetzungsprozeß mit seinen übelriechenden Begleiterscheinungen. Krankheit ist nichts anderes als ein Zersetzungsprozeß, der der Verwesung vorausgeht. Und aromatische Essenzen gebieten dieser Zersetzung Einhalt. Darüber hinaus begünstigen sie die Auflösung, Verdauung und Neutralisierung von Mikroben.

Elementare Anmerkung: *Die antiseptische Wirkung von Essenzen nimmt auch unter dem Einfluß des Zeitfaktors nicht ab.* Die Gründe für dieses Phänomen? Bis heute können wir diese Frage nicht eindeutig beantworten. Vielleicht liegt es daran, daß sie nicht nur die Infektionen eindämmen, sondern gleichzeitig, und das ist so wichtig, die Selbstverteidigungskräfte des Körpers mobilisieren, die schließlich die Krankheiten endgültig besiegen. Sie sind in der Tat vor allem *Milieuveränderer.* So wird sich ein Organismus nie an die Aromatherapie ›gewöhnen‹ können, während er sich an synthetisch hergestellte Schlafmittel oder, genau wie die Mikroben, an die zahlreichen Behandlungen mit Antibiotika gewöhnt.

Fari hat in der Zeitschrift *Médecine practicienne* breit über *Antibiotika und die Gewohnheitseffekte,* die diese in immer stärkerem Maße bei Mikroben auslösen, geschrieben. In den Augen dieses Autors haben Antibiotika die Eigenschaft, die chemische Zusammensetzung von Krankheitserregern zu verändern. So sind die Antikörper*, die der Organismus zur Abwehr

---

* Als Antikörper bezeichnet man bestimmte Substanzen, die im Serum eines Tieres oder eines Menschen nach der Injektion fremder Elemente (Mikroben, verschiedenartige Substanzen) auftreten. Bestimmte Antikörper befinden sich immer im Serum, wo sie den Organismus vor Krankheiten schützen. Sie haben es zur Aufgabe, die Mikroben oder Giftstoffe zu agglutinieren (zu verkleben), aufzulösen oder zu neutralisieren.

von Krankheiten bildet, in Wirklichkeit Abwehrmittel, die zur Bekämpfung eines *veränderten* Keimes gebildet wurden.

Indem er nachwies, daß Antibiotika die Eigenschaft haben, den Aufbau von Mikroben zu verändern und den Organismus zur Bildung falscher Antikörper anzuregen (die nur gegen die von den Antibiotika ›veränderten‹ Keime wirksam sind), gibt uns Fari die Erklärung für Tatsachen, die durch ihr verstärktes Auftreten banal und, was schwerer wiegt, fatal geworden sind.

So kann sich der behandelnde Arzt in der Tat nicht mehr sicher sein, mit Antibiotika nur zu heilen, während die natürliche Behandlungsmethode größere Erfolgschancen verspricht und zudem den Kranken gegen eine neue Infektion wappnet.

Viele Autoren haben den Wert synthetisch hergestellter Heilmittel mit der Zusammensetzung und Wirksamkeit natürlicher Heilmittel verglichen. Keiner von ihnen käme demnach auf die Idee, Sulfonamide, Antibiotika oder synthetisch hergestellte Hormone routinemäßig zu verschreiben.

»Man muß immer wieder auf die Natur zurückgreifen, um die Wahrheit zu erkennen«, schrieb Léon Binet. Gleichzeitig empfiehlt er die Rückkehr zur gesunden Lebensweise wie Hygiene und Körperertüchtigung, eine biologisch gesunde und wertvolle Ernährung, die Einhaltung des natürlichen, dem Tag und den Jahreszeiten entsprechenden Rhythmus.

In logischer Konsequenz empfiehlt Léon Binet auch, sich Kenntnisse über die Eigenschaften der Pflanzen und deren Anwendungen anzueignen.

Eine zufriedenstellende Behandlungsmethode könnte man vielleicht folgendermaßen umreißen: »Ungiftige Produkte und Behandlungsformen, die bei den gleichen Syndromen die gleichen Wirkungen auslösen.« So ist natürlicher Schlaf die einzig vernünftige Behandlung von Organismen, die durch zu langes Wachsein müde geworden sind. Die Hydrotherapie (Wasserheilverfahren) wird seit Jahrhunderten bei bestimmten Erkrankungen erfolgreich angewendet, ebenso die Balneotherapie (Heilbehandlung durch Bäder).

An all dies kann der Organismus sich nicht ›gewöhnen‹, so wenig wie er sich an Sauerteigbrot, Oliven- oder Sonnenblumenöl, biologisch angebautes Gemüse, die reine Luft der Bergwelt und an körperliche Hygiene ›gewöhnt‹. Die Wirkungen bleiben immer gleich und nehmen im Lauf der Zeit nicht ab.

Im Gegensatz dazu gewöhnt sich der Organismus an viele synthetisch hergestellte Mittel.

Ein ehemaliger Reeder, von Familien- und Finanzproblemen geplagt, vergiftete sich dreißig Jahre lang mit den neuesten und stärksten Schlafmitteln, bis er es endlich leid war, nicht mehr schlafen zu können, und den Rat eines einfachen, aber erfahrenen Bauern hörte: Innerhalb von einer Woche fand er dank eines Kräutertees aus Orangenblüten und Orangenblättern wieder gesunden Schlaf.

Ein Organismus, der ständig aggressiven Mitteln ausgesetzt wird, gewöhnt sich an diese schädlichen, gepanschten Gifte. Es handelt sich um eine Art Mithridatismus*. Doch jede Vergiftung, auch wenn sie dem Betroffenen gar nicht bewußt wird und nicht gewohnheitsmäßig ist, hat gewisse Schädigungen zur Folge. Sobald sich der Organismus von seiner ersten ›Überraschung‹ erholt hat, ist er noch zu Widerstand fähig und wehrt sich mit allen Mitteln gegen das chemische Produkt. Sobald seine Widerstandsfähigkeit erschöpft ist, stellen sich ernste Schwierigkeiten ein. »Zuviel gefährliche Medikamente werden oft ganz unnötig verschrieben. Manchmal ist es sogar notwendig, den Körper zur Erholung von allen Medikamenten, auch weniger gefährlichen, zu verschonen«, schrieb Marcel Perrault.

Man gewöhnt sich an alles, selbst an Aspirin, außer wenn es Magenblutungen oder Kreislaufbeschwerden hervorruft. Die Gewöhnung an Aspirin ist heutzutage so weit verbreitet, daß ein Autor diese Abhängigkeit bereits als ›Aspirinitis‹ bezeichnet hat. In den Vereinigten Staaten werden von den 160 Millionen Einwohnern täglich 42 Millionen Aspirin-Tabletten eingenommen, das entspricht einem Jahresverbrauch von 100 Aspirintabletten pro Erwachsener. Dieser maßlose Verbrauch kann sicher durch die häufig auftauchenden Kopfschmerzen und Migränen, die die verschiedensten Ursachen haben können, sowie durch Neuralgien aller Art erklärt werden. Wir dürfen nicht vergessen, daß der tägliche Streß nicht nur Angstzustände, sondern auch Körperschmerzen hervorrufen kann. Im Grunde reicht eine Tablette völlig aus, um Schmerzzustände zu beseitigen, in Wirklichkeit aber wird häufig das Drei- bis Vielfache genom-

* Eine Gewöhnung an giftige Substanzen, bei der ständig wachsende Mengen des Giftes zu sich genommen werden.

men, in extremen Fällen sogar ein halbes Röhrchen, da das Mittel sonst keine Wirkung mehr ausübt. Viele der von mir behandelten Patienten hatten in einem Zeitraum von zwei Jahren 3000 bis 6000 Tabletten unterschiedlichster Art zu sich genommen.*

Auch die Antibiotika gehören zu den Produkten, die fast schon gewohnheitsmäßig verabreicht werden.

Heutzutage werden Kranken täglich mehrere Millionen Einheiten Penicillin gespritzt, und das drei bis zwanzig Tage lang. Anders kann man mit Antibiotika keine therapeutischen Erfolge mehr erzielen. Und das bei fieberhaften Zuständen, deren Ursprung man nicht immer genau kennt, oder bei einer normalen Bronchitis, Nasen- oder Rachenschleimhautentzündung, die Eukalyptus-, Zimt-, Gewürznelken-, Fichtennadel-, Terpentin- oder Myrtenheiden-Essenzen sicher innerhalb von 2–8 Tagen geheilt hätten.

Bei Verwundeten oder Operierten werden heute routinemäßig täglich mehrere Millionen Penicillin-Einheiten gespritzt, häufig in Verbindung mit Streptomycin, Terramycin oder anderen Antibiotika, die das Wohlgefallen des Chirurgen gefunden haben. »Penicillin kann über Wochen oder Monate in Dosen von 80 bis 100 Millionen Einheiten pro Tag injiziert werden«, schrieb G. Bickel. Ein amerikanischer Chirurg dagegen forderte, diese unlogische und unheilvolle Praxis aus dem Klinikalltag zu verbannen.**

Die Sulfonamide, die man vor den Antibiotika gefunden hatte, und die ebenfalls für das seit Urzeiten gesuchte Wundermittel gehalten worden waren, erlebten das gleiche Schicksal.

Ein Beispiel nur: In den Jahren 1941/42 war ich Mitarbeiter von Professor Maurice Favre, Direktor der Abteilung für Haut- und Geschlechtskrankheiten am Hospital Grange Blanche in Lyon, und hatte dort Gelegenheit, ein neues Sulfonamid zu studieren, das bei Tripper in Form von Tabletten verabreicht

---

* In Frankreich werden täglich 400 Tonnen Medikamente geschluckt, das sind umgerechnet 3,6 kg pro Person und Jahr oder 4 Milliarden Aspirin-Tabletten jährlich.

** Meyers (Chicago) hat festgestellt, daß bei seinen Patienten 1,3 % derjenigen, die nicht mit Antibiotika behandelt worden waren, unter postoperativen Infektionen litten, während sich die Zahl bei denen, die routinemäßig Antibiotika bekommen hatten, auf 4 % erhöhte.

wurde. Damals verschrieb man zwei Tabletten alle zwei Stunden. Die Harnröhrensekretionen verschwanden, und nach 14 bis 16 Stunden konnte man keine Gonokokken mehr nachweisen. 16 Tabletten à 0,5 g Sulfonamid waren damals die Maximaldosis, mit der man einen Tripper ausheilen konnte. Diese Resultate wurden durch mikroskopische Untersuchungen belegt.

Natürlich sprach sich diese wissenschaftliche Entdeckung schnell in interessierten Kreisen herum. Voller Vertrauen in die außerordentlichen Fähigkeiten des neuen Produktes schluckten Prostituierte täglich zwei bis drei Tabletten, in der Hoffnung, dadurch gegen die Mikrobe immun zu werden und mehr Kundschaft anzulocken.

Die Gonokokken wurden resistent. Die tägliche Dosis mußte erhöht werden von 14 Tabletten schon bald auf 40 und schließlich auf 80, bis die Wirksamkeit fast völlig verlorenging.

Man atmete erleichtert auf, als man mit der Entdeckung des Penicillins glaubte, dieser Sackgasse entronnen zu sein und diesmal die Geschlechtskrankheiten endgültig bekämpfen zu können. Doch inzwischen ist die Wirksamkeit von Antibiotika bei diesen Krankheiten ebenfalls entscheidend gesunken, denn die Erreger sind nahezu vollständig immunisiert. Das ist der Grund für das Wiederaufflackern der Geschlechtskrankheiten, die man mehr als zwanzig Jahre für endgültig besiegt hielt.

Wie bei vielen anderen Krankheiten scheint auf diesem Gebiet die Heilung eher durch Pflanzen und Essenzen möglich zu sein. Einige sind seit langem bekannt. So wissen wir, daß deterpenierte Lavendel-Essenz, in Perlen zu je 0,05 bis 0,1 g oral verabreicht, noch wirksamer ist als die von Santal-, Zedern- oder Kopaivabalsam-Essenz (2 bis 10 Perlen pro Tag).

Auch Wacholder-Essenz ist bei Tripper wirksam, ebenso die von Queckenwurzeln, Pinienblüten, Knoblauch und anderen.

Syphilis-Geschwüre und Schanker heilen, wenn sie mit Lavendel-Essenz betupft werden. Die Syphilis selbst wird mit Sassafras mit großem Erfolg behandelt.

Diese Naturheilmittel waren mit dem Auftauchen der synthetischen Produkte zu Unrecht vergessen oder gar mit Geringschätzung behandelt worden.

Sulfonamide und Antibiotika haben trotz der spektakulären Erfolge, die man anfänglich mit ihnen erzielte, nicht immer das

Vertrauen gerechtfertigt, das man in sie setzte. Noch sind auf diesem Gebiet nicht alle Fragen geklärt, doch es steht zu befürchten, daß wir in immer erschreckenderem Ausmaß mit Krankheiten konfrontiert sein werden, die heute nicht mehr mit diesen Mitteln geheilt werden können.

Dieses Phänomen hängt mit dem unüberlegten Gebrauch dieser Medikamente zusammen, die von Kranken häufig ohne das Wissen ihres Arztes genommen werden; kein Wunder, daß dabei jede ärztliche Vorsicht über Bord geworfen wird.

Doch das ist nicht alles. Die Antibiotika haben im Laufe ihrer relativ kurzen Geschichte nicht nur viel an ihrer Wirksamkeit eingebüßt, sie sind durch den unüberlegten Gebrauch auch gefährlich geworden.

Antibiotika können *allergische Zwischenfälle* verursachen. Die häufige und oft unüberlegte Anwendung des Penicillins bei leichten Erkrankungen, sein Mißbrauch in parapharmakologischen Produkten wie Kaugummi und Zahnpasta und die immer höher werdende Dosierung erklären die anwachsende Zahl von Menschen, die darauf allergisch reagieren.

Antibiotika können auch dem *Blut schaden.* Die Spannweite reicht von leichter Blutarmut über die Abnahme der weißen Blutkörperchen (›eine banale Feststellung‹) bis hin zum völligen Verschwinden der weißen Blutkörperchen. Laut G. Bickel verursacht das Streptomycin die meisten Zwischenfälle bei der Bildung von Blutkörperchen.

Auch *Vergiftungserscheinungen* sind zu befürchten. Hier ist es wieder das Streptomycin, das verantwortlich ist für Schädigungen des Nervensystems, des Hör- und Gleichgewichtssinns.

Fälle von Lethargie und Atembeschwerden sind auch beobachtet worden. Übrigens, nicht nur das Streptomycin, auch andere Antibiotika können den Hörsinn schädigen.

Es scheint sinnvoll zu sein, sich bei der Behandlung von Kranken nicht blind auf Produkte oder Verfahren zu stürzen, die den Beweis ihrer Leistungsfähigkeit noch nicht genügend erbracht haben. Professor Marcel Perrault schrieb einmal: »Bei Verordnungen konservativ zu sein ist oft eine Tugend«, und in der Tat ist weises Abwarten oft angebracht.

Es ist heute nachgewiesen, daß Antibiotika zu *Nierenvergiftungen* führen können. Die oben schon angesprochenen negativen Einflüsse auf das Nervensystem können zu psychischen

Störungen und beeindruckenden Zwischenfällen führen, die durchaus mit epileptischen Anfällen vergleichbar sind.

Auch Fälle von Superinfektionen* sind bekanntgeworden, und das Aureomycin sowie die Verbindung von Penicillin und Streptomycin sind häufig für das Auftreten rebellischer Enterokokken verantwortlich (de Vernejoul, Cook). Die Zerstörung der Darmflora** durch diese Medikamente und die dadurch ausgelöste Vermehrung der Staphylokokken können den Tod zur Folge haben, der ›sehr schnell und heftig‹ eintreten kann. Diese Komplikationen haben wir vor allem dann, wenn vor oder nach Magen- und Darmoperationen den Patienten Antibiotika gegeben werden. Zahlreiche Chirurgen wehren sich immer stärker gegen die systematische Verabreichung von Antibiotika bei derartigen Operationen.

Zusammenfassend wäre zu sagen, daß das Penicillin in der Hauptsache für Allergien, das Chloramphenicol für Schwierigkeiten bei der Bildung von Blutkörperchen und die Tetracycline für die Vermehrung von Enterokokken verantwortlich sind usw. Aber *alle Antibiotika können Zwischenfälle auslösen. Diese Risiken dürfen nicht außer acht gelassen werden.* Eine Studie des amerikanischen Gesundheitsministeriums, die die Jahre 1953 bis 1957 umfaßt, bestätigt das oben Gesagte ebenso wie Hunderte von Publikationen in Frankreich und anderen europäischen Ländern ...

Zur Problematik der *Vergiftungserscheinungen* kann man heute behaupten, »daß man eigentlich nicht mehr von Risiken, sondern eher von einer *Beinahe-Sicherheit* zu sprechen hat, denn bei ausreichend hoher Dosierung treten immer die gleichen Phänomene auf«. Man könnte also behaupten, es genüge, darauf zu achten, diese Dosis nicht zu erreichen. Doch es wird heute vielen Medikamenten und anderen chemischen Produkten, die mißbräuchlich zur Nahrungsmittelherstellung verwendet werden, nachgewiesen, daß sie in schwacher Dosierung zwar keine Zwischenfälle im Organismus auslösen, aber bei

---

* Neuinfektion bei einem Kranken, der bereits infiziert und nicht vollständig ausgeheilt war.

** Die Darmflora, die für die Gesundheit des Körpers absolut notwendig ist, wird zusammen mit den Krankheitserregern durch die Anwendung von Antibiotika zerstört. Analog dazu sind viele Darmschwierigkeiten auf die immer stärker von der Chemie bestimmte Ernährungsweise zurückzuführen.

kontinuierlicher Aufnahme auf die Dauer zu Degenerationsschäden führen können, vor allem zu Krebs (Professoren Redding, Truhaut u. a.).

Diese Problematik mit ihrer oft tragischen Konsequenz beschäftigt viele Ärzte auf der ganzen Welt.

»Antibiotika dürfen nur dann verwendet werden, wenn es unumgänglich ist«, so lautet das Resümee des Internationalen Kongresses für Chemotherapie, der 1961 in Neapel stattfand. Viele Autoren haben nachgewiesen, daß *Antibiotika angesichts des Problems der Stärkung der natürlichen Abwehrkräfte keine ideale Lösung darstellen.* Die *Vergiftungserscheinungen,* die diese Medikamente im Organismus auslösen können, sind zum wiederholten Male unterstrichen worden, ebenso die Gefahr, die durch die Gewöhnung des Körpers an Antibiotika ausgelöst wird.

Es geht hier nicht darum, die zum Teil großartigen Heilerfolge der Antibiotika bei schwersten Erkrankungen (tuberkulöse Gehirnhautentzündung, um nur ein Beispiel zu nennen) zu verleugnen. Man muß aber immer beachten, daß hohe Dosen von Antibiotika, so berechtigt sie auch sein mögen, »das Risiko in sich bergen, die Heilung unter Umständen auf Kosten einer lebenslangen Schädigung zu erzielen«.

Nierenerkrankungen gehören beim Gebrauch von Sulfonamiden zu den am häufigsten vorkommenden Reaktionen, die alle folgendes Bild aufweisen: Fieber am neunten Tag, verbunden mit Hautausschlägen, die im allgemeinen nicht beunruhigend sind, aber auch Anzeichen schlimmerer Erkrankungen sein können (Nieren- und Leberentzündungen, Blutkrankheiten).

Die Bluterkrankungen können gutartig verlaufen, nur von kurzer Dauer sein oder zum Tod führen.

All diese schweren Risiken nimmt derjenige auf sich, der Sulfonamide nimmt. Auch bei den jüngst entwickelten Sulfonamiden ist diese latente Gefahr vorhanden, selbst wenn die Dosierung vier- bis sechzehnfach geringer ist, als sie früher üblich war. Salvaggio und Gonzalès, Tisdale, Holsinger und Welch vor allem haben sich mit diesem Problemkreis beschäftigt.

Doch nicht nur Sulfonamide und Antibiotika stehen in dem Verdacht, schädlich zu sein. Die Statistik *Registrar General* weist für England und Wales in den Jahren 1957/58 258 Fälle auf, bei denen der Tod aufgrund von Medikamenten eintrat; dazu gehören 39 Todesfälle aufgrund von Bestrahlungen, 20 nach Blutübertragungen und 11 nach Behandlung mit krampflösenden Mitteln. Zu den Medikamenten, die nachweislich Todesfälle verursachten, gehören Chloramphenicol (13), Chlorpromazin (11), Blutgerinnungshemmer (9), Phenylbutazon (5), Gold (4), Insulin (16, davon 14 im hypoglykämischen Koma, ausgelöst durch Unterzucker), Sulfonamide (10) und Penicillin (8). Die restlichen Fälle betreffen Kortikosteroide, Mittel gegen Schilddrüsenüberfunktion, Präparate auf Eisenbasis, Aspirin, Quecksilber und Präparate zur Förderung des Harnflusses oder auch zytotoxische (*Brit. Med. Journ.*, 1960, ohne Verfasserangabe).

Therapiezwischenfälle sind, wie wir gesehen haben, an der Tagesordnung. Die stark anschwellende Veröffentlichungsflut zu diesem Thema beweist, daß alle Therapien, die auf chemischen oder synthetischen Produkten basieren, risikobehaftet sind.

In seiner Antrittsvorlesung erklärte Professor Conte 1961: »In der Liste der ›sozialen Geißeln‹ werden eines Tages nach der degenerativen Veränderung von Gefäßen, dem Krebs und den Autounfällen und noch vor Syphilis und der Tuberkulose, den Schrecken unserer Vorfahren, *die durch Medikamente verursachten Krankheiten* auftauchen.« Die Entwicklung hat ihm rechtgegeben.

Das Phenylbutazon und seine Derivate können allergische Reaktionen und Agranulozytosen* auslösen. In der Literatur werden Fälle beschrieben, die tödlich verliefen (Gesell, von Rechenberg). Daneben tauchen Blutungen im Magen-Darm-Bereich auf. Selbst wenn das Phenylbutazon nicht oral verabreicht, sondern gespritzt wird, *kann es Magenblutungen und unter Umständen Magengeschwüre* verursachen. Aus diesem Grund wird das Medikament bei Kranken, die bereits unter Magengeschwüren leiden oder wiederholt Magenbeschwerden hatten, nicht verabreicht.

Goldsalze werden für entzündliche Veränderungen der Haut und der Schleimhäute verantwortlich gemacht. Daneben wurde von Bluterkrankungen berichtet, von denen einige sehr schwer

* Teilweiser oder völliger Schwund der weißen Blutkörperchen.

verliefen, außerdem von Nierenerkrankungen und Nervenentzündungen.

Alle synthetisch hergestellten Medikamente, die vor der Malaria schützen oder sie heilen sollen, sind schädlich. Hautausschläge, Blutarmut, Sehstörungen und psychische Veränderungen (Überspanntheit, Halluzinationen, Delirium ...) wurden beobachtet.

Auch das *Kortison* und seine zahlreichen Derivate können zu Zwischenfällen führen. Kranke, die an Mastdarmentzündungen leiden, laufen bei der Einnahme von kortisonhaltigen Medikamenten Gefahr, daß sich die Innenwände ihres Darms tiefgreifend verändern. Verschiedene Autoren haben darauf hingewiesen, daß bestimmte Virusinfektionen bei Kranken, die langfristig mit Kortikosteroiden behandelt wurden, äußerst schwer verlaufen können.

In *Impfungen und Seren** hat Professor Pierre Chassagne drei Punkte unterstrichen:

Erstens: *Kortisonhaltige Präparate vermindern die Widerstandsfähigkeit des Organismus gegen Krankheitserreger. Das ist sowohl experimentell wie auch klinisch nachgewiesen.* Ich zitiere hier ein Beispiel für den experimentellen Nachweis: Tiere, denen vorab Kortison-Präparate verabreicht wurden, reagierten auf den Erreger der spinalen Kinderlähmung in weit stärkerem Maße als Vergleichstiere, die keine Kortison-Präparate erhalten hatten. Der klinische Nachweis: Jeder Krankenhausarzt weiß aus Erfahrung, daß gewisse Virus-Erkrankungen, wie z. B. Windpocken, bei Kranken, die vorher mit Kortison-Präparaten behandelt worden sind, heftiger verlaufen als normal.

Zweitens weist Professor Chassagne auf den Einfluß hin, den Kortison-Präparate auf den Immunisierungsprozeß ausüben, und dabei vor allem auf die bereits erworbene Immunisierung während einer Krankheit oder nach einer Impfung. Kortison-Behandlungen, die sich über längere Zeit hinziehen, verhindern die Immunisierung.

Der dritte Punkt ist rein praktischer Natur: Kortison-Behandlungen müssen immer von aktiven Anti-Infektions-Behandlungen begleitet werden, wobei aktiv in diesem Fall bedeutet, daß die Aktivität vorab überprüft wurde, denn *»wenn man Kortison-*

---

* *Vaccins et Sérums,* verlegt von Doin, 1961.

Behandlungen mit der Gabe von einem Antibiotikum kombiniert, auf den der Keim nicht reagiert, riskiert man die schlimmsten Katastrophen«.

Behandlungen mit Kortison oder analogen Medikamenten können die Durchbrüche von Magengeschwüren zur Folge haben, eine nicht erkannte Tuberkulose beim Wachstum unterstützen und psychische Erkrankungen auslösen. Bei Rheuma hat diese Behandlungsform nur aufschiebenden Charakter und verschleiert die Symptome, ohne die Krankheit an ihrer Entwicklung hindern zu können (Bauer und Ragan haben bei 546 untersuchten Fällen nur 9 Besserungen feststellen können).

Es ist nicht Ziel dieses Buches, die bereits alte Polemik gegen die Impfungen aufzugreifen; sie wird ohnehin noch lange währen. Systemisches Impfen ist nicht immer ungefährlich. Die Ärzte wissen, wann Impfungen nicht angezeigt sind. Im Jahre 1957 haben die Professoren Delore und Charpy von mehreren Fällen berichtet, bei denen nach Pockenimpfungen bereits ausgeheilte Tuberkulosen wieder aufflammten.* Übrigens kann es bei der Wiederholung dieser Impfung bei älteren Personen ungefähr neun Tage danach zu einem Infarkt kommen. Bereits 1955 empfahl Mathieu in den *Archives des maladies du cœur* ältere Menschen, die an Herzkranzgefäß-Krankheiten leiden, nicht mehr zu impfen.

1959 äußerte sich Dr. Delagrande, Oberarzt der Hôpitaux de Paris, in den *Cahiers Laennec* zu verschiedenen Zwischenfällen, die sich nach Impfungen ereigneten. »Eine bereits bestehende innere Erkrankung kann sich durch Impfungen verschlimmern ... Auch bei gesunden Menschen kann es (übrigens selten) zu Nierenerkrankungen kommen, doch wir dürfen nicht vergessen, daß solche Nierenerkrankungen auf alte oder geheilte Erkrankungen zurückzuführen sind. Auch das Aufflammen alter oder stabilisierter Tuberkulosen ist schwer zu beurteilen.

In diesen umstrittenen Fällen sollte man sich immer fragen, ob die Impfung ›Ursprungsinfektionen‹, das heißt Infektionen sind, bei denen latente Erreger durch den Impfschock aktiviert werden und so die Krankheit auslösen ... Gewisse Beobachtungen

---

* Ich möchte darauf hinweisen, daß in England, den Vereinigten Staaten und in Kanada Pockenschutzimpfungen nicht mehr gesetzlich vorgeschrieben sind, seit 1979 auch in Frankreich nicht mehr, in den Augen der einen ein ›besonnenes‹, in den Augen der anderen ein ›überängstliches‹ Verhalten.

allerdings räumen den Verdacht nicht aus, daß der Virus durch die Impfung verändert wurde und dieser erst so die Krankheit auslösen konnte. Oder daß durch die Impfung das Milieu verändert und der Organismus auf diese Weise dem Virus gegenüber weniger widerstandsfähig geworden ist.«

1963 stellte Dr. Jonas Salk während einer Diskussion über den *Mechanismus von Immunität bei Infektionskrankheiten* zur Debatte, ob *die Impfung der Gesamtheit der Bevölkerung zur Ausrottung einer Virus-Krankheit wirklich erforderlich ist.* Die Ausrottung der Pocken bei verschiedenen Gruppen der Weltbevölkerung ist der Beweis für die Wirksamkeit einer nur teilweise erfolgten Immunisierung. Die Ausrottung an sich kann kaum bezweifelt werden, wenn man die lange Zeit in Rechnung zieht, während der kein einziger Fall mehr aufgetreten ist. *Die Ausrottung der Pocken in diesen Ländern hängt nicht unbedingt mit der langandauernden Wirksamkeit des Impfstoffes zusammen.* Im übrigen wurde in einigen der betroffenen Ländern die Impfung nicht systematisch durchgeführt. *Diese Ausrottung hängt auch nicht mit der individuellen und hundertprozentigen Immunisierung in den Ländern zusammen, in denen nicht geimpft wurde,* was die Fälle von eingeschleppten Pocken beweisen. Es erscheint heute, aufgrund des oben Gesagten, praktisch möglich zu sein, Pocken weltweit auszurotten. Bei einem korrekt aufgestellten Immunisierungsplan *scheint es nicht notwendig zu sein, alle Individuen zu impfen oder die Impfungen unbegrenzt fortzusetzen.* Der gleiche ›immunologische Mechanismus‹, der zur teilweisen Ausrottung der Pocken geführt hat, kann zur Ausrottung der Kinderlähmung oder anderer Virus-Erkrankungen führen (7. Internationaler Kongreß für Mikrobiologie, Pittsburg, USA).

Der von Dr. Salk dargestellte ›immunologische Mechanismus‹ scheint einleuchtend zu sein. Wir vermuten schon seit langem, daß er zu den kosmischen Faktoren gehört, die mit jeder Zivilisationsveränderung unauflöslich verbunden sind. Unter diesen Umständen haben Impfungen sicher nicht diese Bedeutung, die man ihnen heute gerne beimißt.

Den Lesern, Laien wie Fachleuten, die sich besonders für Impf-Fragen interessieren, empfehle ich die Bücher von F. Delarue. Soeben ist die zehnte Auflage seines Buches *Les vaccinations n'ont pas fait régresser les épidémies* (Impfungen haben Epidemien nicht eingedämmt, im Selbstverlag, 4, rue Saulnier, 75009 Paris) erschienen. Darüber hinaus hat der Präsident der Liga für Impf-Freiheit weitere wichtige und gut strukturierte Bücher geschrieben.

In bezug auf Beruhigungsmittel, Antidepressiva und zahlreiche Pillen, die den Hunger stillen sollen, müssen wir nicht viel schreiben; die Leser hatten in letzter Zeit ausreichend Gelegenheit, über die entsetzlichen Auswirkungen, die diese Mittel anrichten können, in den Zeitungen zu lesen, vor allem über die Mißgeburten. »Mit dem Gebrauch von Beruhigungsmitteln haben die Fälle von Mißgeburten zugenommen«, berichtete Professor Giroud 1962 vor der Académie de Médicine, und fügte hinzu, daß er selbst experimentell die Rolle nachgewiesen hat, die das Thalidomid bei diesen Mißbildungen spielt.* »Doch ist das die einzige Substanz, die zu Mißbildungen führt?«

Die Frage ist berechtigt, denn in den letzten Jahren haben auch in Frankreich, wo Thalidomid nie in den Handel gelangte, mit dem steigenden Gebrauch anderer Beruhigungsmittel Mißbildungen zugenommen. So empfiehlt Professor Giroud, Schwangeren vor allem in den ersten Monaten der Schwangerschaft so wenig Medikamente wie möglich zu verschreiben, »und lieber auf *klassische Medikamente* zurückzugreifen, deren Unschädlichkeit bekannt ist«.

Es ist kein Geheimnis, daß man unter den Pflanzen und den natürlichen aromatischen Essenzen, die seit Jahrhunderten als beruhigende oder kräftigende oder auch den Appetit zügelnde Mittel bekannt sind, mühelos diese klassischen, unschädlichen Medikamente findet.

Neben so entsetzlichen Dingen wie die Mißgestaltung Neugeborener verursachen synthetisch hergestellte Arzneimittel häufig auch andere, ebenfalls schwerwiegende Störungen und Zwischenfälle, die immer zahlreicher auftreten, da diese Medikamente »einem besonderen Bedürfnis unserer Epoche entsprechen und eine beträchtliche Anzahl dieser Mittel bei Heilverfah-

---

* Dr. Torsten Hafstroem vom Stockholmer Südkrankenhaus ist sich sicher, daß das Thalidomid bei Erwachsenen in erster Linie Kreislaufstörungen und Neurosen auslösen kann.

Wie auch immer, wir haben in den Presseberichten der Jahre 1978/79 lesen können, daß die Familien der Opfer entschädigt wurden. In meinem Archiv ist verzeichnet, wieviel zwei bei der Geburt fehlende Arme wert sind...

ren benutzt werden«. Diese Gefährlichkeit kann nicht genug unterstrichen werden angesichts eines Publikums, das sie als Wundermittel betrachtet und wahllos schluckt, hoffend, alle Leiden mit ihnen heilen zu können. Darüber hinaus ist ihre Klassifizierung nicht eindeutig, und Begriffe wie Tranquillizer, Neuroleptikum, Neuroplegikum, Psychotonikum und Ataraktikum werden wahllos in einen Topf geworfen.

Jeder Arzt kann die Nachteile und Zwischenfälle, die von solchen Produkten ausgehen, in seiner Praxis täglich beobachten. Erregungszustände oder auch das Gegenteil, willenloses Dahindämmern, Zittern, das an die Parkinsonsche Krankheit erinnert, verschiedenartigste Störungen im neuro-vegetativen Bereich wie Herzklopfen, Schwindelanfälle und die verschiedenartigsten Krämpfe ... und ›paradoxe‹ Reaktionen wie äußerste Erregungen, die delirähnliche Züge annehmen können nach Einnahme von Beruhigungsmitteln, Verstärkung von Depressionen nach der Einnahme von ›stärkenden‹ Mitteln. Auch dürfen wir nicht übersehen, daß diese Drogen die unheilvollen Auswirkungen von Alkohol in unvorhergesehenem Maße verstärken. Viele Auto- oder Arbeitsunfälle sind auf diese Auswirkungen der synthetisch hergestellten Medikamente zurückzuführen.

Übrigens wendet sich Dr. John Michael heftig gegen die mißbräuchliche und über längere Zeit sich erstreckende Anwendung von Gerinnungshemmern bei Herzmuskelinfarkten. *»Die Auswertung von 5000 Krankengeschichten von Patienten, die prophylaktisch und über längere Zeit hin gerinnungshemmende Mittel bekommen haben, bewies, daß diese Patienten keine längere Lebenserwartung haben als die einer Vergleichsgruppe, die nicht mit gerinnungshemmenden Mitteln behandelt worden war.* *

Die Sterblichkeitsquote bei 446 Patienten, die in letzter Zeit einen Herzmuskelinfarkt erlitten und mit gerinnungshemmenden Mitteln behandelt worden waren, lag bei 34%, im Vergleich zu Patienten, die damit nicht behandelt worden waren.

Der problematische Vorteil, den man aus der Behandlung mit Gerinnungshemmern gewinnen kann, muß in Beziehung ge-

---

* Jeder Autor, der sich mit dieser Frage beschäftigte, kam zum gleichen Ergebnis (die letzten Berichte wurden in den medizinischen Fachzeitschriften im November 1979 veröffentlicht).

setzt werden mit den hämorrhagischen Risiken, die man dabei eingeht. Übrigens haben Gerinnungshemmer keinerlei Einfluß auf die Verengung des Arterienquerschnitts, während der Abbruch einer einmal mit diesen Mitteln begonnenen Behandlung die Gefahr einer Thrombose oder sogar eines vollständigen Arterienverschlusses mit sich bringt. Darüber hinaus sind noch andere, schwerwiegende Erkrankungen beobachtet worden, darunter Darmverschluß, Erbrechen von Blut, Gehirnblutungen, hämorrhagische Nekrosen, Blutungen in den Herzbeuteln und den Sexualorganen. *Die routinemäßige Verabreichung von Gerinnungshemmern muß aufhören, auch wenn die Experimente damit fortgesetzt werden. Der Autor besteht darauf, daß Kranke einer so gefährlichen und unwirksamen Behandlung nicht mehr ausgesetzt werden.*

Pflanzen und aromatische Essenzen und eine natürliche Ernährung haben schon immer besser gewirkt als die normalerweise verschriebenen Gerinnungshemmer.

In verschiedenen Veröffentlichungen wird berichtet, daß das Einträufeln von Produkten, die die Eigenschaft haben, den Durchmesser von Blutgefäßen oder Kapillaren zu verengen, in die Nase von Säuglingen nicht angezeigt ist. Es wurden Fälle bekannt, bei denen die Nebenwirkungen des Medikamentes Schwäche, Unterkühlung und Nasenverschluß verursachten.

Ein Haarwaschmittel auf Selen-Basis, das normalerweise gegen Haarausfall verschrieben wird, hat in einigen Fällen zum vollkommenen Haarausfall geführt.

»Die Chemiker«, schrieb Professor Delbet*, »die mit Atomen, Radikalen und Molekülen geschickt umgehen, erfinden immer wirksamere Mittel ... Alle diese Mittel sind für den Körper *Gift*.«

Zum Abschluß dieser Liste möchte ich mit wenigen Worten auf einige Aspekte des Aspirins eingehen, wobei ich mich auf eine kürzlich erschienene wissenschaftliche Arbeit stütze, die jeden Umgang mit chemisch hergestellten Medikamenten, auch den anscheinend harmlosesten, als ein gefährliches Unternehmen beschreibt.

»Das Aspirin ist ein universelles, weltweit beliebtes Medikament. Seine bemerkenswerte Fähigkeit, Schmerzen aller Art zu

---

* ›Politique préventive du cancer‹ (Vorbeugungspolitik gegen Krebs, Denoel, Paris 1944).

bekämpfen, hat es zu einem Hausmittel werden lassen, das jeder ärztlichen Kontrolle entzogen ist, zumal seine Unschädlichkeit anscheinend empirisch bewiesen und unantastbar schien. Doch bereits im Jahre 1938 wurde die Unschädlichkeit dieses Hausmittels zum erstenmal in Frage gestellt, und zwar in dem Land, in dem es am weitesten verbreitet war: in England. Man beobachtete schwere Blutungen nach der Einnahme von Aspirin in den gebräuchlichen Dosen und stellte fest, daß es bei Personen, die an Magengeschwüren litten, eine entscheidende Rolle bei der Verschlimmerung der Symptome spielte und zumindest in einem von acht Fällen der ausschlaggebende Faktor für Magenblutungen war. Bei der systematischen Untersuchung des Stuhlgangs rheumatischer Patienten, deren Krankengeschichten keinen Hinweis auf Magengeschwüre enthielten und die mit der gebräuchlichen Dosis von Aspirin behandelt worden waren (0,75 bis 3 g), entdeckte Stubbe *unerkannte Blutungen bei 70% der Fälle.* Auch die Leber oder das Nervensystem kann von Aspirin vergiftet werden. Eine zufällige oder absichtliche Überdosierung (diese Art des Selbstmords scheint vor allem in den angelsächsischen Ländern verbreitet zu sein) kann zu krampfartigen Anfällen und zum Tod führen.«

Auch allergische Reaktionen kommen häufig vor: Nesselsucht, Quinke-Ödem (massive Schleimhautschwellung, die das Gesicht und den Kehlkopf befällt), allergischer Schnupfen und Bronchialasthma. Blamoutier veröffentlichte elf Krankengeschichten von Asthmatikern, von denen zwei in kürzester Frist nach einer einmaligen und dazu noch geringen Einnahme von Aspirin starben. »Der Praktiker muß folglich bei Kranken, die unter Asthma leiden, äußerst vorsichtig sein, sich versichern, daß die Medikamente, die er verschreibt, kein Aspirin enthalten und seine Patienten auf die Gefahren hinweisen, die aspirinhaltige und frei erhältliche Medikamente bedeuten.«

In *La semaine des Hôpitaux* (Die Krankenhauswoche) wird in der Ausgabe vom Juni 1973 das Problem wieder aufgeworfen: »Das Aspirin ist der Feind des Magens.« 10% der Darmblutungen sind auf das Aspirin zurückzuführen (Prof. Kiepping), ein beachtlicher Prozentsatz, wenn man ihn mit anderen entzündungshemmenden Produkten (Phenylbuzatone, Kortisone und deren Derivate etc.) vergleicht, die übrigens ebenfalls zum Teil schwerwiegende Nebenwirkungen haben können.

So wird es verständlich, daß sich Jean Rostand während der 1961 in Paris stattfindenden Arbeitstagung zum Thema ›Das Leben und das Schicksal des Menschen in unserer Zivilisation‹ gegen drei Hauptgefahren wandte: Radioaktivität, Röntgenstrahlen und *Arzneimittelmißbrauch*.

So wird auch verständlich, daß Cuénot, sich auf einen Teilaspekt des Problems beschränkend, 1960 erklärte, daß »die neuen und wirksamen Mittel gegen die Tuberkulose das Buchenkreosot nicht gänzlich verdrängen sollten. Im Gegenteil, diese neuen Errungenschaften sollten zur Rehabilitierung des Kreosots beitragen.« Beim Buchenkreosot wie bei den anderen Naturheilmitteln läuft man nicht Gefahr, daß sie vom Markt genommen werden müssen, da die Nebenwirkungen zu groß sind.

Auf diesem Gebiet sind die Publikationen zum Teil erschrekkend. So führt das in Amerika ursprünglich gegen die Amöbenruhr entwickelte Produkt WIN 18446 zum zeitweiligen Erliegen der Produktion von Samenfäden beim Mann. Erst hundert Tage nach dem Absetzen des Medikaments soll die volle Fruchtbarkeit wieder hergestellt sein. J. Mc Leod von der Universität Cornwall hält dieses Mittel für eine ausgezeichnete Hilfe bei der Bekämpfung der Überbevölkerung der Welt, denn es ist billig und gefahrlos (*Drugs and Cosm. Ind.,* Mai 1961). Meine Leser werden den richtigen Schluß daraus ziehen, denn zumindest die Behauptung ›gefahrlos‹ scheint mir verfrüht aufgestellt zu sein.

In letzter Zeit werden in verschiedenen Ländern die Wirkungen von Medikamenten kritischer untersucht als bisher. So wurden vor allem in Belgien, Schweden, Dänemark, Finnland, Großbritannien, Irland, Kanada, Deutschland, Italien, Holland und den Vereinigten Staaten die Verschreibung von Beruhigungsmitteln erschwert und die Verschreibung von Mitteln gegen die Seekrankheit, Fettsucht und sogar von Mitteln, die Wismuth-Salze oder Chinin enthalten, neu geordnet. Einige dieser Medikamente wurden ganz vom Markt genommen, andere, die früher frei erhältlich waren, wurden verschreibungspflichtig.

Dieses Kapitel sollte mehr als die mißbräuchliche Verwendung bestimmter moderner Medikamente aufzeigen; ich wollte meinen Lesern vielmehr die Gründe darlegen, die mich vor vielen Jahren bereits bewogen haben, mich mit den Naturheilverfahren zu beschäftigen, und zwar unter dem Blickpunkt der derzeitigen wissenschaftlichen Erkenntnisse.

»Zu viele gefährliche Medikamente werden oft unnötigerweise verschrieben. Die Rückkehr zu totaler medikamentöser Ruhe ist manchmal erforderlich«, schrieb Marcel Perrault.

»Bereits 1962 hatten Brun, Kalb und Pozzetto in der *Presse Médicale* (Medizinische Presse) die Aufmerksamkeit auf die »totale medikamentöse Abstinenz und deren heutige Indikation« gelenkt:

»Seit fünfzehn Jahren hat sich die Flut neuer Medikamente vervielfacht und es ist schwierig geworden, die moderne Arzneimittelliste zu übersehen und richtig zu beurteilen. Die Ärzte, die sich einer mächtigen und notwendigen Werbung gegenübersehen, die das medizinische Denken häufig durch eine unüberlegte Automatik ersetzen, riskieren, einen zügellos gewordenen Appetit auf Medikamente zu stillen. Räumen wir ein, daß die Patienten an diesem Zustand nicht ganz unschuldig sind. Es gilt heute, schnell und ›energisch‹ zu heilen. Lassen die Resultate auf sich warten, werden immer neue Medikamente verschrieben, um den Patienten daran zu hindern, den Arzt zu wechseln.

Zuviel oder zuwenig zu unternehmen ist ein aktuell gewordenes Dilemma, zumal man nicht genau weiß, was eigentlich unternommen werden muß.

Darüber hinaus haben sich auch die Patienten geändert, eine Tatsache, die man nur allzu häufig aus den Augen verliert.

Zum einen haben viele Kranke Hypersensibilitäten und explosive Abwehrreaktionen entwickelt, die oft schlimmer sind als die ursprüngliche Krankheit selbst. Wehe dem Arzt, der ihnen die alten ›einfachen‹ Heilverfahren anbietet, die keinen Schaden anrichten. Franzbranntwein und Kreuzdorn-Sirup sind für solche Patienten ›zu wenig‹.

Zum zweiten, und dieser Punkt ist wesentlich, verursachen die vielen, oft wiederholt verschriebenen Medikamente bei den Patienten eine so komplexe und tiefgreifende Milieuveränderung, daß die individuellen Reaktionen sogar auf harmlose Heilverfahren oft unvorhergesehen und erschreckend sind.

Eine gefährliche Wende steht uns bevor. Die beträchtlichen Vorteile, die uns die Entdeckung der neuen Medikamente verschaffte, können durch Abwehrreflexe des Organismus geschmälert werden, vor allem, wenn sich der Organismus daran gewöhnt hat, diese neuen Medikamente als aggressiv zu empfinden.

Wir wollen hier nicht von Zwischenfällen sprechen, die auf Überdosierungen oder unglückliche Verbindungen verschiedener Medikamente zurückzuführen sind – diese Zwischenfälle sind leicht zu entdecken und zu korrigieren. Uns beschäftigen vielmehr diese trügerischen Erscheinungen, die in der Regel Sensibilisierungsphänomenen entsprechen oder auf die Überfütterung des Körpers zurückzuführen sind, vor allem bei chronischen oder akuten Erkrankungen, auch wenn die Dosierung der Medikamente den üblichen Rahmen nicht sprengte. Diese Erscheinungen können oft nur durch das Absetzen aller Medikamente für eine gewisse Zeit bekämpft werden.

Hier finden wir auch die Erklärung für den Erfolg von gewissen Arzneimitteln, die in winzigen Dosen verabreicht werden und sowohl dem Körper wie dem Geist Frieden verschaffen, denn es gibt nichts Besseres, als nichts zu geben und dabei doch den Anschein zu erwecken, etwas zu geben.

Wie Chassagne und Georges-Fanet schreiben*, ist es gefährlich, Kinder mit Hormonen zu behandeln, »und in den meisten Fällen überflüssig«. Die ›vermännlichenden‹ Effekte dieser Medikamente bei jungen Mädchen sind bekannt, weniger allerdings die Hormone, »deren Anwendung zu entsetzlichen Katastrophen führten: geplatzte Eierstöcke oder Tumore an den Geschlechtsorganen«.

Natürlich ist die Verschreibung dieser Hormone bei der erwachsenen Frau genauso wenig gesichert und birgt ebensoviele Gefahren wie bei jungen Mädchen. Bei Schwangeren sind diese Hormone in der Lage, wie Tierversuche bewiesen haben, intersexuelle Zustände beim Embryo heraufzubeschwören und einen ursprünglich weiblichen Fötus zu vermännlichen.

Jeder Arzt sollte automatischen Verhaltensweisen mißtrauen und immer an das Individuum denken, das er behandelt, ein Individuum, das aufgrund einer starken Medikation hypersensibel, erschöpft oder übersättigt sein kann.

In vielen Fällen sollte man wieder so bescheiden werden wie der alte Praktiker, der wußte, daß jeder Organismus auf seine

---

* Chassagne, P. und Georges-Fanet, L.: *Quelques thérapeutiques dangereuses chez l'enfant* (Einige für Kinder gefährliche Therapien).

Weise reagiert, nach seinem eigenen Zeitplan gesund wird, und daß die Stunde der Heilung unweigerlich kommen wird, wenn der Kranke das Vertrauen in seinen Arzt nicht verliert.

M. Perraults Bemerkungen erinnern uns an diesen alten Satz, der sagt, es sei besser, »seine Gesundheit zu pflegen als seine Krankheit«. Vor Jahrhunderten schrieb der römische Arzt Celsius bereits, »die beste Medizin besteht darin, keine Medikamente zu benötigen«.

Neben ihren antiseptischen, bakterienabtötenden Eigenschaften besitzen viele Essenzen auch *antivirale* Eigenschaften. Wir wissen nicht, ob systematische Untersuchungen durchgeführt wurden, um diese Eigenschaften bestimmter ätherischer Öle nachzuweisen. Wir wissen aber, daß mit Hilfe einer Essenz-Mischung bei zahlreichen *Gürtelroseerkrankungen* bemerkenswerte Erfolge erzielt wurden.

Gürtelroseerkrankungen können schwer verlaufen und zu ausgedehnten Geschwüren und offenen Wunden führen, die sehr schmerzhaft sind und schlecht verheilen.

Selbst nach dem Abklingen der äußeren Symptome können die Schmerzen noch monate- oder jahrelang auftreten. Es wird von Fällen berichtet, bei denen die Kranken fast 15 Jahre nach dem Verschwinden der Bläschen noch Schmerzen verspürten.

Eine Mischung aus ätherischen Ölen kann eine Gürtelrose innerhalb von höchstens einer Woche zum Abklingen bringen, unter der Voraussetzung, daß die Krankheit sofort damit behandelt wurde. Wird erst später zu ätherischen Ölen gegriffen, verzögert sich der Heilerfolg.

Eines Tages kam ein Patient in meine Praxis, der verzweifelt war, da er, durch eine plötzlich ausgebrochene Gürtelrose, sich gezwungen sah, eine wichtige Geschäftsreise ins Ausland zu verschieben. Die Reise sollte in einer Woche beginnen. Ich sagte ihm, er solle vorerst die Reise nicht absagen. Zweimal täglich wurde er mit meinem Produkt behandelt und bekam darüber hinaus noch Magnesiumtabletten (Magnesium ist ebenfalls bei Krankheiten, die auf Viren basieren, wirksam). Innerhalb von drei Tagen waren die Symptome verschwunden.

Seit 1957 – damals erzielte ich meinen ersten Erfolg bei der Behandlung von Gürtelrose mit diesem einfachen Produkt *Tégarome* (ein Hygiene-Produkt, siehe Seite 298) –, habe ich zahlreiche Krankengeschichten zum Thema Gürtelrose veröffentlicht.

Auch die *Grippe* wird von einem Virus verursacht; dieser könnte nur einen harmlosen Schnupfen hervorrufen. Aber in Verbindung mit anderen Mikroben kommt es zu mehr oder weniger schweren Erkrankungen der Lungenwege, abhängig vom Allgemeinzustand des Patienten und vom Schweregrad der Epidemie. Wir wissen, daß in Frankreich die ›Grippe‹ jedes Jahr für Tausende von Todesfällen verantwortlich ist.

Zahlreiche Essenzen (die von Zimt, Fichtennadeln, Thymian, Zitrone usw.) sind bei der Bekämpfung dieser Krankheit äußerst wirksam, und Kranke, die aufgrund anderer Erkrankungen mit Essenzen behandelt werden, erleben in der Regel einen grippefreien Winter.*

Krebs: neue Forschungen

Während unseres zweiten Kongresses in Monte Carlo sprach Professor A. Foucaud über antimitotische Pflanzen** und erinnerte daran, daß sie seit Jahrhunderten bei der Krebsbekämpfung eingesetzt wurden und daß diese empirische Volksmedizin glücklicherweise nicht von allen Wissenschaftlern abschätzig behandelt wurde. Heute weiß man, daß Knoblauch, Blutwurz, Gurke, Schöllkraut, Mistel, Osterluzei und andere Pflanzen, die zum Teil schon in der Antike verwendet wurden, die Geschwulstbildung hemmen können.

Schon Dioskurides empfahl die Herbstzeitlose als Mittel gegen Krebs. Doch erst im Jahre 1943 wurden die antimitotischen Eigenschaften des Colchizins, eines Bestandteils der Herbstzeitlosen, nachgewiesen.

In einigen Fällen wissen wir, daß eine Pflanze aufgrund bestimmter Substanzen, die sie enthält (z. B. die Alkaloide), gegen Krebs wirksam ist; in den meisten Fällen aber wissen wir nicht, warum Pflanzen oder aromatische Essenzen auf diese Krankheit einen positiven Einfluß haben; die Entstehung eines Krebses ist noch keineswegs endgültig erforscht.

---

* Im Jahre 1972 wurde in mehreren wissenschaftlichen Abhandlungen darauf hingewiesen, daß sich Antibiotika bei Grippeerkrankungen als wirkungslos erwiesen haben.

** Antimitotisch: Gegen die indirekte Zellteilung ankämpfend.

Im August 1976 schrieb mir der medizinische Leiter einer internationalen Forschergruppe, die sich mit Biochemie und medizinischer Biologie beschäftigt, und teilte mir mit, eines seiner Arbeitsgebiete sei das Bestimmen von karzinogenen* Substanzen und die Suche nach geeigneten Vorbeugemaßnahmen gegen Krebs.

»Die Lektüre Ihrer Werke«, schrieb er, »hat es uns ermöglicht, Methoden zu entwickeln, mit deren Hilfe wir pflanzliche Substanzen, auf die Sie sich beziehen, experimentell untersuchen. Diese wissenschaftlich untermauerten Methoden haben es uns ermöglicht, *in vivo* wie *in vitro* Substanzen zu isolieren, die antikarzinogen wirken. Wir interessieren uns insbesondere für bestimmte Bakterienstämme, die, mit gewissen Substanzen in Verbindung gebracht, bei Männern schnell Tumore und Leukämien entwickeln. Wir sind davon überzeugt, daß wir mit dieser Methode mühelos pflanzliche Stoffe auf ihre vorbeugenden oder krebsbekämpfenden Eigenschaften hin untersuchen können. Ich wäre Ihnen sehr dankbar, wenn Sie uns kurz mitteilen würden, was Sie von unserer Idee halten, und natürlich auch für alle Hinweise, die Sie uns in diesem Zusammenhang geben könnten, insbesondere in bezug auf die zu testenden Substanzen ...«

Ich riet meinem Kollegen, sich vor allem mit den ätherischen Ölen von Thuja, Salbei, Zypresse, Estragon, Kerbel, Petersilie und Schierling zu beschäftigen, und wies ihn auch auf die Herstzeitlose hin, und zwar auf die vollständige Essenz und nicht auf das aus ihr isolierte Alkaloid Colchizin.

Manche Wissenschaftler setzen Thuja nicht nur bei Hautkrebs, sondern allgemein bei Krebserkrankungen ein. Thuja enthält unter anderem ein Keton (das *Thujon*). Salbei *(Salvia officinalis)* enthält ebenfalls (bis zu 50%) Ketone, genau wie die Zeder.

Natürlich hüte ich mich, aus diesen Umständen eine Schlußfolgerung zu ziehen, aber man sollte sie nicht außer acht lassen.

Übrigens habe ich die heilenden Einflüsse von Karotten- und Petersilienumschlägen auf krebsartige Wunden erproben können, wobei ich gerne einräume, daß damit keine spektakulären Erfolge erzielt wurden. Auch Kerbel-Wundverbände sind geeignet; darüber hinaus lindern sie Schmerzen und beseitigen üblen

---

* Als karzinogen werden krebserregende Substanzen bezeichnet.

Geruch. Kerbel enthält eine Substanz, die mit dem *Estragol* verwandt ist. Estragon, der von manchen alten Autoren aufgrund seiner antidegenerativen Eigenschaften gelobt wird, enthält Estragol.

Der Schierling *(Conium maculatum)* lindert bei äußerlichem Krebs die Schmerzen.

Auch *brandige Wunden* werden mit ätherischen Ölen erfolgreich behandelt. Die Desinfizierung ist hochwirksam, der schlechte Geruch verschwindet, und die Wunde schließt sich.

R. M. Gattefossé veröffentlichte eine persönliche Erfahrung: Bei einer Laborexplosion zog er sich schwere Handverbrennungen zu. Die Wunden wurden schon bald brandig. Mit Hilfe der Lösung aus Lavendel-Essenz erzielte er eine schnelle und gründliche Heilung.

Während des Ersten Weltkrieges wurden in militärischen und zivilen Krankenhäusern aromatische Essenzen häufig verwendet. Mencière benutzte 1915 ätherische Öle in genauen Dosierungen; ihre keimtötende und den Heilungsprozeß fördernde Eigenschaften hatten ihn dazu bewogen. Bei feuchten Verbänden verwendete er Lösungen auf der Basis von Wasser, bei großen, offenen Wunden Lösungen auf Äther-Basis (10 g pro Tausend) und auch fette Verbände.

Im Jahre 1917 entwickelte Duchesne eine Lösung auf Vaseline- und Äther-Basis mit Kampfer, Gomenol und Perubalsam.

Ein nicht hoch genug einzuschätzendes Phänomen: *Bei Verwendung von Essenzen schließen sich Wunden schnell, ohne Vergiftungserscheinungen und ohne Narben.*

Auch *Hautkrankheiten* werden teilweise erfolgreich mit ätherischen Ölen behandelt. Diese Krankheiten weisen auf eine anormale Zusammensetzung der Haut und auf das Vorhandensein eines desintegrierenden Faktors hin. Neben dem Abklingen der Desintegrationserscheinungen bewirken die Essenzen ein verstärktes Wachstum des Gewebes, und somit dessen Wiederaufbau.

Zur Präzisierung führe ich zwei Beispiele an: die Phenole und Alkohole.

Phenole haben die Eigenschaft, sich an Amino-Derivate zu fixieren, die verantwortlich sind für die unheilvollen Auswirkungen zahlreicher Krankheitskeime oder deren Absonderungen sowie für Gewebeabstoßungen bei Wunden, Brandwunden und

Hautkrankheiten. Die auf diese Weise entstandenen Produkte (die Amino-Phenole) sind für ihre antiseptischen Eigenschaften bekannt.

Alkohole lassen sich auf die gleiche Weise an Amino-Derivate fixieren; Amino-Alkohole entstehen. Das Amino-Menthol z. B. wurde mit bestimmten Substanzen verglichen, die beim Lepra-Erreger wirksam sind. (Übrigens ist dieser Erreger mit dem Tuberkulose-Erreger verwandt; dies erklärt, aus welchem Grund Menthol bei Lungenkrankheiten wirksam eingesetzt wird.)

Das gleiche gilt für die Aldehyde (besonders für das Citral).

Der bedeutende Einfluß, den aromatische Essenzen auf die einzelnen Gewebe-Komponenten haben, erklärt ihre antiseptische und ›einbalsamierende‹ (konservierende) Kraft, das heißt, die starke Unterstützung des Körpers bei der Wiederherstellung von verletztem oder verbranntem Gewebe, die wir bereits angesprochen haben.

Die verschiedenen Hautkrankheiten, trockene oder feuchte Ekzeme, Akne und Rötungen werden mit aromatischen Essenzen lokal und *generell* mit bestem Erfolg behandelt (denn eine Hauterkrankung weist immer auf einen schlechten organischen Zustand hin). Die lokale Anwendung von Essenzen erstreckt sich immer auch auf die darunterliegenden Organe (Leber, Verdauungstrakt, Kreislaufsystem ...), deren Schwäche zu der Hauterkrankung geführt hat.

Neben dem Citral, das als Pomade verabreicht oder gespritzt wird, und neben gewissen neutralen oder säurehaltigen Salben, kann man zur Behandlung von Ekzemen auch bestimmte Blumenessenzen heranziehen (europäische oder exotische). Diese Produkte üben ebenfalls einen heilenden Einfluß auf die verschiedensten Hauterkrankungen aus, insbesondere auf Akne, schlecht heilende Wunden und bestimmte Schuppenflechten.

Von einigen die Haut stark reizenden Essenzen abgesehen, (Senf, Zimt, Gewürznelke, Terpentin, Fichte, Zypresse ...) üben die meisten Essenzen auf die Haut nur einen leicht irritierenden Einfluß aus, wobei deterpenierte Essenzen stärker reizen.

Die *parasitenbekämpfenden* Eigenschaften der Essenzen sind ebenfalls seit grauer Vorzeit bekannt. Lavendel-, Geranium- und Origano-Essenzen vertreiben Insekten, Motten und Mücken; bei Insekten-, Wespen- und Spinnenstichen erzielt man mit ihnen rasche und durchschlagende Erfolge.

Bei Läusebefall und Krätze helfen Medikamente, die auf der Basis von ätherischen Ölen hergestellt wurden. Sie werden in diesem Buch einige genaue Rezepte dazu finden.*

Die meisten Essenzen sind auch bei *Vergiftungserscheinungen* wirksam. Am deutlichsten wird dies bei der Behandlung von Mücken-, Wespen- oder Spinnenstichen. Hat man gerade keine Essenz zur Hand, kann man sich mit Lavendelblüten, Rosmarinblüten, Salbeiblättern, einer längs halbierten Stange Lauch, einem Stück Zwiebel oder Knoblauch behelfen. Innerhalb von wenigen Minuten lassen die Schmerzen nach und die Schwellung klingt ab. Natürlich darf man nicht übersehen, den Stachel aus der Wunde zu entfernen.

Die oben genannten Essenzen neutralisieren das Insektengift.

Die Jäger in den Alpen benutzen kein Schlangenserum, sondern frischen Lavendel, den sie zerreiben und auf die Wunde ihres von einer Schlange gebissenen Hundes auftragen. Die Überlebenschancen der Tiere sind ausgezeichnet, einer der besten Beweise für die Fähigkeit von Pflanzenessenzen, Gifte zu neutralisieren. Diese Fähigkeit ist eng mit der Diffusions-Fähigkeit der Essenzen verbunden.** L. Binet weist darauf hin, daß auch Ginster Giftstoffe neutralisiert: Schafe, die Ginster gefressen haben, überleben den Biß von Giftschlangen; G. Billard hat in einem Versuch nachgewiesen, daß Schlangengift, das mit einer Lösung aus Spartein-Sulfat (Bestandteil des Ginsters) vermischt wird, seine Giftigkeit verliert.

Aufnahme durch die Haut

Zahlreiche ätherische Öle zeichnen sich durch *antirheumatische und antineuralgische* Eigenschaften aus. In diesen Fällen

---

* Ein Tropfen ätherisches Öl (Lavendel, Zitrone, Rosmarin, Orangenblüten, Gewürznelke, Zimt, Senf oder Thymian) tötet die Krätzmilbe innerhalb von wenigen Minuten; 1862 von Delafond und Bourguignon unter dem Mikroskop beobachtet.

** Diese Diffusions- oder Verbreitungsfähigkeit ist wirklich erstaunlich. Rasiert man einen kleinen Teil des Kopfes von einem Meerschweinchen und trägt auf der rasierten Stelle einige Tropfen Lavendel-Essenz auf, so riechen bei der Autopsie des Tieres die Nieren nach Lavendel.

In einem Londoner Krankenhaus kam ein Kind auf die Welt, dessen Atem stark nach Knoblauch roch. Die Mutter, eine Pakistani, hatte in ihrer Küche außerordentlich viel Knoblauch verwendet (*Moniteur des Pharmaciens*, 31. 8. 74).

benutzt man zumeist Emulsionen, Salben, Linimente oder Kompressen. Die Alten kannten sich darin vorzüglich aus und benutzten bei Rheuma- oder Gichtschmerzen einen Verband aus Pflanzen, die sie vorher im Ofen erhitzten, oder Umschläge aus Knoblauch, Salbei, Thymian oder Zwiebel.

Bei diesen Krankheiten wird also meist äußerlich, *lokal* behandelt. Doch die große Diffusions-Fähigkeit der Essenzen legt den Schluß nahe, daß sie nicht nur lokal, sondern *generell* wirken, und zwar durch die Haut. Als ich von Bädern sprach, denen aromatische Essenzen beigegeben wurden, habe ich bereits auf jüngere Forschungen hingewiesen, die bestätigten, daß die in den Essenzen enthaltenen Substanzen die Haut durchdringen, schnell in den Blutkreislauf gelangen und über die Lungen oder Nieren wieder ausgeschieden werden. Auf diese Weise profitiert ein Großteil des Körpers von den desinfizierenden, krampflösenden oder anregenden Eigenschaften der Pflanzen.

Wacholder-Bäder werden gegen Rheuma oder Gicht empfohlen, Thymian-, Rosmarin- und Salbei-Bäder sind allgemein stärkend, Lavendel-Bäder beruhigend. Bei der Behandlung der einzelnen Essenzen in Kapitel 5 werde ich darauf näher eingehen.

Die Fähigkeit der Haut, Substanzen aufzunehmen, wurde schon immer benutzt (Einpinseln mit Jod-Tinktur, Einreiben mit Knoblauch, Kampfer und Olivenöl ...). Unter den heute auf dem Markt befindlichen Medikamenten gibt es einige, die auf die Haut aufgetragen werden, deren aktive Substanzen aber (Hormone, Gerinnungshemmer) natürlich den ganzen Organismus beeinflussen sollen.

Professor Valette hat vor einigen Jahren den Weg der Essenzen durch die Haut verfolgt.* Da sie im Hautfett löslich sind, durchdringen sie schnell die äußeren Schichten und gelangen so quasi unmittelbar ins Blut.

Aromatische Essenzen, die auf die Haut aufgetragen werden, wirken folglich auf tieferliegende Organe. Überhöhte Dosen können Krankheiten und Zwischenfälle auslösen. Masseure, die ihre Patienten den ganzen Tag über mit aromatischen Salben

---

* C. Valette: *Pénétration transcutanée des essences* (Durchdringung der Haut durch Essenzen), C. R. Soc. Biologique, 1945.

behandeln, sind abends häufig abgespannt oder überreizt und leiden darüber hinaus oft an Kopfschmerzen und Schwindelanfällen.

Zusammenfassung

Essenzen wirken auf den ganzen Organismus, auch wenn sie nur lokal aufgetragen werden. Wie stark müssen sie erst wirken, wenn sie *intern* verabreicht werden!

Ihre Eigenschaften sind unzählbar und, je nach Art, höchst verschieden. Alle erfüllen verschiedene Funktionen, so daß eine allgemeine Klassifizierung nach ihren therapeutischen Eigenschaften unmöglich ist.

Sie sind antiseptisch (Lunge, Verdauungstrakt, Harnwege ...), verhindern Gärungen, neutralisieren Gifte, greifen bei Mineralstoffmangel ein, sind stimulierend oder krampflösend (was kein Widerspruch ist, da die Essenzen in der Regel das Gleichgewicht im Körper wiederherstellen), fördern die Harnausscheidung, bekämpfen das Rheuma, fördern Appetit und Verdauung, verhindern Blähungen, sind fiebersenkend, galletreibend und wurmbekämpfend. Die meisten haben darüber hinaus noch hormonale Eigenschaften und reagieren auf die Nebennierenrinde, die Eierstöcke und die Schilddrüsen... Einige besitzen ausgesprochen aphrodisische Eigenschaften und sind nach Roques dazu fähig, »die Organe, die durch Alter oder Ausschweifungen in Mitleidenschaft gezogen wurden, wieder leistungsfähig zu machen«; andere wiederum werden erfolgreich bei Diabetes eingesetzt, erweitern oder verengen die Blutbahnen.

Zu den *antiseptischen* Essenzen (Lunge, Verdauungstrakt, Harnwege) zählen Zitrone, Thymian, Lavendel, Myrtenheide, Terpentin, Fichte, Eukalyptus, Gewürznelke usw. ... *im Grunde müßten wir fast alle aufführen.*

Bei der *Tuberkulose* bewirkt die Behandlung mit ätherischen Ölen das Abklingen von Fieber, Hustenanfällen, Appetitlosigkeit, Gewichtsverlust und Kräfteverfall. Die Blutbilder werden wieder normal (vor allem die Blutsenkungsgeschwindigkeit), der Koch-Erreger ist schon bald nicht mehr nachweisbar und die Kavernen heilen.

Rosmarin regt die Gallentätigkeit an und fördert den Gallenabfluß. Lavendel, Pfefferminze, Salbei und Thymian agieren in gleicher Weise (R. Cazal*).

Knoblauch, Zitrone, Wacholder, Ysop, Muskatnuß und Zwiebel bekämpfen die Entstehung von *Gallen- oder Harnsteinen.*

Lavendel, Majoran, Eisenkraut, Zypresse und Anis zeichnen sich durch *krampflösende* Eigenschaften aus. Einige Tropfen Estragon-Essenz auf die Zunge geträufelt, unterbinden augenblicklich auch den hartnäckigsten Schluckauf. Einige Tropfen Zypressen-Essenz auf dem Kopfkissen helfen bei krampfartigen Hustenanfällen. Lavendel übt einen positiven Einfluß auf die Erregbarkeit des Nervensystems aus.

Die meisten Essenzen sind *anregend.* Die Essenzen von Fichtennadeln, Borneol, Geranium, Basilikum, Salbei, Bohnenkraut und Rosmarin aktivieren die Nebennierenrindentätigkeit. Ysop wirkt stärker auf Atem- und Kreislaufzentren, Anis und Pfefferminze regen die vordere Hirnanhangsdrüse an. Zwiebel, Knoblauch und Zitrone wirken kräftigend. Zwiebel, Zimt, Borneol, Bohnenkraut und Ylang-Ylang helfen bei nachlassenden sexuellen Fähigkeiten. Kampfer bewirkt genau das Gegenteil.

Kamille, Knoblauch Zwiebel und Zimt *wecken den Appetit.*

Knoblauch, Zwiebel, Anis, Zitrone, Wacholder und Thymian wirken Gärungsprozessen entgegen. Wir dürfen nie vergessen, welchen Anteil Infektionen im Verdauungstrakt am Ausbruch der verschiedenartigsten Krankheiten, bestimmte Krebsarten eingeschlossen, haben. Kranke, die Pflanzen und aromatische Essenzen benutzen, und Gesunde, die täglich ihr Essen mit Kräutern und Aromaträgern würzen, wissen, daß ihr Stuhlgang nahezu geruchslos ist. Sie kennen diese auf lange Sicht gefährlichen Fäulnisprozesse nicht.

Zahlreiche Essenzen können bei *Wurmbefall erfolgreich eingesetzt werden.* An erster Stelle stehen Knoblauch, Kamille, Zitrone, Thymian, Zwiebel, Gänsefuß, Wurmsamen, Bergamotte, Kümmel, Zimt und das Geraniol.

Salbei, Zypresse und Eisenkraut zeichnen sich durch *hormonale* Eigenschaften aus. Die Zypressen-Essenz entspricht dem

---

* R. Cazal, *Contribution à l'étude de l'activité pharmacodynamique de quelques essences de labiées* (Beitrag zum Studium der pharmakologisch-dynamischen Aktivität einiger Lippenblütler-Essenzen), Dissertation, Toulouse 1944.

Eierstock-Hormon. Die Essenzen üben einen regelnden Einfluß auf die endokrinen Drüsen aus. Dabei ersetzen sie die Drüsen nicht, sondern ›bringen sie wieder in Schwung‹. Es handelt sich folglich um eine Therapie, die den Organismus anregt. Der Einfluß, den die Zwiebel auf das Gleichgewicht der Drüsen und die Fettleibigkeit hat, ist seit langem bekannt.

Unter den Essenzen, die die Monatsblutungen anregen oder regulieren, müssen vor allem Raute, Baldrian, Beifuß, Basilikum, Zimt, Kümmel, Lavendel, Melisse, Pfefferminze, Sadebaum und Thymian genannt werden.

Blutdrucksenkend wirken die Essenzen von Lavendel, Speik (durch peripheren Einfluß, indem sie den Oberflächendruck des Blutes senkt) und Majoran (der aufgrund eines Zentral-Mechanismus agiert).

Blutdrucksteigernd dagegen sind die Essenzen von Ysop, Rosmarin, Salbei und Thymian; sie beeinflussen die Nebennieren und regen als Folge den Adrenalin-Ausstoß an.

Anis, Kümmel und Fenchel bewirken *eine Vergrößerung der Brüste* und begünstigen die Muttermilchproduktion; *abstillend* wirken dagegen Petersilie, Pfefferminze und Salbei.

Bei der *Bekämpfung von Diabetes* sind Eukalyptus, Zwiebel und Geranium angezeigt. Die Zahl der Diabetiker wächst ständig, was amerikanische Forschungen beweisen.* Die Verwendung dieser Essenzen sollte bei der Behandlung von Diabetes den Ärzten in Fleisch und Blut übergehen, ergänzt noch durch folgende Pflanzen: Nußbaumblätter, Heidelbeere, schwarze Maulbeere, Olive, Odermennig, Klette, Vogelknöterich, Geißraute und Braunwurz.

Um diese Aufzählung abzuschließen, möchte ich noch die stark *harntreibenden* Eigenschaften der Fenchelwurzel erwähnen, die Dioskurides denen verschrieb, »die nur tröpfchenweise pissen können«. Wacholder und Zwiebel sind ebenfalls harntreibend.

Es ist nicht falsch, die *rheumabekämpfenden* und harntreibenden Eigenschaften mancher Essenzen zueinander in Beziehung

---

* Amerikanische Wissenschaftler haben die Bevölkerung einer Kleinstadt in Oxford, Massachusetts, 12 Jahre lang auf Diabetes untersucht. Die Resultate dieser Arbeit, die ähnlich ausfielen wie die einer englischen Forschergruppe, belegen, daß Diabetes häufiger vorkommt und gefährlicher verläuft, als man bisher glaubte.

zu setzen. Die Ausscheidung von Harnsäure, die durch verschiedene Pflanzen gefördert wird, ist bei vielen Krankheiten angezeigt.

Wirkungsweise aromatischer Essenzen

Angesichts der erstaunlichen Fähigkeiten der aromatischen Essenzen versuchten viele Forscher herauszufinden, auf welche Weise sie agieren.

Zahlreiche Theorien sind aufgestellt worden; ich beschränke mich in diesem Zusammenhang auf eine kleine Auswahl.

Zuerst möchte ich Filatows Theorie von der ›biogenen Stimulation‹ erklären. Sie beruht auf einer fundamentalen Erkenntnis: Ein lebendes Gewebe (von Mensch, Tier oder Pflanze), das von seinem natürlichen Organismus getrennt und unter *ungünstigen* Bedingungen aufbewahrt wird (Kälte, Austrocknung, *Destillation*...), produziert im Rahmen seines Kampfes um das Überleben Substanzen, die dieses Überleben sichern sollen, die sogenannten Bio- oder Phytostimulantien. Sobald diese in ein geschwächtes Gewebe oder Organ eingeschleust werden, regen sie die lebensnotwendigen Prozesse an, z. B. den Zellstoffwechsel*, und verbessern so die verschiedenen physiologischen Funktionen.

Diese Stimulantien bekämpfen Infektionen und unterstützen gleichzeitig Geweberegeneration.

Andere Forscher verglichen die aromatischen Essenzen mit pflanzlichen *Hormonen.* Wir haben bereits gesehen, daß die Zypressen-Essenz nahezu identisch ist mit dem Eierstock-Hormon und daß die Fichtennadelessenz die Nebennieren anregt.

Perner und Zenife wiesen in einer Forschungsarbeit 1959 den Einfluß von bestimmten pflanzlichen Substanzen auf den Monatszyklus der Frau nach.**

Verschiedene Arbeiten gehen nicht ohne Grund von der Überlegung aus, die Wirkungsweise der aromatischen Essenzen

---

* Die Gesamtheit der chemischen und biologischen Umwandlungen, die sich im Organismus vollziehen und zusammen den Akt der Ernährung darstellen.

** Perner-Zenife: *Die Phyto-Hormone und die östrogene Aktivität bestimmter Pflanzen (Tschechische pharmazeutische Revue,* 1959).

bestünde darin, die *elektromagnetischen Felder* des Menschen zu verändern. Laut anderen Autoren wirken die aromatischen Essenzen *durch Schwingungen auf das sympathische und parasympathische Nervensystem.*

L.-Cl. Vincent versucht mit seiner ›bioelektronischen Methode‹ die Phänomene durch eine bessere Kenntnis des biologischen Umfeldes zu erklären. Die Bioelektronik versucht die Medikamente, und zwar unter dem Aspekt ihrer pH- und rH_2-Werte und deren spezifischer Widerstände in bezug auf die Werte dieser Komponenten bei den Patienten, besser einzusetzen. Während ich im Verteidigungsministerium arbeitete, stand mir ein von Vincent entwickelter Bioelektronimeter zur Verfügung. So konnte ich seit 1954 zahlreiche Experimente mit ätherischen Ölen und pflanzlichen Lösungen durchführen. In Zusammenarbeit mit Claude Reddet, Pharmazeut und früherer Mitarbeiter der Hôpitaux de Paris, veröffentlichte ich die Ergebnisse.*

Es kann nicht Aufgabe dieses Buches sein, komplexen physikalisch-chemischen Vorgängen nachzugehen. Hier nur einige elementare Hinweise:

Der pH-Wert drückt in einer Zahl den *Säure- bzw. Alkali-Gehalt* einer Flüssigkeit aus. Er variiert von 0 bis 14,4. Je niedriger der pH-Wert ist, desto mehr Säure enthält die untersuchte Flüssigkeit. Reines Wasser hat einen Wert von 7,07. Die Säurereaktion von Vitaminen ist geringer als 6 oder 5. Obst und Obstssäfte mit niedrigem pH-Gehalt sind reine Vitamin-Quellen und gleichzeitig Lieferanten steriler Milieus. Die Fermentierung des Weins vollzieht sich in einem sauren Milieu, ebenso die der Milch. Faule Eier oder verfaultes Fleisch dagegen zeigen eine alkalische Reaktion.

Aus diesem Grund werden Gurken in saurem Essig und nicht in alkalihaltigem Mineralwasser aufbewahrt.

Der rH_2-Faktor gibt die elektrische Ladung eines pH-Wertes an. Für denselben pH-Wert gibt es unendlich viele rH_2-Werte. Dieser Wert gibt die Höhe der *Sauerstoffzufuhr und der Freiset-*

---

* Dr. Jean Valnet und Claude Reddet: *Contribution à l'application pratique d'une nouvelle conception du terrain biologique* (Beitrag zur praktischen Anwendung einer neuen Konzeption des biologischen Milieus), A. M. I. F., April-Mai 1961.

Siehe auch die zahlreichen Arbeiten von L. Claude Vincent, dem Verfechter der Bioelektronik (siehe im Anhang *Bioelektronik und Aromatherapie*).

zung an, das heißt, das Gleichgewicht zwischen der Sauerstoffanreicherung und seiner Freisetzung wird benannt. Die rH_2-Skala reicht von 0 bis 42. rH_2-Werte sind äußerst schwach.

Der *Widerstand* ist die Kraft, mit der sich eine Lösung der Hitze oder der Elektrizität widersetzt. Je reiner eine Lösung ist, desto höher ist ihr Widerstands-Wert. Der Blutwiderstandswert eines Mannes beträgt in der Regel 190 $Ohm/cm/cm^2$, der einer Frau 220 bis 230.

Ganz allgemein gesprochen weisen natürliche Substanzen einen sauren pH-Wert und einen sehr hohen Widerstand auf. Der Widerstands-Wert von Gewürznelken-Essenz beträgt 4000 (das Zwanzigfache menschlichen Blutes), der von Thymian-Essenz 3300, der von Lavendel-Essenz 2800 und der von Pfefferminz-Essenz 3000. Die Mischung aus Essenzen, die ich zur Desinfizierung von Räumen empfohlen habe, beträgt 17 000 (der Widerstand einer Mischung ist sehr viel höher als der einzelner Bestandteile). Ihr pH-Wert ist sehr sauer, 4,6.

Alkali begünstigt das Vorhandensein von Mikroben, Säure widersetzt sich ihr. So werden die keimtötenden Eigenschaften von natürlichen Essenzen erklärbar.

Der hohe Widerstand der Essenzen *verhindert ebenfalls die Verbreitung von Infektionen und Giftstoffen.*

Der rH_2-Wert der Essenzen schwankt, je nachdem ob sie die Sauerstoffanreicherung fördern oder einschränken.

Nach L.-Cl. Vincent werden Krebserkrankungen immer von einem *alkalischen* pH-Wert, einem relativ *hohen* rH_2-Wert (mehr als 25–26) und einem *niedrigen* Widerstand (unter 170, im Fall von Irreversibilität bis auf 110–100 absinkend) begleitet. Die Gewürznelken-Essenz mit ihrem *sauren* pH-Wert (6,7), einem niedrigen rH_2-Wert (16,5) und einem *sehr hohen* Widerstand (4000) dagegen ist *dem Krebs entgegengesetzt* (auch Virus-Erkrankungen).

Grob gesprochen entsprechen Krankheiten, die durch Erreger ausgelöst wurden, einem *alkalischen* pH-Wert mit einem *niedrigen* rH_2-Wert und einem ebenfalls *niedrigen* Widerstand. Die Mikroben bekämpfende Eigenschaft der Pfefferminze, die ein kräftiger Sauerstoffträger ist, kann auf diese Weise erklärt werden.

Doch in der Praxis ist es nicht so einfach wie in der Theorie. Charles Nicolle schrieb einmal: »Biologische Methoden sollte man nie auf eine Formel begrenzen. Früher oder später werden die Fakten die Formel sprengen.« Doch die Bioelektronik erforscht Realitäten, die wir nicht negieren dürfen. Es ist deshalb notwendig, auf diesem Gebiet die Forschungen energisch voranzutreiben. Neben den zahlreichen Arbeiten von Louis-Claude Vincent möchte ich das ausgezeichnete Buch von Pierre Bressy, *La bioélectronique et les mystères de la vie* (Die Bioelektronik und die Geheimnisse des Lebens, Le Courrier du Livre) empfehlen.

In *Biodynamique et radiations* (Biodynamik und Strahlen, seit langem vergriffen) riß Professor Jules Regnault die Forschungen von Charles Henry, die dieser am Laboratoire de physiologie des sensations der Sorbonne durchführte, aus dem Vergessen: Charles Henry schrieb, daß man »den Geruch oder Geschmack eines Körpers, dessen infrarotes Absorptionsspektrum man kennt, kalkulieren kann«.

Ramsay erklärt die Eigenschaften von Gerüchen mit den Schwingungsharmonien, die die fundamentalen Schwingungen des riechenden Körpers begleiten.

Das ist sehr wahrscheinlich: wer wird nicht von einem Geruch angezogen und von einem anderen regelrecht abgestoßen?

Dr. Heynix hat die Wellenlänge bestimmter Parfüms analysiert, fährt Professor J. Regnault in seinem Buch fort, und ist zu verschiedenen Klassifizierungen gelangt. Selbst im natürlichen Zustand können Gerüche die erstaunlichsten Reaktionen auslösen.

Wir wissen, daß Stechapfel, Rose, Veilchen und Nachthyazinthe zu belegten Stimmbändern führen können. Aus diesem Grund sind diese Pflanzen in Opernhäusern und Konservatorien gefürchtet.

Geißblatt und Wunderblume können Atem- und Nervenbeschwerden auslösen.

Vor einigen Jahren hat Professor Guillot diese Tatsachen, die seit langem bekannt sind, aufgegriffen und kam zu dem Schluß, daß »man bei der Verschreibung von Medikamenten aus den Parfüms den größten Gewinn ziehen kann«, und stimmte so Montaigne zu. Doch ich möchte noch einmal daran erinnern, daß das *Natürliche* keineswegs immer harmlos ist.

Zusammenfassend kann man sagen, daß Essenzen innerlich wie äußerlich angewendet werden.

Äußerlich werden sie in der Regel verdünnt entweder in Seifen-, Wasser- oder Alkohol-Lösungen angewendet, oder in Form von Pomaden, Salben, Gels und Bädern (Voll- oder Teilbädern) angeboten. Häufig werden sie auch als Waschungen, Vaginalinjektionen, Inhalationen, Versprühungen und endlich in Spritzenform verabreicht.

Die für Erwachsene bestimmte Mischung für Waschungen und Bäder enthält vor allem die Essenzen von Zypresse, Lavendel, Origano, Rosmarin, Salbei und Thymian; die für Kinder Lavendel, Origano, Rosmarin, Bohnenkraut und Thymian; die für ältere Menschen Wacholder, Geranium, Lavendel, Quendel und Thymian.

Schon nach wenigen Bädern oder Waschungen wurde mir von meinen Patienten die kräftigende, beruhigende, allgemein entlastende und das körperliche Gleichgewicht fördernde Wirkung bestätigt. Die Kenntnis der Zusammensetzung von Essenzen erklärt uns, warum Patienten bei vielen Fällen von Fettleibigkeit, Zellulitis und Arthrose, Kreislaufstörungen, Muskelschwäche, Schlaflosigkeit und Nervosität im Rahmen eines allgemeinen Behandlungsplanes auf Bäder ansprechen.

Die hohe *Diffusionsfähigkeit* der aromatischen Essenzen macht sie zu Vektoren, das heißt, zu Hilfsmitteln, mit denen andere Stoffe in den Blutkreislauf gelangen können. *Algenbäder* können durch die Hinzufügung bestimmter aromatischer Essenzen in ihrer Wirksamkeit außerordentlich gesteigert werden. Die Praxis hat die Theorie seit langem bestätigt, genauer gesagt, seit 1964, als ich meine ersten Ergebnisse zu diesem Thema veröffentlichte und die *Alg-Essences* in den Handel brachte (siehe im Anhang *Die aromatischen Bäder* und *Algenbäder*).

Innerlich werden ätherische Öle in Form von Perlen oder Tropfen, zumeist in alkoholischer Lösung, verabreicht. Manche Behandlungsformen beschränken sich auf eine Essenz, manche auf die Kombination von verschiedenen. Je nach Erkrankung werden 5 bis 10 Tropfen pro Tag, mit Honig vermischt, vor oder während dem Essen genommen, oder 20 bis 30 Tropfen, drei- bis viermal täglich, in einer alkoholischen Lösung in einem halben Glas lauwarmen Wasser aufgelöst, verschrieben (siehe Kapitel 7).

Da aromatische Essenzen sehr *stark* wirken, müssen sie immer *in hohem Maße verdünnt werden.* Die polarimetrische Ladung einer Lösung ätherischer Öle ist umgekehrt proportional zu ihrem Gehalt an Essenz, das heißt, in bestimmten Fällen erzielt man mit stark verdünnten Lösungen bessere Ergebnisse als mit weniger stark verdünnten, ohne daß man deswegen in diesem Zusammenhang von Homöopathie sprechen könnte.

Bestimmte Essenzen dürfen nur unter strengen Vorsichtsmaßnahmen angewendet werden, vor allem Essenzen, die Ketone enthalten, da sie bei *prädisponierten* Menschen *epiletische Anfälle* auslösen können. Dazu gehören die Essenzen von Rosmarin, Fenchel*, Ysop, Wermut und Salbei. Laut Cadéac und Meunier können die Essenzen von Anis, Klette, Melisse, Pfefferminze und Origano, wenn sie in Überdosen verabreicht werden, die Patienten süchtig machen.

Einige ›Naturwissenschaftler‹, die das leugnen, was sich vor ihren Augen täglich abspielt – eine Haltung, die im höchsten Maße unwissenschaftlich ist! –, haben der Aromatherapie das Recht abgesprochen, eine *präzise* Wissenschaft zu sein. Diese Herren sollten etwas vorsichtiger sein und bedenken, daß auf dem Gebiet der sogenannten präzisen Wissenschaft die größten Meinungsunterschiede herrschen. So streitet man sich, ob man Säuglingen zur Vorbeugung gegen Rachitis 400 oder 1000 bis 1500 internationale Einheiten des Vitamin D_2 geben soll, und auf fast allen Beipackzetteln synthetischer, chemischer Medikamente steht zu lesen: 2 bis 6 (oder 8) Tabletten pro Tag oder »nach Verschreibung des Arztes«, eine Formulierung, die die Verantwortung des Herstellers in aller Regel ausschließt. In der Aromatherapie sind solche Spielräume, die der Phantasie freien Raum lassen, ausgeschlossen.

In diesem Zusammenhang muß ich noch auf die Häufigkeit von *Verfälschungen* natürlicher Essenzen eingehen.

Es kommt in erster Linie darauf an, die *Herkunft* der Essenzen zu kennen, die im *Großhandel* verkauft werden.

Ein Arzt kann es sich nicht erlauben, im Rahmen einer Behandlung verfälschte Essenzen zu verschreiben; das Risiko, daß seine Patienten dabei Schaden erleiden, ist zu groß. Und diejenigen, die sich die Essenzen selbst besorgen, tun gut daran,

---

* Experimentell wurde herausgefunden, daß Rosmarin- und Fenchel-Essenzen Tiere ängstlich werden lassen, während die Essenzen von Wermut, Ysop und Salbei sie aggressiv machen.

sich nach der Qualität und dem Hersteller zu informieren. Wie viele Patienten berichteten mir von Übelkeit und Magenbeschwerden aufgrund von aromatischen Essenzen, die sie sich in Reformhäusern oder sogar in Apotheken besorgt hatten, ohne sich weiter um die Reinheit zu kümmern. Die Wahl von Geschäften, die ansonsten für ihre Seriosität bekannt sind, ist auf diesem Gebiet keine Garantie!

In *Plantes Médicinales et Phytothérapie* (eine nur dem Berufsstand zugängliche Fachzeitschrift, Vorsitzender Professor R., Paris) erschien im April 1973 eine Studie über die Verfälschungen der Essenz von Garten-Bohnenkraut *(Satureia hortensis L.).* Von zehn auf dem Markt anonym gekauften Proben waren nur zwei einigermaßen rein. Bei den anderen handelte es sich um Verfälschungen oder Essenzen von anderen Bohnenkrautarten oder gar marokkanischem Thymian.

Manche Großhändler überprüfen Essenzen, die sie aus dem Ausland beziehen, mit Hilfe modernster Verfahren. *Nur sehr wenige Essenzen sind natürlich und rein.* Halten sich die Verfälschungen im Rahmen, werden die Produkte akzeptiert, die anderen dem Lieferanten zurückgeschickt.

In dieser Notlage habe ich mich, auf die Bitten von vielen Verbrauchern und Händlern, einverstanden erklärt, Essenzen auf ihre Reinheit hin zu prüfen und diese auf den Etiketten zu bestätigen.

So gekennzeichnete Essenzen stammen von Labors oder großen Firmen, die über alle Zweifel erhaben sind. Jede ihrer Lieferungen wird begleitet von einer genauen Analyse der Produkte.

In der Zeitschrift *Le Pharmacien* (Der Apotheker, Juli 1983) erschien ein interessanter Hinweis: »Es ist wünschenswert, daß die Apotheken dank eines Vertriebsweges, der alle Sicherheiten liefert, über Produkte verfügen können, deren pharmazeutisch einwandfreie Beschaffenheit gewährleistet ist ...

... Weisen Produkte irgendwelche Besonderheiten auf«, so fährt die Zeitschrift fort, »ist es unbedingt notwendig, daß der Lieferant die Bedingungen, unter denen die Produkte gelagert und verwendet werden, mitteilt, ebenso wie die hauptsächlichsten Unverträglichkeiten.

Die Verantwortung wird zwischen Arzt und Apotheker geteilt, doch was die Ausführung der Verschreibungen anbelangt, liegt die Verantwortung einzig beim Apotheker; *er ist also dazu verpflichtet,* sich zu vergewissern, daß die Grundstoffe, mit denen er arbeitet, den Anforderungen entsprechen.

Tritt ein Zwischenfall ein, der durch den Gebrauch von Produkten hervorgerufen wurde, die nicht in ausreichendem Maße von dem Apotheker geprüft worden sind, liegt die strafrechtliche und disziplinarische Verantwortung einzig und allein beim Apotheker.«

Diese Aussage ist klar und eindeutig. Die Hervorhebungen wurden vom Autor hinzugefügt.

4

A
Die Essenzen, nach ihren wichtigsten Eigenschaften klassifiziert

Ableitend: Terpentin

Abmagernd: Zitrone – Zwiebel

Allgemein anregend: Grüner Anis – Estragon – Eukalyptus – Fenchel – Geranium – Gewürznelke – Kamille – Knoblauch – Koriander – Lavendel – Muskatnuß – Pfefferminze – Rosmarin – Salbei – Sassafras – Thymian – Wacholder – Zitrone – Zwiebel

Allgemein antiseptisch: Basilikum – Bergamotte – Bohnenkraut – Borneol – Cajeput – Estragon – Eukalyptus – Fichte – Geranium – Gewürznelke – Ingwer – Kamille – Knoblauch – Lavendel – Myrtenheide – Pfefferminze – Rosmarin – Salbei – Terpentin – Thymian – Wacholder – Ylang-Ylang – Zimt – Zitrone – Zwiebel

Anregend für Atmungs- und Kreislaufzentrum: Ysop

Aphrodisisch: Grüner Anis – Bohnenkraut – Fichte – Gewürznelke – Ingwer – Pfefferminze – Rosmarin – Sandelholz – Wacholder – Ylang-Ylang – Zimt – Zwiebel

Appetitanregend: Estragon – Fenchel – Ingwer – Kamille – Knoblauch – Kümmel – Origano – Salbei – Thymian

Bei Arthritis: Knoblauch – Zitrone

Adstringierend: Geranium – Salbei – Zypresse

Atmungsanregend: Grüner Anis – Knoblauch – Zimt

Bei Augenschmerzen: Kamille

Bakteriostatisch: Kamille – Knoblauch

Bakterizid: Kamille – Knoblauch – Lavendel – Zitrone

Balsamisch: Fichte – Myrtenheide – Terpentin – Thymian

Beruhigend: Anis – Basilikum – Bergamotte – Cajeput – Kamille – Knoblauch – Lavendel – Majoran – Melisse – Salbei – Thymian – Zitrone

Betäubend: Basilikum – Bitterorange – Kamille – Lavendelöl – Majoran

Bei Blähungen: Grüner Anis – Bohnenkraut – Estragon – Fenchel – Gewürznelke – Ingwer – Knoblauch – Koriander – Kümmel – Majoran – Muskat – Origano – Pfefferminze – Rosmarin – Sassafras – Thymian – Zitrone

Bei Blutarmut: Knoblauch – Zitrone

Bei hohem Blutdruck: Knoblauch – Lavendel – Majoran – Ylang-Ylang – Zitrone

Bei niedrigem Blutdruck: Rosmarin – Salbei – Thymian – Ysop

Blutstillend: Geranium – Terpen – Terpentin – Wacholder – Zimt – Zitrone – Zypresse

Blutverdünnend: Zitrone

Bei Darminfektionen: Basilikum – Bohnenkraut – Cajeput – Estragon – Geranium – Gewürznelke – Ingwer – Knoblauch – Lavendel – Myrtenheide – Pfefferminze – Thymian – Wacholder – Zimt – Zitrone – Zwiebel

Im Drüsenhaushalt ausgleichend: Knoblauch – Zwiebel

Bei Durchfall: Bitterorange – Bohnenkraut – Geranium – Gewürznelke – Ingwer – Kamille – Knoblauch – Lavendel – Muskat – Pfefferminze – Rosmarin – Salbei – Sandelholz – Thymol – Wacholder – Zimt – Zitrone – Zwiebel

Emmenagoga (Mittel, die das Einsetzen der Menstruation fördern): Basilikum – Estragon – Kamille – Kümmel – Lavendel – Origano – Pfefferminze – Rosmarin – Salbei – Thymian – Wacholder – Ysop – Zimt

Entzündungshemmend: Bohnenkraut – Knoblauch – Rosmarin – Ysop – Zitrone

Erfrischend: Zitrone

Fiebersenkend: Eukalyptus – Ingwer – Kamille – Knoblauch – Zitrone

Gallensäurebildend: Kamille – Lavendel – Rosmarin

Bei Gallensteinen: Fichte – Macis – Muskatnuß – Rosmarin – Terpentin – Zitrone – Zwiebel

Gebärmutterkräftigend: Gewürznelke

Gefäßerweiternd: Knoblauch – Majoran

Gefäßverengend: Zypresse

Gehirnanregend (Intelligenz und Gedächtnis): Basilikum – Bohnenkraut – Gewürznelke – Muskatnuß – Rosmarin – Thymian – Zwiebel

Bei Gicht: Basilikum – Cajeput – Fenchel – Fichte – Kamille – Knoblauch – Rosmarin – Sassafras – Terpentinessenz – Thymian – Wacholder – Zitrone

Bei Grippe: Borneol – Eukalyptus – Fichte – Kamille – Knoblauch – Lavendel – Myrtenheide – Pfefferminze – Rosmarin – Salbei – Thymian – Ysop – Zimt – Zitrone – Zwiebel – Zypresse

Bei Harnsteinen: Fenchel – Geranium – Knoblauch – Terpentin – Wacholder – Ysop – Zitrone

Harntreibend: Grüner Anis – Fenchel – Knoblauch – Kümmel – Lavendel – Rosmarin – Salbei – Sassafras – Terpentin – Thymian – Wacholder – Zitrone – Zypresse – Zwiebel

Bei Harnwegsinfektionen (antiseptisch): Cajeput – Eukalyptus – Fichte – Lavendel – Myrtenheide – Salbei – Sandelholz – Terpentin – Thymian – Wacholder

Herzanregend: Grüner Anis – Borneol – Knoblauch – Kümmel – Lavendel – Rosmarin – Zimt – Zitrone

Bei Hühneraugen: Knoblauch

Hustenstillend: Rosmarin – Ysop

Bei Infektionen: Im Grunde alle Essenzen, nur verschieden stark wirkend

Bei Juckreiz: Kamille – Minze – Thymian – Zitrone

Krampflösend: Grüner Anis – Basilikum – Bergamotte – Bohnenkraut – Cajeput – Estragon – Fenchel – Gewürznelke – Kamille – Knoblauch – Kümmel – Lavendel – Majoran – Muskatnuß – Origano – Pfefferminze – Rosmarin – Salbei – Terpentin – Thymian – Ysop – Zimt – Zitrone – Zwiebel – Zypresse

Kreislaufanregend: Knoblauch – Kümmel – Muskatnuß – Thymian – Zimt

Bei Krebs: Estragon – Geranium – Gewürznelke – Knoblauch – Salbei – Tuja – Ysop – Zwiebel – Zypresse

Leberanregend: Zitrone – Zwiebel

Leberentgiftend (antiseptisch): Fichte

Bei Lungeninfektionen: Cajeput – Eukalyptus – Fichte – Knoblauch – Lavendel – Myrtenheide – Origano – Rosmarin – Sandelholz – Terpentin – Thymian – Wacholder – Zitrone – Zwiebel

Magenanregend: Bergamotte – Origano

Magenstärkend: Grüner Anis – Basilikum – Bohnenkraut – Estragon – Gewürznelke – Ingwer – Knoblauch – Koriander – Kümmel – Majoran – Melisse – Muskat – Origano – Pfefferminze – Rosmarin – Salbei – Thymian – Wacholder – Ysop – Zimt

Bei Migräne: Lavendel – Melisse – Zitrone

Bei Mineralmangel: Zitrone

Die Muttermilchproduktion anregend: Grüner Anis – Fenchel – Kümmel

Nebennierenrindenanregend: Basilikum – Bohnenkraut – Borneol – Fichte – Geranium – Rosmarin – Salbei

Nervensystemanregend: Basilikum – Fenchel – Pfefferminze – Rosmarin – Salbei – Thymian – Wacholder – Zitrone – Zwiebel

Nierenanregend: Zwiebel

Pankreasanregend: Zitrone

Bei Parasitenbefall: Eukalyptus – Geranium – Gewürznelke – Knoblauch – Kümmel – Lavendel – Origano – Pfefferminze – Rosmarin – Terpentin – Thymian – Wacholder – Zimt – Zitrone

Bei Rachitis: Fichte – Salbei – Zwiebel

Bei Rheuma: Cajeput – Estragon – Eukalyptus – Fichte – Kamille – Knoblauch – Lavendel – Myrtenheide – Origano – Rosmarin – Salbei – Sassafras – Terpentin – Thymian – Wacholder – Ysop – Zitrone – Zwiebel – Zypresse

Bei Ruhr: Knoblauch – Myrtenheide – Thymian – Zitrone

Schleimlösend: Bohnenkraut – Fenchel – Majoran – Origano – Thymian – Zwiebel

Schmerzstillend (auch neuralgische Schmerzen): Geranium – Gewürznelke – Kamille – Knoblauch – Lavendel – Majoran – Muskatnuß – Myrtenheide – Origano – Pfefferminze – Rosmarin – Salbei – Sassafras – Terpentin – Wacholder – Zwiebel

Schweißtreibend: Kamille – Lavendel – Rosmarin – Sassafras – Thymian – Wacholder – Zypresse

Schweißverhindernd: Salbei

Bei Sklerose: Knoblauch – Zitrone – Zwiebel

Bei Skorbut: Ingwer – Zitrone – Zwiebel

Die Sympathikus-Nerven anregend: Zitrone

Vegetativ ausgleichend: Basilikum – Lavendel – Majoran – Rosmarin – Zypresse

Venenstärkend: Zitrone – Zypresse

Verdauungsfördernd: Grüner Anis – Estragon – Fenchel – Kamille – Knoblauch – Kümmel – Wacholder

Bei Vergiftungserscheinungen: Lavendel – Salbei – Zitrone

Wundheilend: Bohnenkraut – Cajeput – Eukalyptus – Geranium – Gewürznelke – Kamille – Knoblauch – Lavendel – Myrtenheide – Rosmarin – Salbei – Terpentinessenz – Thymian – Wacholder – Ysop – Zwiebel

Wundbalsamisch: Kamille – Knoblauch – Majoran

Wurmtreibend: Bergamotte – Bohnenkraut – Cajeput – Estragon – Eukalyptus – Fenchel – Gewürznelke – Heiligenkraut – Kamille – Knoblauch – Kümmel – Lavendel – Myrtenheide – Terpentin – Thymian – Wurmsamen – Ysop – Zimt – Zitrone – Zwiebel

B
Die hauptsächlichsten Anwendungsgebiete aromatischer Essenzen

(Die Worte in *Kursivschrift*
geben die wichtigsten Indikationen an)

Anis (grüner)
Luftschlucken, Blähungen, nervöse Verdauungsstörungen, *Migräne,* Schwindelzustände und Augenflimmern infolge von Verdauungsschwierigkeiten, Darmkoliken bei Kindern, Herzbeschwerden bei Magen- und Darmblähungen, *Herzklopfen,* schmerzhafte Menstruation, ungenügende Muttermilchproduktion

Basilikum
nervöse Erschöpfungszustände (geistige Überanstrengung), nervöse Schlaflosigkeit, *Magen- und Darmkrämpfe,* Verdauungsschwierigkeiten, Keuchhusten, Schwindelanfälle, Migräne, Gicht, nicht ausreichende Menstruation
äußerliche Anwendung: Verlust des Geruchsinns infolge chronischen Schnupfens

Bergamotte
allgemeines Antiseptikum und krampflösendes Mittel, Appetitlosigkeit, *Darmkrämpfe, Darmparasiten*

Bitterorange
Herzkrämpfe, Herzklopfen, chronischer Durchfall, Schlaflosigkeit

Bohnenkraut (Pfefferkraut)
Verdauungsbeschwerden, geistige Erschöpfung, Impotenz
nervöse Magenbeschwerden, Darmgärungen, Blähungen, Darmkrämpfe, Darmparasiten, *Durchfälle aller Art*, Asthma, Bronchitis, Augenüberanstrengungen
äußerliche Anwendung: Wunden, Schwerhörigkeit
(Eine der stärksten Essenzen, was die Bekämpfung von Bakterien und Pilzen betrifft; siehe auch den Abschnitt, der dem Bohnenkraut im folgenden Kapitel gewidmet ist.)

Borneol
Depressionen, Ermüdungszustände (regt die Nebennierenrinde an), *Infektionskrankheiten*

Cajeput
Dünndarmentzündungen, Ruhr, Blasenentzündungen, Harnröhrenentzündungen, chronische Leiden der Luftwege (Bronchitis, Tuberkulose), Rachenentzündungen, Kehlkopfentzündungen, Magenkrämpfe, Asthma, nervöses Erbrechen, schmerzhafte Menstruationen, Rheuma, Gicht, Hysterie, Epilepsie (?), Darmparasiten
äußerliche Anwendung: chronische Entzündungen des Rachenraumes, rheumatische Neuralgien, Wunden, Hautkrankheiten (Psoriasis, Akne), Gebiß- und Ohrenneuralgien

Estragon
neuro-vegetative Störungen (*Schluckauf*, Luftschlucken)
langsame Verdauung, Magenschmerzen, Appetitlosigkeit, Blähungen, Fäulnisgärung, schmerzhafte und schwierige Menstruation, *Darmparasiten*, Krebs (?)

Eukalyptus
Erkrankungen der Luftwege: akute und chronische Bronchitis, Grippe, Lungen-Tuberkulose, Lungen-Gangrän, Asthma
Erkrankungen der Harnwege: verschiedene Infektionen
Diabetes
gewisse Auswirkungen von Fieberkrankheiten, Malaria, Typhus, Scharlach, Scharlachvorbeugung, Cholera
Rheuma, Darmparasiten, Spulwurm, Madenwurm
Migräne, allgemeine Müdigkeit
äußerliche Anwendung: Wunden, Verbrennungen (begünstigt die Wundheilung), Läusebefall, vertreibt Mücken

Fenchel
Blähungen
Appetitlosigkeit
langsame Verdauung
Luftschlucken
Verminderte Harnausscheidung, Harnsteine, Gicht
ungenügende Menstruation
ungenügende Muttermilchproduktion, Darmparasiten
äußerliche Anwendung: geschwollene Brüste, Schwerhörigkeit

Fichte
Alle Erkrankungen der Luftwege (Bronchitis, Luftröhrenentzündung, Asthma, Tuberkulose)
Krankheiten der Harnwege (Nierenbeckenentzündung, Blasenentzündung, Prostataentzündung)
allgemeine Infektionen, Gallensteine, *Impotenz*
Rachitis, Magen- und Darmentzündungen
äußerliche Anwendung: Lungenkrankheiten, allgemeine Bäder (Rheuma, Gicht)

Gänsefuß (weißer)
erfrischend, beruhigend, bei Hämorrhoiden

Gänsefuß (wohlriechender)
kräftigend, magenstärkend, nervöse Leiden

Geranium (Storchenschnabel)
Verschiedene Erschöpfungszustände (Defizit der Nebennierenrinde)
Magen- und Darmentzündungen, Durchfall
Gebärmutterblutungen, Lungenblutungen (Sud aus den Blättern)
Sterilität, Gelbsucht
Diabetes (Sud aus den Blättern)
Harnsteine
Magengeschwüre
Krebs *(Gebärmutterkrebs?)*
äußerliche Anwendung: Wunden, Verbrennungen, geschwollene Brüste, Angina, Entzündungen des Mundes und der Zunge, Impotenz (?), Augenleiden, Gesichtsneuralgien, Magen- und Lendenschmerzen, Flechten, trockene Ekzeme, Läusebefall

Gewürznelke
allgemeine Müdigkeit, Gedächtnisschwäche, Impotenz (?), Verdauungsbeschwerden, Magenentzündungen, Durchfälle, Lungenkrankheiten (Tuberkulose), Vorbeugung gegen infektiöse Krankheiten, Darmparasiten, Vorbereitung auf die Geburt, Krebs (?)
äußerliche Anwendung: neuralgische Zahnschmerzen, Wunden, Geschwüre, Krätze

Heiligenkraut
Spulwürmer, Madenwürmer (in der Wirkung vergleichbar mit Rainfarn und Zitwerblüten)
Krämpfe, ungenügende Menstruation

Ingwer
Appetitlosigkeit, Verdauungsbeschwerden, Blähungen, Durchfall
äußerliche Anwendung: Rheumaschmerzen

Kamille
Appetitmangel
Migräne
Neuralgien, hauptsächlich des Gesichts
schmerzhaftes Zahnen der Kinder
Klimakteriums-Beschwerden, Schwindelanfälle, Schlaflosigkeit,
Verdauungsbeschwerden, auch bei Kindern
Dünndarmentzündungen
Magen- und Darmgeschwüre
nervöse Depressionen, Krämpfe
schmerzhafte oder ungenügende Menstruation infolge von nervösen Leiden
Schmerzen im Bereich der Lendenwirbelsäule, grippale Kopfschmerzen, Darmparasiten (Spulwürmer, Madenwürmer), nervöse Fieberzustände
äußerliche Anwendung: Augenbindehautentzündungen, Entzündungen der Lider, Hautentzündungen, Ekzeme, Flechten, Furunkel, rheumatische Schmerzen oder Gichtschmerzen, verschiedene Wundformen

Koriander
Luftschluchen, Blähungen, Verdauungsbeschwerden
Appetitlosigkeit, Darmkrämpfe

Knoblauch
Vorbeugung und Behandlung infektiöser Krankheiten (Grippe, Typhus, Diphtherie)
Asthma und Lungenblähung (Veränderung der Lungensekretionen)
Lungenkrankheiten: Bronchitis, *Tuberkulose,* Lungen-Gangrän, *Keuchhusten,* Erkältungen, Grippe
Bluthochdruck
Arteriosklerose, Altersbeschwerden, Rheuma, Arthritis, Gicht
Harnsteine, Tripper, Darminfektionen, Durchfall, Ruhr
Darmparasiten (Spulwürmer, Madenwürmer, Bandwürmer), Krebsverhütung (durch fäulnisverhindernde Wirkung?)
äußerliche Anwendung: Tumore, Wunden, Geschwüre, Hühneraugen, Warzen, Insektenstiche, Krätze, Schorf, Schwerhörigkeit, Ohrenschmerzen

Kümmel
Appetitlosigkeit
nervöse Verdauungsbeschwerden, Magenkrämpfe, schlechte Verdauung ganz allgemein
Blähungen (aufgrund von Gärungen), *Luftschlucken,* Herz- und Kreislaufstörungen, Darmparasiten, Menstruationsbeschwerden, ungenügende Muttermilchproduktion

Lavendel
Reizbarkeit, Krämpfe
Erkrankungen der Luftwege: Asthma, Keuchhusten, Grippe, Bronchitis, Fieberanfälle, infektiöse Krankheiten, verminderte Harnproduktion
Melancholie, Schwächezustände bei erhöhter Reizbarkeit
Tuberkulose, Skrofulose (Lymphknotenentzündungen)
Migräne, Schwindelanfälle, Hysterie, Epilepsie, *Folgen von Lähmungen*
Dünndarmentzündungen (Durchfälle), Verdauungsschwierigkeiten, langsame Verdauung, Blasenentzündungen, Tripper, ungenügende Menstruation, Weißfluß, Darmparasiten
äußerliche Anwendung: Wunden, Verbrennungen
Akne, Läusebefall, Krätze
Insektenstiche
Wohnraumdesinfizierung und Desinfizierung öffentlicher Räumlichkeiten

Majoran
(Seine Eigenschaften sind ganz generell mit denen von Pfefferminze und Thymian vergleichbar)
allgemeine Erschöpfungszustände
Beklemmungszustände, Schlaflosigkeit, *Mirgäne*
Ticks, nervöse Erschöpfung, psychische Unausgeglichenheit

Melisse
Migräne (aufgrund von Verdauungsbeschwerden)
Verdauungsbeschwerden
erhöhte Erregbarkeit
Schlaflosigkeit aufgrund nervöser Beschwerden, *Nervenkrisen*
Herzrhythmusstörungen, Schwindelanfälle, Ohrensausen
Krämpfe, (Asthma, aber auch Herz- und Verdauungstraktkrämpfe), Erbrechen während der Schwangerschaft
Gedächtnisschwierigkeiten, Melancholie, schmerzhafte Menstruationen

Muskatnuß
chronischer Durchfall, Verdauungsbeschwerden, Blähungen, Erschöpfungszustände, Gallensteine
äußerliche Anwendung: rheumatische Schmerzen

Myrtenheide
Chronische und übelriechende Bronchitis, Lungen-Tuberkulose, Keuchhusten
Nasenkatarrh, Ohrenentzündungen, Stirnhöhlenvereiterungen
Knochen-Tuberkulose
Darminfektionen (Dünndarmentzündungen, Ruhr), Harnwegsinfektionen (Blasenentzündungen), Wochenbettinfektionen
äußerliche Anwendung: schlecht heilende Wunden, Verbrennungen, Fisteln, Lungenkrankheiten, Kehlkopfentzündungen, Keuchhusten, Schnupfen

Origano
Appetitlosigkeit, *langsame Verdauung*
Luftschlucken, Blähungen
chronische Bronchitis, Reizhusten (Keuchhusten), Lungen-Tuberkulose, Asthma
akutes oder chronisches Rheuma, Muskelrheuma
Ausbleiben der Menstruation
äußerliche Anwendung: Rheumaschmerzen, Läusebefall

Pfefferminze
allgemeine Müdigkeit
Verdauungsbeschwerden, Verdauungsschwäche, Luftschlucken, Magenschmerzen
Blähungen, Durchfall, Cholera, Magen-Darm-Vergiftungen
Magenkrämpfe und Koliken
Leberleiden, nervöses Erbrechen
Migräne, Zittern, Lähmungen
schmerzhafte Menstruationen
Asthma, chronische Bronchitis, Impotenz (schwache Wirkung), Darmparasiten
äußerliche Anwendung: Migräne, Neuralgische Zahnschmerzen, Krätze, vertreibt Mücken

Rosmarin
Asthenie (allgemeiner Schwächezustand)
körperliche und geistige Überanstrengung *(Gedächtnisverlust),* Bleichsucht, Entzündung der Lymphwege
Asthma, chronische Bronchitis, Keuchhusten, Darminfektionen, Dickdarmentzündungen, Durchfall, Blähungen, Rheuma, Gicht
Leberentzündungen, Gelbsucht, Gallensteine, Zirrhose, erhöhter Cholesterin-Spiegel, Verdauungsbeschwerden, Magenschmerzen, schmerzhafte Menstruationen, Weißfluß
Migräne
Erkrankungen des Nervensystems, Epilepsie, Folgen von Lähmungen
Schwindelanfälle, Herzrhythmusstörungen
äußerliche Anwendung: Wunden, Verbrennungen
Läusebefall, Krätze, Kräftigungsbäder, Rheuma

Sandelholz
besonders geeignet für die Desinfizierung der Harnwege
(Tripper, Blasenentzündungen, Infektion durch Kolibakterien)
chronische Bronchitis, hartnäckiger Durchfall, Impotenz (?)

Sassafras
Hautkrankheiten, *Rheuma*
Syphilis
Menstruationsbeschwerden, Beschwerden des Urogenitaltraktes (z. B. chronischer Tripper)

Salbei
(dient vor allem der Wiederherstellung aller Kräfte des Organismus)
Allgemeine Schwächezustände (bei Genesung), *Schwächezustände bei erhöhter Reizbarkeit*
Dickdarmentzündungen, langsame Verdauung, Appetitlosigkeit, Nervenleiden: Zittern, Schwindelanfälle, Lähmungen, chronische Bronchitis, Asthma
Nachtschweiß Tuberkulosekranker und Genesender, Handschweiß, Achselschweiß, mangelhafte Harnausscheidung, Entzündung der Lymphbahnen
Bluthochdruck
ungenügende oder schmerzhafte Menstruationen, Post-Menopause
Sterilität, Wechselfieber, Durchfall, Abstillen
äußerliche Anwendung: Weißfluß
Mundschleimhautentzündung (Aphthen), Angina, neuralgische Zahnschmerzen
schlecht heilende Wunden
Insektenstiche (Wespen), Kräftigungsbäder, Desinfizierung von Wohnräumen

Terpentin
chronische und übelriechende Bronchitis, Lungen-Tuberkulose
Harninfektionen, Blasenentzündungen, Harnröhrenentzündungen, Weißfluß
Blutungen (Darm, Lunge, Gebärmutter, Nase)
Gallensteine, Krämpfe (Dickdarm, Keuchhusten)
Rheuma, Gicht, Nervenschmerzen, Ischias, Migräne
Darmparasiten (hauptsächlich Bandwürmer)
hartnäckige Verstopfung, Epilepsie
Gegenmittel bei Phosphor
äußerliche Anwendung: Lungenkrankheiten, rheumatische Neuralgien, Gicht, Ischias, Krätze, Läusebefall

Thuja (Lebensbaum)
Blasenentzündungen, Vergrößerung der Prostata, Blutandrang im Beckenraum, Rheuma
äußerliche Anwendung: Warzen, Papillar-Geschwulste, Feigwarzen, Gurgeln bei Halsinfektionen

Thymian
körperliche und geistige Erschöpfungszustände, Schwächezustände bei erhöhter Reizbarkeit, Anämie (Kinder), Bleichsucht, Asthma
Krampfhusten (Keuchhusten ...), langsame Verdauung
Darminfektionen (Gärungen), *Harnwegsinfektionen*
Erkältungskrankheiten (Grippe, Stirnhöhlenkatarrh, Gliedersteifheit, Frösteln, Angina...), *eines der besten Mittel gegen Infektionskrankheiten*
Darmparasiten (Spulwürmer, Madenwürmer, Hakenwürmer, Bandwürmer)
Kreislaufschwäche, Ausbleiben der Menstruation, Weißfluß
Schlaflosigkeit
äußerliche Anwendung: Hautkrankheiten, Furunkel, Wunden, Vaginalreizungen, Luftzerstäuber (normalerweise in Verbindung mit anderen Essenzen), Mund- und Zahnpflege, Rheuma, Läusebefall und Krätze

Wacholder
allgemeine oder organische Erschöpfung (langsame Verdauung), Vorbeugung gegen ansteckende Krankheiten
Harnwegserkrankungen (Nieren, Blase), Tripper, Blasenentzündungen
Ausscheidung von Eiweiß im Harn, verminderte Harnausscheidung, Diabetes, Wassersucht, Zirrhose, Weißfluß, schmerzhafte Menstruationen, Darmgärung
äußerliche Anwendung: Lähmungsfolgen
Wunden, Geschwüre, feuchte Ekzeme, Akne, Hundekrätze (im Veterinärbereich), Raumdesinfizierung

Wurmsamen
Darmparasiten: Hakenwürmer, Spulwürmer, Maden- und Fadenwürmer, weniger Bandwürmer (nicht angezeigt bei Tuberkulose, Herz- und Nierenleiden, Gelenkentzündungen, Schwangerschaft)

Ylang-Ylang
Bluthochdruck
Tachykardie (starkes Herzklopfen, Beschleunigung des Herzschlags), Darminfektionen, eiternde Absonderungen
Impotenz, Frigidität

Ysop

Asthma, Heuschnupfen und Heufieber, Lungenblähung
chronische Bronchitis, Husten, Grippe
Appetitlosigkeit, Rheuma, Magenschmerzen, Koliken, Verdauungsbeschwerden, ungenügende Menstruationen
Weißfluß, Harnsteine, Krebs (?)
äußerliche Anwendung: Hautkrankheiten, Wunden, Blutergüsse, blaue Flecken

Zimt aus Ceylon

allgemeine Schwächezustände (besonders bei Grippe)
Herzrhythmusstörungen, Magenschwäche, Magenschmerzen, Blähungen, Darmparasiten, Durchfall, übelriechender Stuhlgang
Verdauungskrämpfe
ungenügende Menstruationen (Blutungen außerhalb der Menstruation), Weißfluß, Blutspucken
Impotenz, Frigidität
äußerliche Anwendung: Krätze, Läusebefall

Zitrone

verschiedene Infektionskrankheiten, vorbeugend und heilend bei Epidemien, *Entkräftigung,* Appetitlosigkeit
rheumatische Erkrankungen, Arthritis, Gicht, Magenübersäuerung, Magengeschwüre
Arteriosklerose, Bluthochdruck
Krampfadern, Venenentzündungen, Gefäßschwächen
Venenverkalkungen, dickflüssiges Blut, Mineralmangel, Wachstumsprobleme, Genesung, Lungen- und Knochen-Tuberkulose (Pottsche Krankheit), Blutarmut
Skorbut
Leberentzündungen, Gelbsucht
Verdauungsbeschwerden, Erbrechen
Blutungen (Nasenbluten, Magen-, Darm- und Nierenblutungen)
Durchfall, Malaria, fiebrige Zustände, Darmparasiten
äußerliche Anwendung: Entzündungen der Mundschleimhaut und der Zunge, Aphthen
syphilitischer Hautausschlag an den Lippen, infizierte, eiternde Wunden, Warzen, Herpes, Schorf, Krätze, verschiedene Ausschläge, Furunkel, Flechten

Zwiebel
allgemeine Erschöpfungszustände, körperliche und geistige Überanstrengung
Wachstumsprobleme
verminderte Harnausscheidung
Wasseransammlung im Organismus (Ödeme, bei Rippenfellentzündung, Bauchfellwassersucht, Wassersucht, bei Herzbeutelentzündung)
zuviel Harnstoff im Blut
Darmgärung, Durchfall
Infektionen des Urogenitaltraktes
Rheuma, Arthritis
Gallensteine
Lungenkrankheiten (Erkältungen, Bronchitis, Asthma)
Verdauungsschwierigkeiten
Störungen des Drüsengleichgewichts
Fettsucht
Arteriosklerose
Altersbeschwerden
Prostata-Erkrankungen
Impotenz
Diabetes
Entzündungen der Lymphwege, Rachitis
äußerliche Anwendung: Abszesse, Furunkel, Insekten- und Wespenstiche, Warzen, Schwerhörigkeit

Zypresse
Hämorrhoiden, Krampfadern
Eierstockbeschwerden (schmerzhafte Menstruation, Genitalblutungen)
Beschwerden während der Post-Menopause
Keuchhusten, Krampfhusten, Krämpfe
Grippe
Bettnässen, Rheuma
allgemeine Reizbarkeit, besonders auch des Nervensystems
Krebs (?)

5

Einzelstudien der Essenzen

Ein Hinweis

In den vorausgegangenen Auflagen dieses Buches hatte ich empfohlen, die Essenzen tropfenweise auf einem Stück Zucker einzunehmen. Da ein Übermaß an Zucker gesundheitsschädlich ist, empfehle ich in dieser Auflage, die Tropfen mit etwas Honig in einem halben Glas heißen Wassers aufzulösen.

Verwendete Abkürzungen

ä. Ö. = ätherisches Öl
M. T. = Muttertinktur (siehe die Definition des Wortes Tinktur in Kapitel 11)
ml = Milliliter (1/1000 Liter)
mg = Milligramm (1/1000 Gramm)
Tr. = Tropfen
TL = Teelöffel
EL = Eßlöffel

Um die Berechnungen zu vereinfachen, hier noch ein Hinweis: 50 Tropfen einer aromatischen Essenz entsprechen ungefähr einem Gramm.

Grüner Anis *Pimpinella anisum*
Doldenblütler

VERWENDETE TEILE:
Samen, Essenz

WICHTIGSTE BEKANNTE BESTANDTEILE:
Essenz (Anethol, Methylchavicol, Terpene), Stärke, Zucker, Cholin, Apfelsäure, Harze ...

EIGENSCHAFTEN:

Innerlich:

krampflösend

magenstärkend

blähungsverhindernd

allgemein anregend (bei Herz, Lunge, Verdauung gleichzeitig auch beruhigend)

die Muttermilchproduktion unterstützend

aphrodisisch (?)

harntreibend

bei starker und langanhaltender Dosierung wirkt grüner Anis wie eine Droge, verlangsamt den Blutkreislauf, führt zu Muskelschwäche, Blutandrang im Gehirn und zu den Beschwerden, die Alkohol-Mißbrauch zur Folge hat.

ANWENDUNGSGEBIETE:

Innerlich:

nervöse Verdauungsbeschwerden, Blähsucht, Luftschlucken, nervöses Erbrechen

Migränen, Schwindelanfälle und Augenflimmern, die auf Verdauungsstörungen zurückzuführen sind

schmerzhafte Monatsblutungen

Koliken bei Kindern

Herz- und Kreislauferregung *(falsche Brustangina,* Herzklopfen)

Asthma, Bronchialkrämpfe, Husten

ungenügende Muttermilchproduktion

Impotenz, Frigidität (?)

verminderte Harnabsonderung

Äußerlich:

wird in Zahnpasten verwendet

ANWENDUNGSARTEN:

Kräutertee: 1 TL auf 1 Tasse kochendes Wasser, 1 Tasse nach jeder Mahlzeit

Pulver: 0,20 bis 2 g täglich in Kapseln

Tinktur: 1 bis 3 g pro Tag (1 g = 50 Tr.): Kinder 10 bis 20 Tr. pro Tag

alkoholische Lösung: 5 bis 15 g (bei einer 2%igen Lösung mit Alkohol zu 90%)

Anissirup: für Kinder 30 bis 60 g pro Tag (Einzeldosis: 1 TL)
Balsam aus Schwefel und Anis (Lungenbeschwerden):
Schwefel 1 g, Essenz aus grünem Anis 4 g, 4 bis 6 Tr., in einem Getränk verdünnt

Krampflösender Tee:
Essenz aus grünem Anis 10 Tr., geschwefelter Äther 20 Tr., Sydenhamsches Laudanum 12 Tr., Mohnsirup 50 g, Sternanistee 150 g

Anislikör:
Zerstoßener Anissamen 40 g, Zimt 1 g, Zucker 500 g, Schnaps 1 l
6 Wochen stehen lassen. Filtern. Nach den Mahlzeiten 1 Glas trinken (verdauungsfördernd, hilft Blähungen zu vermeiden).

Notabene: Die Samen von Anis, Kümmel, Koriander und Fenchel verhindern Blähungen; in einer Mischung aus gleichen Teilen verwenden.

Gewöhnliches Basilikum *Ocimum basilicum*
Lippenblütler

Es gibt ungefähr 150 Basilikum-Arten (mit Anisgeschmack, mit Blättern in Form von Lattich oder Nesseln usw.); kommt in fast allen Erdteilen vor. Beheimatet in Asien.
Volkstümliche Namen: Braunsilge, Josefskräutlein, Hirnkraut, Königskraut, Königsbalsam, Nelkenbasilie

VERWENDETE TEILE:
Blütenspitzen und Essenz, die mit Hilfe von Dampf aus den Blättern destilliert wird

WICHTIGSTE BEKANNTE BESTANDTEILE:
Ätherisches Öl: Ocimen, Linalol, Estragol

EIGENSCHAFTEN:
stärkend (vor allem die Nerven, laut Bodart), die Nebennierenrinde anregend
krampflösend
magenstärkend
darmreinigend
das Einsetzen der Monatsblutung fördernd

ANWENDUNGSGEBIETE:
Innerlich:
Nervenschwäche (geistige Überanstrengung)
Angstzustände
nervöse Schlaflosigkeit
Magenkrämpfe, Verdauungsschwierigkeiten
Darminfektionen
Keuchhusten
Schwindelanfälle
Migränen
Epilepsie (laut Pline)
Lähmungserscheinungen, Gicht
ungenügende Menstruationen

ANWENDUNGSARTEN:
Innerlich:
Kräutertee: 1 TL auf 1 Tasse kochendes Wasser, 1 Tasse nach jeder Mahlzeit (verdauungsfördernd)
Essenz: 2 bis 5 Tropfen täglich in einer alkoholischen Lösung oder mit Honigwasser
süßes krampflösendes Mittel
Basilikum-Essenz 1 g, Majoran-Essenz 1 g, zerstoßener Zucker 50 g, ½ bis 1 TL in einer Tasse Lindenblütentee nach den Mahlzeiten

Äußerlich:
zu Pulver zerstoßene getrocknete Blätter: Niespulver bei Verlust des Geruchssinns nach chronischem Schnupfen
Essenz oder zerriebene frische Blätter auf Insektenstichen oder Schlangenbissen (nur als zusätzliche Hilfsmaßnahme!)

Notabene: Basilikum kann bei der Zubereitung von Speisen Thymian ersetzen. Vor allem in Suppen, Salaten, Rohkost entfalten sich seine antiseptischen Tugenden.

Bergamotte *Citrus bergamia*
Rautengewächs

Abart des Zitronenbaumes

VERWENDETE TEILE:
Die Essenz, die aus der äußeren Schale des Samengehäuses der

frischen Frucht gepreßt wird. 100 kg Frucht ergeben ungefähr 500 g Essenz. Der Fruchtbrei dient zur Herstellung von Zitronensäure.

WICHTIGSTE BEKANNTE BESTANDTEILE:
Essenz (Linalylazetat, 35–45%, rechtsdrehendes Limonen, Linalol ...)

EIGENSCHAFTEN:
antiseptisch
krampflösend
magenanregend
wurmtreibend

ANWENDUNGSGEBIETE:
Appetitlosigkeit
Darmkoliken und -infektionen
Verdauungsprobleme
Darmparasiten

ANWENDUNGSARTEN:
Essenz: 0,05–0,30 g täglich (1 g = 50 Tropfen)

Notabene: Bergamotte wird, außer in der Heilkunde, vor allem zur Herstellung von Parfüm und Feingebäck verwendet. Manche Sorten Kölnisch Wasser beinhalten Bergamotte (synthetisches oder natürlich hergestelltes). Wenn dieses Kölnisch Wasser vor dem Sonnenbad mit der Haut in Berührung kommt, können Flecken entstehen, die unter Umständen Monate und Jahre bleiben.

Bergbohnenkraut *Satureia montana*
Lippenblütler

Volkstümliche Namen: Pfefferkraut, Weinkraut, Herzensfreund. Ursprünglich in der bergigen Gegend des Mittelmeerraumes zu Hause; liebt Feuchtigkeit und kalte Winter. Auch heute noch ist es in Südfrankreich weit verbreitet; wächst auch gern in Lavendel- und Thymianfeldern.

In der Antike genoß es bereits hohes Ansehen. Es ist ein wichtiger Bestandteil von Verdauungslikören und bestimmten Wundheilmitteln, z. B. von Alkohol, der zur Wundbehandlung bestimmt ist.

VERWENDETE TEILE:

Die ganze Pflanze, Blütenspitzen, Essenz

In der Küche wird es aufgrund seines Aromas und der die Fäulnisprozesse bekämpfenden Eigenschaften geliebt; so gehört es unbedingt an Wild, das längere Zeit gelagert werden soll. Auch bei Rohkostgerichten, stark stärkehaltigen Speisen und bei Tomatensaucen (zusammen mit Salbei) wird es gern verwendet.

Die *Essenz* wird durch Destillation gewonnen. Sie enthält Pinen, bis 30–40% Carvacrol, 20–25% Zymen, 40–50% Terpene, Cineol und wenig Thymol.

EIGENSCHAFTEN:

Innerlich:

verdauungsfördernd
anregend
krampflösend
blähungsverhindernd
stark antiseptisch, verhindert Fäulnisprozesse
wurmtreibend
schleimlösend

Äußerlich:

wundheilend

ANWENDUNGSGEBIETE:

Innerlich:

Verdauungsschwierigkeiten, Magenschwäche
geistige und sexuelle Schwächezustände
nervöse Magenbeschwerden
Darmkrämpfe
Darmparasiten
Darmgärungen, Blähungen
in Deutschland auch bei Durchfällen
Asthma, Bronchitis

Äußerlich:

Wunden
Insektenstiche
Schwerhörigkeit

ANWENDUNGSARTEN:

Innerlich:

Kräutertee aus den Blütenspitzen: 5 g auf eine Tasse kochendes Wasser. Zehn Minuten ziehen lassen. 3 Tassen täglich vor oder nach dem Essen.

Essenz: 3 bis 5 Tr. in Honigwasser zwei- bis dreimal täglich nach dem Essen.

Äußerlich:

Als Infusion aus der ganzen Pflanze: 25 bis 30 g pro l Wasser. Als Lotion oder in Kompressen auf Wunden.

gegen die *Schwerhörigkeit:* 3 bis 4 Tr. Pflanzensaft dreimal täglich ins Ohr träufeln, einmal vor dem Schlafengehen.

Notabene: Der Sud des Bergbohnenkrautes mit Wein vermengt wurde früher als Mundwasser und bei Geschwüren im Rachenraum benutzt. Auch Zahnschmerzen wurden mit der Essenz behandelt: Man rieb den von Karies befallenen Zahn mit etwas Essenz ein und träufelte einen Tropfen ins Ohr.

Gartenbohnenkraut *(Satureia hortensis)* hat vergleichbare, aber schwächere Eigenschaften.

Neue Erkenntnisse

Obwohl das Bohnenkraut nicht zu den offiziell anerkannten Heilpflanzen gehört, haben Wissenschaftler in Montpellier vor kurzem eine sehr interessante Studie über die bakterien- und pilzbekämpfende Eigenschaft von Bohnenkraut-Essenz veröffentlicht* und sie mit den Essenzen von Thymian, Rosmarin, verschiedenen Lavendel-Arten und dem Lavandin verglichen.

Sie haben bewiesen, daß die Bohnenkraut-Essenz anderen Essenzen als Bakterienbekämpfer weit überlegen ist.

Diese Ergebnisse sollten bei der Behandlung von Infektionskrankheiten nicht außer acht gelassen werden.

Ich habe über diese neue Entdeckung in meinem Artikel ›Das Bohnenkraut, ein wunderbares Antibiotikum‹ geschrieben.

---

* *Place de l'essence de Satureia montagna dans l'arsenal thérapeutique* (Platz der Essenz der Satureia montana im therapeutischen Arsenal) von J. Pellecuer, Madame Allegrini, Madame Simeon de Buochberg und J. Passet (Laboratoire de Botanique et Cryptogamie, Faculté de Pharmacie de Montpellier) in *Plantes medicinales et Phytothérapie*, 1975, Band IX, Nr. 2.

Hier einige Auszüge:

»Wir könnten diesen Aufsatz folgendermaßen überschreiben: ›Kann man auf Antibiotika verzichten?‹ Unsere Leser wissen bereits seit langer Zeit, daß kräftige Antibiotika in ungefähr 1200 Pflanzen sowie vielen Gewürzen und bestimmten Gemüsen (Knoblauch, Zwiebel) vorkommen. Zu den aromatischen Essenzen, die über diese bakterienbekämpfenden Eigenschaften verfügen, zählen die des Thymians, Lavendels, Rosmarins ... beinahe alle.

J. Pellecuer und seine Mitarbeiter haben eine bemerkenswerte Studie über die bakterien- und pilzbekämpfende Wirkung der Satureia montana-*Essenz veröffentlicht und sie dabei mit den Essenzen anderer Lippenblütler, deren Eigenschaften seit langem bekannt sind, verglichen. Sie betonen die Überlegenheit der Bohnenkraut-Essenz gegenüber den anderen getesteten Essenzen* (Thymus vulgaris L., Rosmarinus officinalis L., Lavandula vera DEC., Lavandula latifolia Vill. und Lavandin).«

Hier einige Auszüge aus dem Forschungsbericht:

»Viele antiseptische Mittel werden auf der Basis von Lippenblütler-Essenzen hergestellt, deren heilende Eigenschaften nicht mehr bewiesen werden müssen. Doch die Essenz des Bergbohnenkrauts wird bei keinem dieser Mittel verwendet. Diese Bergpflanze ist im Süden und Südwesten Frankreichs weit verbreitet.

Unter den Lippenblütler-Essenzen werden die von Thymian und Lavendel am häufigsten verschrieben. Aus diesem Grund wählten wir die beiden, zusammen mit der des Rosmarins, um sie mit der Bergbohnenkraut-Essenz zu vergleichen.

Die angewandte Methode entspricht wissenschaftlichen Standpunkten (...) 14 Mikrobenstämme, die aus eiternden Wunden (Milzbrand, Zahnfäule, Dickdarm-, Lymphgefäß- und Blasenentzündungen) stammen, wurden untersucht.

Desgleichen suchten wir 11 verschiedene Pilzstämme, z. B. verschiedene Arten der Candida, Trichophyten und Aspergilla.«

Hier die Schlußfolgerung der Autoren:

»Der Vergleich der bakterienbekämpfenden Eigenschaften beweist, daß das ätherische Öl des Bergbohnenkrautes in einer

Verdünnung, die zwei- bis zwanzigfach geringer ist als die von echtem Lavendel, Speik, Lavandin und Rosmarin, wirkt.

Die Thymian-Essenz ist im Vergleich zu der des Bergbohnenkrautes zwei- bis achtfach schwächer. Bei einigen Krankheitskeimen allerdings hat sie die gleiche Kraft und nur einmal (bei der *Candida pelliculosa)* war sie stärker wirksam.

Das ätherische Öl der *Satureia montana L.* hat folglich eine mikroben- und pilzbekämpfende Kraft, die der anderer Lippenblütler überlegen ist.

Daraus ergeben sich neue Perspektiven für diese ›einfache‹ Pflanze aus dem Mittelmeergebiet, die bisher nicht beachtet wurde. Wir versuchen, den Anbau dieser Pflanze in größerem Stil anzuregen, so daß ihre Verwendung in der Arzneimittelindustrie gewährleistet werden kann.«

Bitterorange oder Pomeranze *Citrus aurantium, var, amara*
Rautengewächs

Stammt aus China. Wächst in Südfrankreich, Süditalien, Sizilien, Algerien, der Iberischen Halbinsel, Mexiko, Kalifornien, Südamerika und in bestimmten Regionen des Indischen Ozeans.

Durch Veredelung gelang es den Züchtern, den *Citrus aurantium,* die süße Orange, zu entwickeln.

VERWENDETE TEILE:
Essenz der Orangenblüten (auch *Neroli-Essenz* genannt), die durch Dampfdestillation der frischen Blüten gewonnen wird. Aus 1 Tonne Blüten erzielt man ungefähr 1 kg Essenz, wobei ein Baum bis zu 30 kg Blüten pro Jahr liefern kann.

WICHTIGSTE BEKANNTE BESTANDTEILE:
30% Linanol, Geraniol, Nerol, Benzoe-, Anthranyl- und Phenolester, Spuren von Indol und Jasmon.

EIGENSCHAFTEN:
setzt die Amplitude der Herzkontraktionen herab
vermindert die Empfindlichkeit des sympathischen Nervensystems, leichtes Betäubungsmittel

ANWENDUNGSGEBIETE:
Herzkrämpfe, Herzklopfen
chronischer Durchfall, Schlaflosigkeit

ANWENDUNGSART:
1 bis 3 Tr. mehrmals täglich mit etwas Honig

Notabene:

1. Aus den Blüten wird auch das destillierte Orangenblütenwasser gewonnen.

2. Aus der nicht eßbaren Schale gewinnt man die Bitterorangen-Essenz.

3. Aus der süßen Orange wird die *Portugal-Essenz* gewonnen.

In diesem Zusammenhang Auszüge aus dem Artikel von J. Bosse, der in der 1. Nummer der Zeitschrift *Journal du Docteur Nature* (Frühjahr 1974) erschienen ist:

»Der *Bitterorangenbaum* liefert uns nicht nur die Blüten, die als Symbol der Reinheit gelten; alle Bestandteile dieses außergewöhnlichen Baumes können nutzbringend für das Wohlergehen der Menschen eingesetzt werden.«

Beginnen wir unsere Detailbetrachtung mit dem *Holz:*

Da es sehr hart und widerstandsfähig ist, wird es seit mehr als hundert Jahren zur Herstellung von Werkzeuggriffen verwendet (Schaufeln, Spaten, Sensen, Hämmer usw.).

Die *Blätter:*

Damit der Baum in ausreichender Anzahl Blüten und Früchte produziert, muß er alle zwei Jahre gestutzt werden; dabei werden alte Äste entfernt und störende junge Triebe abgeschnitten. Aus diesen wird eine Essenz destilliert, die sowohl in der Arzneimittel- wie auch in der Parfümherstellung Verwendung findet (vor allem als Basis für Kölnisch Wasser).

Die Blätter, vor allem von den jungen Trieben, werden einzeln und mit größter Vorsicht von Ende November bis Mitte Februar gepflückt und im Schatten getrocknet. Als Heiltee wirken sie ausgezeichnet bei Verdauungsbeschwerden, haben aber auch beruhigende, kräftigende, fiebersenkende und die Schweißabsonderung fördernde Eigenschaften. Ein Heiltee aus ⅔ Rinde und ⅓ Blätter stimuliert den Intellekt, verstärkt das Gedächtnis und gibt wieder Freude an der Arbeit.

Die *Frucht* des Bitterorangenbaumes wird auf die vielfältigste Art und Weise verarbeitet. Das Besondere daran ist, daß man nicht nur die ausgewachsenen, reifen Früchte verwendet, sondern bereits die kleinen. Sobald sie die Größe von Murmeln erreichen, wird ein Teil geerntet. In Zucker kandiert, werden sie von Feinschmeckern sehr geschätzt; in Alkohol eingelegt, stellen sie ein ausgezeichnetes Verdauungsmittel nach einem reichhaltigen Mahl dar.

Die *Schale* der Bitterorange. Wenn die Frucht ihre endgültige Größe erreicht hat, aber noch grün ist, wird ein Teil geerntet. Dann werden lange Bänder abgeschält, die an Schnüre oder Schilfrohr gehängt und vor Sonne geschützt in kühler Luft trocknen müssen, damit sie ihre grüne Farbe beibehalten.

Diese so getrockneten Schalen sind Basis zur Herstellung vieler Aperitifs oder Verdauungsliköre und werden häufig mit dem Holz des Cola-Baumes, Chinin und verschiedenen Wermut-Arten kombiniert.

Einer der berühmtesten Liköre, der *Curaçao triple sec* wird auf der Basis von getrockneten und dann infusierten Bitterorangen-Schalen hergestellt, ebenso der weltbekannte *Fernet-Branca.*

Die vollreifen Früchte werden möglichst noch am Produktionsort zu Bitterorangenkonfitüren oder -gelees verarbeitet.

Das *Fleisch* der reifen Bitterorangen enthält Zitronensäure und wird in der Arzneimittelherstellung (für die Produktion von verdauungsfördernden Salzen) und von der Getränkeindustrie zur Herstellung von kohlesäurehaltigen Limonaden verwendet.

Ein frischgepreßter Orangensaft enthält viel natürliches Vitamin C, erfrischt und kräftigt den Organismus und hilft bei der Ausscheidung von Schlacken. Das *Zitral,* das sowohl in Orangen wie in Zitronen vorkommt, ist ein ausgezeichnetes Mittel für die Hautregeneration, wird bei vorzeitiger Glatzenbildung geschätzt, hilft bei Vorbeugungsmaßnahmen gegen Karies und unterstützt die Calziumanreicherung des Knochengewebes.

Getrocknete und gemahlene Orangenkerne ergeben einen ausgezeichneten Heiltee bei Verstopfungen.

Knospen, Blüten und Blütenblätter der Bitterorange

In ihnen finden sich Bestandteile, die bei körperlicher und geistiger Ermüdung, Überbeanspruchung, Nervosität und Bluthochdruck ausgezeichnete Dienste leisten.

Die *Blüten der Bitterorange* werden wie die Blätter mit Hilfe von Wasserdampf destilliert. Die so erzielte Essenz, auch Neroli-Essenz oder Neroli-Öl genannt, hat einen milden, berauschenden Duft und wird für die besten Kölnisch Wasser und für teure Parfüms verwendet.

Eine Tonne Blüten ergibt im Durchschnitt zwischen 0,7 und 1,2 kg Essenz. Die Herstellungskosten betragen pro kg ca. 12000 französische Francs.

In der Praxis hat es sich eingebürgert, auf das Wort ›destilliert‹ zu verzichten und die Lösung nur als Orangenblütenwasser zu bezeichnen.

Die auf Rosten im Schatten luftig getrockneten Blüten verlieren nur Wasser und Pflanzensaft; die in ihnen enthaltene Essenz bleibt vollständig erhalten (allerdings nur bei schonender Trocknung!). Heiltees aus getrockneten Blüten sind also voll wirksam.

Anwendungsgebiete: Herzkrämpfe, Herzklopfen, Krämpfe allgemein, chronischer Durchfall, Glieder- und Muskelsteifheit, Schlaflosigkeit, Beklemmungszustände, depressive Zustände. Regt darüber hinaus den Appetit an und wirkt verdauungsfördernd.

Bei nervösen *Babys und Kleinkindern* bewirkt ein Heiltee (2 EL Orangenblüten auf ein Fläschchen) als *Beruhigungsmittel* Wunder, und manchmal hilft es auch bei unerklärlichen Magenschmerzen, von denen Kinder oft befallen werden (obwohl es sicher notwendig ist, in bestimmten Fällen den Rat eines Arztes einzuholen).

Der botanische Name der süßen Orange lautet *Citrus sinensis* (unsere Apfelsine).

Rechtsdrehendes Borneol oder Kampfer aus Borneo

Er wird von einem Baum gewonnen, dem *Dryobalanops camphora,* der wild auf Borneo und Sumatra wächst. Die Malaien nennen ihn Capur barros.

Nur der alte Baum sondert das Borneol unter der Rinde in kristallisiertem Zustand und in unterschiedlichen Mengen ab. Der junge Baum liefert eine gelb-klare Flüssigkeit, den sogenannten ›flüssigen Kampfer‹.

WICHTIGSTE BEKANNTE BESTANDTEILE:
Ein Alkohol, der sich grundsätzlich vom japanischen Kampfer unterscheidet, da dieser ein Keton ist. Alle Ketone weisen eine gewisse Giftigkeit auf (die wohlbekannte Giftigkeit der Wermut-, Heiligenkraut- und Rauten-Essenzen ist auf deren Ketongehalt zurückzuführen).

Das Borneol, das lange vor dem Kampfer bekannt war, gilt seit der Antike als Wunderheilmittel. Jahrhunderte hindurch stand es vor allem bei Pestepidemien in hohem Ansehen.

In einer erst kürzlich in Italien gefundenen Vase haben sich pflanzliche Substanzen, die in Borneol aufbewahrt worden waren, mehr als 2000 Jahre erhalten.

Aufgrund seines Aussehens und seines Geruchs wird er häufig mit dem japanischen Kampfer, der wesentlich billiger ist, verwechselt. Dabei ist das Borneol völlig ungiftig, zudem als Antiseptikum sehr viel wirksamer. Das Borneol ist gleichzeitig ein allgemein anerkanntes Stärkungsmittel, was man vom japanischen Kampfer nicht behaupten kann.

EIGENSCHAFTEN:
Innerlich und äußerlich:
starkes *Antiseptikum*
allgemeines *Stärkungsmittel,* vor allem auch für das Herz
die *Nebennierenrinde* anregend
setzt allgemein die Empfindlichkeit herab

ANWENDUNGSGEBIETE:
depressive Zustände
Infektionskrankheiten

ANWENDUNGSARTEN:
in Verbindung mit anderen Essenzen (0,25 bis 0,50%) oder stark verdünnt als intramuskuläre Spritze
auch als Äther, als Borneol-Isovalerianat (Bornyval) in Perlen von 0,25 cg, 3 bis 5 Perlen pro Tag, als *Beruhigungsmittel,* das ähnlich wirkt wie Baldrian.

Notabene: Zahlreiche Essenzen aus heimischen Pflanzen (Rosmarin, Ysop ...) enthalten ebenfalls Borneol.

Cajeput *Melaleuca leucadendron*
Myrtengewächs

Ein auf den Philippinen, den Molukken, auf Celebes und in Malaysia weitverbreiteter Baum.

VERWENDETE TEILE:
Die Essenz, die durch Dampfdestillation aus den Blättern und Knospen des Cajeput gewonnen wird.

WICHTIGSTE BEKANNTE BESTANDTEILE:

60 bis 70% Cineol, linksdrehendes Pinen (die Myrtenheide enthält rechtsdrehendes Pinen), Terpineol, Aldehyde ...

EIGENSCHAFTEN:

allgemeines Antiseptikum (Lunge, Verdauungstrakt, Harnwege)
krampflösend, schmerzlindernd
wurmtreibend

ANWENDUNGSGEBIETE:

Innerlich:
Dünndarmentzündungen, Ruhr
Blasenentzündungen, Harnröhrenentzündungen
chronische Lungenleiden (Bronchitis, Tuberkulose)
chronische Kehlkopf- und Rachenentzündungen
Magenkrämpfe, nervöses Erbrechen
Asthma
schmerzhafte Monatsblutungen
Rheuma, Gicht
Hysterie, Epilepsie
Darmparasiten

Äußerlich:
Zahn- und Ohrenschmerzen
chronische Kehlkopfentzündung
rheumatische Schmerzen
Wunden
Hautkrankheiten (Schuppenflechte, Akne ...)

ANWENDUNGSARTEN:

Innerlich:
Essenz: 2 bis 5 Tr., drei- bis fünfmal pro Tag in Alkohol oder mit Honig

Äußerlich:
Essenz als Inhalation (Kehlkopfentzündungen)
Salbe in einer Verdünnung von ⅕ oder ⅒ oder alkoholische Lösung zum Einreiben bei rheumatischen Schmerzen, zum Einreiben des Unterleibs bei Wurmbefall, bei Hautkrankheiten und Wunden.
Bei Zahnschmerzen: 1 Tr. Essenz auf den kariösen Zahn.
Bei Ohrenschmerzen: Watte, mit Essenz getränkt, ins Ohr einführen.

Estragon *Artemisia dracunculus*
Korbblütler

Ein Würzkraut, mit dem Beifuß verwandt, das so stark ist, daß es unter Umständen Salz, Pfeffer und Essig ersetzen kann.

Die Essenz wird durch die Destillation der Pflanze gewonnen.

WICHTIGSTE BEKANNTE BESTANDTEILE:
Estragol (60–70%), 15 bis 20% Terpene: Ocimen, Phellandren ...

EIGENSCHAFTEN:
allgemein anregend, besonders aber verdauungsfördernd
appetitanregend
magenstärkend
krampflösend
antiseptisch (innerlich)
blähungsbekämpfend
das Einsetzen der Monatsblutung fördernd
wurmtreibend
krebsbekämpfend (?)

ANWENDUNGSGEBIETE:
Appetitlosigkeit
Verdauungsstörungen, Magenbeschwerden
neuro-vegetative Dystonien
Schluckauf, Luftschlucken
Blähungen, übelriechende Gärungsprozesse
Menstruationsbeschwerden
Darmparasiten
rheumatische Beschwerden
krebsbekämpfend (?)

ANWENDUNGSARTEN:
bei der Ernährung (Salate, Rohkost, Fischgerichte)
als Heiltee: 25 bis 30 g pro l Wasser; zehn Minuten ziehen lassen. Nach dem Essen oder tagsüber.
Essenz: 2 bis 3 Tr. in alkoholischer Lösung oder mit Honig, drei- bis viermal täglich.

Notabene:

1. Die krebsbekämpfende Eigenschaft des Estragons wird von verschiedenen Autoren bestätigt.

2. Kranke, die salzlos leben müssen, finden im Estragon einen ausgezeichneten Ersatz.

3. Bei Schluckauf: Ein Estragon-Blatt kauen oder 3 bis 4 Tr. Estragon-Essenz auf einem Stück Würfelzucker einnehmen. Ich garantiere Ihnen einen 100%igen Erfolg.

Eukalyptus *Eucalyptus globulus*
Myrtengewächs

Es gibt ungefähr 300 Eukalyptus-Arten; 50 davon wachsen an der Mittelmeerküste.

Er stammt aus Australien und Tasmanien, ist aber heute in allen Mittelmeerländern verbreitet.

Er wird als Heiltee (Blätter, Knospen), Inhalation (Blätter, ätherisches Öl) oder zum Einnehmen (ebenfalls ätherisches Öl, in der Regel zusammen mit anderen Essenzen) verschrieben.

WICHTIGSTE BEKANNTE BESTANDTEILE:
Tannine, Essenz, zusammengesetzt aus 80 bis 85% Eukalyptol, Phellandren, Aromadendren, Eudesmol, Pinen, Camphen, baldriansaure, buttersaure und capronsaure Aldehyde, Äthyl- und Amylalkohole ...

Die Essenz wird mit Hilfe von Dampfdestillation aus den Blättern gewonnen.

Die ausgezeichnete antiseptische Wirkung des Eukalyptols auf die Lunge ist seit langem bekannt.

EIGENSCHAFTEN:
Innerlich:
allgemein antiseptisch, besonders aber die Luft- und Harnwege betreffend
balsamisch (hustenstillend, schleimlösend)
blutzuckersenkend (Faulds, Trabut)
rheumabekämpfend
fiebersenkend
wurmtreibend
anregend

Äußerlich:
keimtötend (das Versprühen einer 2%-Eukalyptus-Essenz-Emulsion tötet 70% der schwebenden Staphylokokken)
parasitenbekämpfend

wundheilend
vorbeugend bei ansteckenden Krankheiten, insbesondere bei Lungenkrankheiten
mückenvertreibend

ANWENDUNGSGEBIETE:

Erkrankungen der Luftwege: chronische oder akute Bronchitis, Grippe, Lungentuberkulose, Lungengangrän, Asthma, Husten
Harnwegserkrankungen: *verschiedene Infektionen, besonders durch Kolibakterien hervorgerufene*
Diabetes
verschiedene Krankheiten und Fieberzustände: Malaria, Typhus, Röteln, Scharlach, Cholera (Vorbeugung bei Scharlach und Röteln nach der Methode von Milne)
Rheuma, Neuralgien
Darmparasiten: Spulwürmer, Madenwürmer
Migräne
allgemeine Erschöpfungszustände

Äußerlich:
Verletzungen, Verbrennungen, begünstigt als Verband die Bildung von neuem Gewebe
Lungenkrankheiten, Grippe (siehe unter NB die Milne-Methode)
Stirnhöhlenentzündungen
Läusebefall (nach Sergent und Holey)
vertreibt Mücken

ANWENDUNGSARTEN:

Innerlich:
Heiltee: 3 bis 4 Blätter (oder 1 EL kleingeschnittene Blätter) pro Tasse. Eine Minute kochen und zehn Minuten ziehen lassen. 3 bis 5 Tassen täglich.
Pulver (aus den Blättern): 6 bis 10 Kapseln mit 0,50 g.
in alkoholischer Lösung: 2 bis 4 g pro Tag in einem Getränk (Kinder: 5 Tr. pro Lebensjahr täglich)
Tinktur (1/5: 1 bis 10 g pro Tag, in einem Getränk aufgelöst.
Sirup (Codex): 30 bis 100 g täglich (20 g = 0,7 g Eukalyptusblätter.
Ätherisches Öl: entweder in Tropfenform (2 bis 5 Tr. zwei- bis dreimal täglich in einer alkoholischen Lösung oder mit Honig). 52 Tr. entsprechen 1 g; Maximaldosis pro Tag: 2 bis 3 g
als Kapseln oder Perlen von 0,10 bis 0,20 g (0,20 bis 2 g täglich)

Äußerlich:
Heiltee, der in Zimmern versprüht wird (10 g auf 1 l)
Essenz: als Inhalation (10 bis 15 Tr. auf 1 Schale kochendes Wasser)

Inhalationsmischung (gegen Grippe, Stirnhöhlenentzündung, Bronchitis)
Lavendel-Essenz 1 g, Fichtennadel-Essenz 1 g, Thymian-Essenz 2 g, Eukalyptus-Essenz 4 g, Alkohol (90%) ausreichend für 150 ccm, 1 TL bis 1 EL auf eine Schale kochendes Wasser, 2 bis 3 Inhalationen täglich während 1 bis 2 Wochen.

Inhalationstabletten:
Menthol 0,001 g, Eukalyptus-Essenz 0,06 g, Thymian-Essenz 0,03 g, Benzoeharz-Tinktur 0,03 g, auf eine Tablette. 1 bis 2 Tabletten in einer Schale mit sehr heißem Wasser auflösen.
Wunden: Heiltee, verdünnte Essenz.

Verbrennungen: ölhaltige, antiseptische Mischung (entwickelt im Hôpital Broussais):
Eukalyptus- und Thymian-Essenz je 2 g, Rosmarin und Lavendel-Essenz je 3 g, Menthol 0,50 g, Methylsalicylat 1 g, Beruhigungsbalsam 100 g, Nelkenöl 1000 g, für Verbände.

Desinfizierende Mischung:
Eukalyptus-Essenz 15 g, Phenol 15 g, Terpentin-Essenz 100 g im Zimmer verdunsten lassen (z. B. auf Kompressen).

Lotion zur Mückenabwehr:
Eukalyptus-Essenz 3,5 g, Geranium-Essenz 2,5 g, Zitronenmelissen-Essenz 3,5 g, Alkohol (90%) für 90 ml, auf entblößte Körperstellen auftragen. Noch besser ist ›Stop-Insectes‹ (in Frankreich beziehbar bei Phyto-Est, 4, rue Girlenhirsch, 67400 Illkirchen-Graffenstaden, Tel.: 0033 88/67 12 22).

Notabene: Methode nach Milne: Zu Behandlung von Fieber, das mit Ausschlägen verbunden ist, besonders von Röteln und Scharlach. Verhütet Ansteckungen, ohne daß der Kranke isoliert werden müßte. Sie besteht in der wiederholten Einpinselung der Mandeln und des Rachens mit einem 10%igen Phenol-Öl, der Einpinselung der Haut mit reiner Eukalyptus-Essenz. Der Kopf des Kranken wird durch ein Tuch geschützt, das immer wieder mit Eukalyptus-Essenz besprüht wird.

Fenchel *Foeniculum vulgare (anethum foeniculum)*
Doldenblütler

Volkstümliche Namen: Brotsamen, Fenikel, Fenis, Fenkel, Frauenfenchel

Man unterscheidet zwei Arten: den milden Fenchel und den süßen oder florentinischen, den man am besten wie gekochten Sellerie ißt.

Anbaugebiete: Mittelmeerraum, Zentraleuropa, Indien, Japan, Asien, Amerika

VERWENDETE TEILE:
Wurzeln, Samen, Blätter, Essenz, die mit Hilfe von Dampfdestillation aus dem zerstoßenen Samen gewonnen wird.

WICHTIGSTE BEKANNTE BESTANDTEILE:
Ätherisches Öl: 50–60% Anehol, Fenon, Estragol, Kamphen, Phellandren ...

EIGENSCHAFTEN:
(analog zu denen von Anis, Kümmel und Koriander):

1. Wurzel
harntreibend, Natriumchlorid entziehend, die Stickstoffausscheidung fördernd (H. Leclerc), für »die, die nur tröpfchenweise pissen können« (Dioskurides).
appetitanregend
blähungsbekämpfend
das Einsetzen der Menstruation fördernd

2. Samen und Essenz
appetitanregend
verdauungsfördernd
harntreibend, die Stickstoffausscheidung fördernd, Natriumchlorid entziehend
allgemein stärkend
das Einsetzen der Menstruation fördernd
schleimlösend
krampflösend
die Muttermilchproduktion fördernd
abführend
wurmtreibend

ANWENDUNGSGEBIETE:

Innerlich:

1. Wurzel
verminderte Harnausscheidung
Harnsteine
Entzündungen der Harnwege
Gicht

2. Samen und Essenz
Blähungen
Appetitlosigkeit
Schwäche der Verdauungsorgane, schwierige Verdauung
Luftschlucken
verminderte Harnausscheidung, Harnsteine, Gicht
unzureichende Menstruation
Lungenkrankheiten
Grippe (vor allem vorbeugend)
Magenschmerzen, nervöses Erbrechen
ungenügende Muttermilchproduktion
Darmparasiten

Äußerlich:
geschwollene Brüste, blutunterlaufene Stellen, Tumore (Blätter)
Schwerhörigkeit
Pflege des Zahnfleisches

ANWENDUNGSARTEN:

1. Wurzel:
Sud: 25 g auf 1 l Wasser. 2 Minuten kochen und 10 Minuten ziehen lassen. Drei Tassen täglich (verminderte Harnausscheidung, Gicht)
Sirup aus 5 Wurzeln: kleine Stechpalme, wilder Sellerie (Eppich), Petersilie, Fenchel, Spargel: 60 bis 100 g täglich (harntreibend).

2. Samen
in Pulverform: 1 bis 4 g pro Tag
Heiltee: 1 TL pro Tasse. 10 Min. ziehen lassen. 1 Tasse nach jeder Mahlzeit.
Grippevorbeugung: Fenchelsamen kauen.

3. Essenz:
ätherisches Öl: 1 bis 5 Tr. täglich in Honig aufgelöst.
blähungsbekämpfende Mischung:
Fencheltinktur, Kümmeltinktur, Engelwurztinktur, Koriandertinktur, je 5 g.
50 Tr. in einem TL Wasser oder dünnem Tee aufgelöst nach den Mahlzeiten.
Diätgetränk bei Harnsteinen: Maisgrannen einige Sekunden aufkochen lassen, ziehen lassen, 2 TL Fenchelsamen hinzugeben, abkühlen lassen und durch ein Sieb gießen. Nach Belieben trinken.
zur Zahnpflege (stärkt das Zahnfleisch): zerstoßener Fenchelsamen, Pappelkohle und graue Chinarinde zu gleichen Teilen vermischen.

4. Blätter:
als Heiltee 30 g auf 1 l Wasser. Ein Glas nach jeder Mahlzeit (nervenstärkend, verdauungsfördernd)
frische Blätter: als Umschlag auf Tumore, blutunterlaufene Stellen und gespannte Brüste (Milchstauung).

5. Blätter, Wurzeln, Samen, Essenz: einen Sud herstellen und die Dämpfe bei *Schwerhörigkeit* mit Hilfe eines Trichters in die Gehörgänge leiten.

Notabene:

1. In hohen Dosen löst Fenchel, im Gegensatz zu grünem Anis, Krämpfe aus. Die Essenz löst bei Tieren Angstzustände aus.

2. Fenchelsamen gehört zu den vier ›warmen Samen‹ (blähungsbekämpfend, zusammen mit Anis, Kümmel und Koriander).

3. Fenchel wurde früher als ein Gegengift bei Schlangen- und Skorpionbissen betrachtet (China, Indien). Man hielt ihn ebenfalls für ein hervorragendes Mittel bei Augenkrankheiten und Fettleibigkeit.

4. Die Fenchelessenz findet auch bei der Likörherstellung Anwendung, vor allem bei dem berühmten ›ratafia‹ (zusammen mit Anis, Kümmel und Koriander), sie wird aber auch mit Schafgarbe und zerstoßenem Süßholz in Zahnpasten und Mundwasser verwendet.

Fichte (Föhre) *Pinus sylvestris* – Nadelholz

Die wilde Föhre ist in den kalten und hoch gelegenen Regionen Europas und Rußlands weit verbreitet.

Man benutzt die Zapfen, die häufig fälschlicherweise als Tannenzapfen bezeichnet werden, das eingedickte und sterilisierte Harz (Terpentin) und das ätherische Öl, das man mit Hilfe von Dampfdestillation aus den *Nadeln* gewinnt.

WICHTIGSTE BEKANNTE BESTANDTEILE:
Terpentin-Essenz (Pinen, Kamphen, Phellandren ...), Malol, ätherisches Öl: Pinen, Sylvestren, Bornylazetat, Kadinen, Pumilon ... Die Zapfen enthalten mehr als 200 g Harz pro kg.

EIGENSCHAFTEN:
Innerlich:
kräftiges Antiseptikum der Atemwege, balsamisch
Antiseptikum der Harnwege und der Leber
energiespendend, die Nebennierenrinde stimulierend

Äußerlich:
hautreizend (bei Rheumabeschwerden)
balsamisches Antiseptikum

ANWENDUNGSGEBIETE:
Innerlich:
bei allen Beschwerden der Atemwege (Schnupfen, Bronchitis, Luftröhrenentzündungen, Lungenentzündungen, Asthma)
Grippe
Beschwerden des *Harntraktes* (bei leichteren Nierenbeckenentzündungen, Blasenentzündungen und Prostataentzündungen)
Gallenblasenentzündung
Infektionen aller Art
Nierensteine
Impotenz
Rachitis
Magenschmerzen, Darmschmerzen

Äußerlich:
Lungenkrankheiten
Grippe, Stirnhöhlenentzündung
Rheuma, Gicht (Bäder)
Fußschweiß

ANWENDUNGSARTEN:
Innerlich:
Heiltee: 20–50 g Fichtenzapfen auf 1 l Wasser, 3 Tassen täglich.
Sirup aus den Zapfen: 50 bis 100 g täglich.
Tinktur: 10 bis 20 Tr. zwei- bis dreimal täglich.
ätherisches Öl: 3 bis 5 Tr. in Honig oder in alkoholischer Lösung drei- bis viermal täglich.

Äußerlich:
ätherisches Öl als Inhalation (Grippe, Stirnhöhlenvereiterung, Bronchitis)
Mischung für Inhalationen:
ätherisches Öl aus Lavendel 1 g, ätherisches Öl aus Fichtennadeln 2 g, ätherisches Öl aus Thymian 2 g, ätherisches Öl aus Eukalyptus 4 g, Alkohol zu 90%, ausreichend für 150 ccm, 1 TL oder EL auf 1 Schale kochendes Wasser. 1 bis 2 Wochen lang 2 bis 3 Inhalationen täglich.
Essenz oder Zapfen als *Bad:* Teilbad bei Fußschweiß, Entzündung der Schweißdrüsen, Vollbäder bei Rheuma und Gicht verflüssigt den Schleim und erleichtert den Auswurf.

Notabene:
1. Aus der Fichte und der Strandkiefer wird der Holzteer gewonnen.
2. Siehe unter Zimt die Rezeptur gegen Läusebefall und Krätze.
3. Die Strandkiefer *(Pinus maritima)* liefert das Bordeaux-Terpentin, das schwarze Pech, Teer usw.
4. Die Tanne *(Abies pectinata)* liefert das sogenannte Vogesen-Harz.
5. Jacques Cartier lernte 1543 von den Indianern, daß Fichtennadeln bei Skorbut heilend wirken.

Geranium (Storchschnabel) *Pelargonium odoratissimum*
Storchschnabelgewächs

Volkstümlicher Name: Wanzenkraut
Stammt aus Algerien, der Insel Réunion, Madagaskar und Guinea.
Es gibt mehr als 20 Gattungen und etwa 700 Arten.

Gegen Ende des 19. Jahrhunderts wurde die *Pelargonium capitatum* auf der Insel Réunion eingeführt, im Jahre 1900 die *Pelargonium graveolens,* die in Grasse gezüchtet wurde.

Zum Heiltee wird die ganze Pflanze verwendet; ansonsten das ätherische Öl*, das durch Dampfdestillation gewonnen wird. Die Alten hielten das Geranium für ein ausgezeichnetes Wundheilmittel, das sogar Brüche heilen und auch Krebs bekämpfen kann.

WICHTIGSTE BEKANNTE BESTANDTEILE

des ätherischen Öles: terpenhaltige Alkohole (Citronellol, Geraniol, Terpineol, Linalol, Borneol), Terpene (l-Pinen, Phellandren), Ester (Essig, Butter, Baldrian, Ameisensäure), Ketone, ein Phenol, das Eugenol.

Die Bourbon-Essenz enthält 80–90% Citronellol und 10–20% Geraniol.

EIGENSCHAFTEN:

Innerlich:
stärkend
zusammenziehend
blutstillend
antiseptisch
den Blutzuckerspiegel senkend
wurmtreibend
krebsbekämpfend (?)

Äußerlich:
wundheilend
antiseptisch
schmerzlindernd
parasitenbekämpfend
die Mücken vertreibend

ANWENDUNGSGEBIETE:

Innerlich:
verschiedene Schwächezustände (mangelnde Funktion der Nebennierenrinde)
Durchfall

---

* Zur Destillierung der Geranium-Essenz werden verschiedene *Pelargonium-Sorten* destilliert: *P. graveolens, P. capitatum, P. roseum, P. fragans.*

Magen-Darm-Entzündungen
Magengeschwüre
Gebärmutterblutungen, Blutspucken (Sud aus den Blättern)
Diabetes
Harnsteine
Sterilität
Wurmbefall
Krebs (?)

Äußerlich:
geschwollene Brüste
Wunden, Verbrennungen, Geschwüre
Angina, Entzündungen der Mundschleimhaut, Zungenentzündungen, Aphthen
Augenentzündungen
Gesichtsneuralgien, Gürtelrose
Magen- und Lendenschmerzen
Hauterkrankungen (Flechten, trockene Ekzeme)
vertreibt Mücken

ANWENDUNGSARTEN:
Innerlich:
Heiltee: 1 TL auf 1 Tasse kochendes Wasser; 10 Minuten ziehen lassen. 3 Tassen pro Tag zwischen den Mahlzeiten.
ätherisches Öl: 2 bis 4 Tr. pro Tag in Honig oder einer alkoholischen Lösung.

Äußerlich:
eine Handvoll pro l Wasser, 10 Minuten kochen lassen; bei Angina, Mundschleimhaut- oder Zungenentzündungen damit gurgeln. Oder *Tégarome* zum Gurgeln verwenden (siehe S. 298): 25 Tr. auf 1 Glas lauwarmes Wasser.
zerstoßene Blätter, die auf Wunden oder Schnittwunden gelegt werden, fördern die Heilung.
Die Blätter vertreiben Mücken.
Cremes oder Wachssalben auf Frostbeulen
Pomade bei geschwollenen Brüsten
reines oder verdünntes ätherisches Öl: Schnittwunden, Wunden, Verbrennungen (siehe *Tégarome,* S. 298)
frische Blüten, gemahlen, oder Blätter, als Auflage bei Augenentzündungen

Sud oder Umschläge mit der gekochten Pflanze bei Gesichtsneuralgien, Magen- und Lendenschmerzen, Beinödemen, geschwollenen Brüsten, trockenen Ekzemen
siehe unter Origano für eine Pomade gegen Läusebefall.

Italien – Entdeckung eines blutgerinnungshemmenden Wirkstoffes in den Blättern verschiedener Geranium-Arten

Dr. Simone Vetrano vom sizilianischen Institut für Meeresbiologie in Sciacca hat in den Blättern verschiedener Geranium-Arten, vor allem in Ziergeranien, einen Wirkstoff entdeckt, der in vitro auf menschliches Blut einen anhaltenden gerinnungshemmenden Effekt ausübt. Tierversuche haben in keinem Fall zu Blutungen, Vergiftungserscheinungen oder Veränderungen des Parenchymsystems geführt. (*Presse Médicale,* 1962)

Notabene: Das *Geranium Robertianum L.,* auch Robertskraut genannt, hat mit dem *Geranium odorantissimum* vergleichbare Eigenschaften, obwohl es zu einer anderen Art gehört. Es enthält nur wenig Essenz, die einen üblen Geruch hat, mit der des Geraniums also nicht verwechselt werden kann.

Hier ein Ausschnitt aus einem Artikel von Roger Lavergne, erschienen am 14. April 1977 in dem *Journal de l'Isle de la Réunion,* in dem er über das *Geranium Robertianum* schreibt:

»Es enthält viele Tannine (35%), besitzt gerinnungshemmende und adstringierende Eigenschaften, die bei Ruhr und Augen-, Mund-, Darm-, Nieren- und Hautentzündungen nützlich sind.

Frische, gewaschene und zerdrückte Blätter oder der Saft aus frischen Blättern können bei Wunden und Hautgeschwüren angewendet werden.«

Cazin hat auf die »sanft harntreibende Wirkung von 50 bis 100 g Saft mit Molke vermischt, bei chronischen Nierenentzündungen«, hingewiesen. Und Dr. Leclerc schreibt ihm Eigenschaften zu, die mit denen des Insulins verwandt sind, denn es vermindert den Zuckergehalt im Urin von Diabetikern.

Gewürznelke *Eugenia caryophyllata* – Myrtengewächs

Volkstümlicher Name: Gewürznägelein

Der Nelkenbaum kann zwischen 15 und 20 m hoch werden, hat hellgraue Blätter und eine glatte Rinde. Er wächst auf den Molukken, der Insel Réunion, den Antillen und Madagaskar.

VERWENDETE TEILE:

Die getrockneten Blütenknospen und die Essenz, die mit Hilfe von Dampfdestillation aus den an der Luft getrockneten Blütenknospen gewonnen wird.

Produktion: 100 000 Tonnen pro Jahr auf den Inseln Sansibar und Pemba (7/8 der Weltproduktion), 1000 Tonnen auf Madagaskar ... Ein Baum produziert im Durchschnitt jährlich 7 bis 10 kg Gewürznelken.

WICHTIGSTE BEKANNTE BESTANDTEILE:

Gummiharz, Tannin, Caryophylen, ätherisches Öl: 70–85% aus Eugenol, Azeteugenol, Methylalkohol, Methylsalicylat, Furfurol, Pinen, Vanillin, Caryophylen.

EIGENSCHAFTEN:

Innerlich:
anregend
die Gebärmutter während der Geburt kräftigend
stark antiseptisch (siehe NB). Eine 1%ige Gewürznelkenemulsion ist drei- bis vierfach so antiseptisch wie die des Phenols
magenstärkend und blähungsbekämpfend
antineuralgisch und ätzend
krampflösend
aphrodisisch (?)
wurmtreibend
krebsbekämpfend (?)

Äußerlich:
parasitenbekämpfend
antiseptisch
wundheilend
schmerzlindernd
ätzend

ANWENDUNGSGEBIETE:

Innerlich:
körperliche und geistige Schwächezustände (Gedächtnisschwierigkeiten)
Vorbereitung auf die Geburt
Vorbeugung gegen ansteckende Krankheiten (früher bei Pestepidemien verwendet)
Verdauungsstörungen, Gärungen im Magen, Durchfall

Blähungen
Zahnschmerzen
Impotenz (?)
Darmparasiten
Krebs (?)
früher empfohlen bei Kopfschmerzen, Taubheit, Wassersucht und Gicht

Äußerlich:
Krätze
Wunden, eitrige Wunden, Beingeschwüre
Zahnschmerzen
Hornhautflecken im Auge
Hauttuberkulose
vertreibt Mücken und Motten

ANWENDUNGSARTEN:
Innerlich:
2–4 Tr. der *Essenz* dreimal täglich mit Honig oder in einer alkoholischen Lösung
Vorbereitung auf die Geburt: In den letzten Schwangerschaftsmonaten die Suppen mit Gewürznelken würzen; vor der Geburt einen Heiltee aus Gewürznelken trinken.

Aphrodisische Pastillen:
Zucker 500 Teile, Mastix 12 Teile, Safran 8 Teile, Moschus 1 Teil, Ingwer 2 Teile, Gewürznelke 2 Teile, graues Ambra 4 Teile, Marum-Heiltee zum Verarbeiten des Teiges ... genügend Pastillen von 0,50 bis 1 g, täglich 4 bis 5 einnehmen
Gewürznelken in der *täglichen Küche* (Suppen, Ragouts, Marinaden)

Äußerlich:
zum Verdampfen oder Inhalieren
als Lotion, Kompressen, Mundbäder (verdünnte Essenz oder Sud aus Gewürznelken).
Vor 60 Jahren benutzte W. A. Briggs die antiseptischen Eigenschaften der Gewürznelken-Essenz zur Desinfizierung der Hände von Chirurgen, Geburtshelfern, Krankenschwestern und des Operationssaales. Außerdem behandelte er damit einfache oder eiternde Wunden und Beingeschwüre, tamponierte Abszeß-Höhlen mit Gaze-Streifen, die vorab mit reiner oder verdünnter

Essenz getränkt worden waren. H. Leclerc erinnert daran, daß die Gewürznelken-Essenz sich ausgezeichnet für Nabelverbände eignet: sie ist weder giftig noch irritierend und leicht schmerzstillend.

Ein russischer Arzt verwendete wäßrigen Gewürznelkenextrakt zur Behandlung von Hornhautflecken im Auge, sobald die Entzündung abgeklungen war. Nach dem Eintröpfeln wird der Extrakt resorbiert; die dunklen Flecken hellen sich auf, und das Hornhautgewebe wird besser ernährt.

Einreibungen mit einer alkoholischen Verdünnung (5–10%) bei Hauttuberkulose

bei Krätze: siehe unter Lavendel die Helmerich-Pomade

zum Vertreiben von Mücken und Motten: eine Orange mit Gewürznelken spicken.

Notabene:

1. Nachdem die Holländer auf den Molukken die Nelkenbaum-Plantagen bei Ternate im 17. Jahrhundert zerstört hatten, wurde die Insel von Epidemien heimgesucht, die bis dahin dort unbekannt waren, denn zuvor wurden bei Ansteckungsgefahren Orangen mit Gewürznelken gespickt.

2. Das *Eugenol* ersetzt in immer stärkerem Maße die Gewürznelken-Essenz als:

kühlendes Mittel

Antiseptikum (Lungentuberkulose: 0,8 cg täglich in Kapseln)

in der Zahnmedizin zur Desinfizierung und Ätzung.

3. *Gewürznelken-Essenz* ist Bestandteil der Koheul-Pomade, die von Arabern bei Augenkrankheiten verwendet wird.

4. *Gewürznelken-Heiltee* ist in Verbindung mit Borsäure und Glyzerin ein Konservierungsmittel für Fleisch (1 einzige Gewürznelke konserviert gekochtes Rindfleisch 24 h lang).

5. *Rezept für ein Zahnelixier:*

a) Essenz von Zimt aus Ceylon 1 g, Essenz von Sternanis 2 g, Essenz von Gewürznelken 2 g, Essenz von Pfefferminze 8 g, Benzoe-Tinktur 8 g, Koschenille-Tinktur 20 g, Guajak-Tinktur 8 g, 8 g Alkohol zu 80% 1 l, miteinander vermischen. Nach 24 h filtern. ½ TL auf 1 Glas lauwarmes Wasser.

b) Essenz von Zimt aus Ceylon 1 g, Essenz aus Anis 2 g, Essenz aus Gewürznelken 3 g, Essenz aus Pfefferminze 8 g, Benzoe-Tinktur 5 g, zerstoßenes Koschenille 5 g, Alkohol zu 80% 1 l.

6. *Aromatischer englischer Essig* (Riechsalz)
Feste Azetatsäure 635 g, Kampfer 60 g, ätherisches Öl von Lavendel 0,50 g, ätherisches Öl von Gewürznelken 2 g, ätherisches Öl von Zimt aus Ceylon 1 g.

7. Siehe unter Zimt aus Ceylon die Zusammensetzung einer Tinktur aus aromatischem Arnika, der italienischen Essenz und einer Mischung gegen Verdauungsstörungen.
Siehe unter Rosmarin das Rezept für ein aphrodisisches Bad.
Siehe im Kapitel 9 den Abschnitt ›Essig der vier Diebe‹.

8. In Westdeutschland wurde 1962 (siehe Aromatherapie, 1. Auflage 1964 und folgende) ein Betäubungsmittel auf der Basis von Gewürznelken entwickelt, das den Gebrauch von Spritzen, die auf Operationen vorbereiteten, unnötig machte und dem Patienten schon 15 bis 20 min. nach der Operation erlaubte, wieder voll zu Bewußtsein zu kommen. (Laut Cadéac und Meunier ist Gewürznelken-Essenz ein Betäubungsmittel; das Laudanum von Sydenham enthält neben Opium auch Gewürznelken-Essenz.) Doch es ist mir niemals gelungen herauszufinden, ob dieses Betäubungsmittel je in den Handel kam.

9. Gewürznelken waren lange Zeit das teuerste Gewürz und wurden jahrhundertelang als ein Wunderheilmittel betrachtet. Es ist bedauerlich, daß sie heute nicht in dem Maße in der Arzneimittelproduktion verwendet werden, in dem sie es verdient hätten.
Dagegen werden sie in vielen Getränken verarbeitet, unter anderem auch in Sherry.
Gewürznelken-Essenz findet auch in der Parfümherstellung, in der Druckfarbenindustrie und bei der Herstellung von Leimen und Lacken Verwendung.

10. Wie die meisten Essenzen, sollte auch die der Gewürznelke nicht unüberlegt verwendet werden. Übersteigt die Tagesdosis 1 g, können sich Vergiftungserscheinungen zeigen, bei hoher Dosierung schwerwiegende Probleme im zentralen Nervensystem auftreten (Cadéac und Meunier).

Ginseng *Panax ginseng* – Efeugewächs

Es gibt verschiedene Ginseng-Arten: *Panax C. A. Mayer* (Ginseng aus Korea und der Mandschurei), *Panax quinquefolium* (Amerika) und *Panax repens* (Japan) sind die wichtigsten. Ginseng aus Korea und der Mandschurei, den beiden Hauptproduktionsländern, soll über die besten therapeutischen Effekte verfügen.

Die schenkelförmigen Wurzeln, die zu Heilzwecken verwendet werden, gelten im Fernen Osten als Wundermittel, das bei fast allen Krankheiten helfen soll.

WICHTIGSTE BEKANNTE BESTANDTEILE:
Magnesium, Phosphor, Kalzium, Kalium, Silizium, Schwefel, Eisen, Kupfer ... Vitamine, vor allem aus der B-Gruppe, flüchtige Öle, Östrogen, Saponin, Glykoside, Sterole, Harze und Stärke in winzigen Spuren.

EIGENSCHAFTEN:
allgemein stärkend (insbesondere Gehirn, Herz und Geschlechtsorgane)
die Menstruation regulierend (Ginseng enthält Spurenelemente, die mit den Eierstockhormonen vergleichbar sind)
soll das Herz stärken und den Kreislauf regulieren
vorbeugend bei Infektionskrankheiten
blutzuckersenkend

ANWENDUNGSGEBIETE:
allgemeine, geistige oder sexuelle Erschöpfungszustände
Epidemien
Diabetes (laut Pr. Hong Hak Kun)

ANWENDUNGSART:
in homöopathischen Präparaten, innerhalb der chinesischen Medizin, aber auch der anderer Länder.

Notabene: Ginseng ist heute sehr in Mode. Beim Kauf von fertigen Präparaten ist es wichtig, auf den Anteil der Pflanze am Präparat zu achten, was nicht immer einfach ist. Neben seriösen Händlern gibt es auf diesem Gebiet leider sehr viele, die nur ihren finanziellen Erfolg im Auge haben, die sich aber meist durch ihre phantasievollen ›chemisch-biologischen‹ Beipackzettel verraten.

Im Gegensatz zu anderen im Heilwesen tätigen Berufsgruppen haben sich Ärzte bisher kaum auf dieses Wundermittel gestürzt. Diese Zurückhaltung ist lobenswert, denn zahlreiche Ginseng-Präparate sind durch die verschiedensten Zusätze verfälscht. Bei reinen Produkten halten sich gut verpackte Wurzeln ungefähr drei Wochen; danach verliert Ginseng an Wirksamkeit.

Der Mißbrauch von aktiv wirksamem Ginseng kann unerwünschte Effekte zur Folge haben: schmerzhaftes Anschwellen der Brüste, Überreizung des zentralen Nervensystems, niedriger oder auch hoher Blutdruck... Falls die Tagesdosis 15 g überschreitet, kann es zu Verwirrtheitszuständen kommen. Das alles ist keineswegs überraschend: »Nichts ist Gift, alles ist Gift, nur die Dosis ist ausschlaggebend.« Das Schwierige dabei ist, daß es keine allgemeinen Dosierungsvorschriften gibt, sondern die richtige Dosierung von der Konstitution des Patienten abhängt.

Ich habe mich immer geweigert, die Pythotherapie zu der sogenannten ›sanften Medizin‹ zu zählen; ich glaube, das oben Gesagte bestätigt mich.

Heiligenkraut *Santolina chamoecyparissus*
Synandrische Pflanze

Das Heiligenkraut wächst in der Bergwelt Europas und hat sich inzwischen so akklimatisiert, daß es auch in Gärten gezogen werden kann.

VERWENDETE TEILE:
Samen, ätherisches Öl

EIGENSCHAFTEN:
wurmtreibend
anregend
krampflösend
das Einsetzen der Menstruation fördernd

ANWENDUNGSGEBIETE:
Spul- und Madenwürmer

ANWENDUNGSARTEN:
Samen:
1 TL auf 1 Tasse kochendes Wasser, 10 Minuten ziehen lassen. Jeden Morgen bei abnehmendem Mond eine Woche lang eine Tasse. Die Kur drei Monate lang wiederholen.
Samenpulver:
Kapseln zu 0,50 g (4 bis 8 täglich) oder 2 bis 4 g mit Honig.

Ätherisches Öl:
3 bis 10 Tropfen in Kapseln zwei- bis dreimal täglich, mit viel Flüssigkeit.
Wurmtreibendes Mittel für Kinder (nach H. Leclerc):
Heiligenkrautsamen in Pulverform 2 g, Sirup von Pfirsichblüten 30 g, einfacher Honigsirup 70 g.

Ingwer *Zingiber officinale*
Ingwergewächs

Ingwer stammt aus Indien, China und Java und wird heute auch auf den Philippinen und Tahiti angebaut.

Eines der seit der Antike bis ins Mittelalter hinein am meisten geschätzten Gewürze und Drogen.

VERWENDETE TEILE:
Wurzeln, Essenz, durch Dampfdestillation aus den Wurzeln gewonnen.

WICHTIGSTE BEKANNTE BESTANDTEILE:
ein Oleo-Harz, das Gingenol enthält, zusammengesetzt aus verschiedenen Phenolen, Gingerone, Zingizeren usw.

EIGENSCHAFTEN:
Innerlich:
appetitanregend
magenstärkend
blähungsverhindernd
antiseptisch
anregend
kräftigend
gegen Skorbut
fiebersenkend

Äußerlich:
schmerzlindernd
bei Augenentzündungen (?)

ANWENDUNGSGEBIETE:
Innerlich:
Appetitlosigkeit
Verdauungsschwierigkeiten
Blähungen

Durchfall
Vorbeugung bei ansteckenden Krankheiten
Impotenz

Äußerlich:
rheumatische Schmerzen
Angina
grauer Star (siehe NB)

ANWENDUNGSARTEN:

Innerlich:
als Gewürz beim Kochen und Backen (in England, Deutschland und vielen asiatischen Ländern)
Essenz: 1 bis 3 Tr. mehrmals täglich mit Honig
Tinktur: 10 bis 20 Tr. vor dem Essen, allein oder in Verbindung mit Wermut-Tinktur
Ingwer-Tinktur 10 g, Wermut-Tinktur 5 g, 20 bis 30 Tr. vor dem Essen (H. Leclerc).

Äußerlich:
rheumatische Schmerzen: Einreibungen mit folgender Lösung (H. Leclerc)
Ingwer-Tinktur 40 g, Origano-Essenz 2 g, Rosmaringeist 60 g.

Mein persönliches Rezept:
Ingwer-Tinktur 180 g, Origano-Essenz 6 g, Wacholder-Essenz 6 g, Zypressen-Essenz 3 g, Terpentin-Essenz 12 g, Rosmaringeist zum Auffüllen 500 ml, 2 bis 3 Wochen lang zwei- bis dreimal täglich die schmerzenden Stellen mit dieser Lösung einreiben, auch wenn die Schmerzen bereits nach zwei oder drei Tagen abgeklungen sind.

Angina, die von Ödemen begleitet wird: Zum Gurgeln ½ TL Ingwer-Tinktur in einem Glas mit abgekochtem, lauwarmem Wasser auflösen.

Notabene:

1. Ingwer ist ein wichtiger Bestandteil zahlreicher Erfrischungsgetränke (Ginger-Ale, Ginger-Brandy, Soda ...)

2. Destilliertes Ingwer-Wasser wurde früher als eines der besten Heilmittel bei Augenleiden (vor allem bei grauem Star) angesehen.

3. Im Senegal und in Fouta-Djalon binden sich Frauen, die die Gefühle ihrer Männer wieder erwecken wollen, Gürtel aus Ingwer-Knollen um (laut G. Capus und D. Bois).

4. Ingwer in Form von Pulver »wird den Pferden in den Hintern geblasen, damit sie den Schweif hochhalten, ein Zeichen von Kraft und Rasse, von Pferdenarren sehr geschätzt« (Dr. H. Leclerc).

Echte oder deutsche Kamille *Matricaria chamomilla oder Matricaria discoidea* – Korbblütler

Aus der echten Kamille wird das Kamillen-Öl gewonnen, das äußerlich angewendet wird. (*Volkstümliche Namen:* Laugenblume, Hermel, Hermelin, Mutterkraut.)

VERWENDETE TEILE:
Blüten, Samen

WICHTIGSTE BEKANNTE BESTANDTEILE:
Essenz (Äther aus Capryl- und Monylsäuren, ein Kohlenhydrat) und das *Azulen* (1%)

EIGENSCHAFTEN:
krampflösend
schmerzlindernd
anregend
schweißtreibend
fiebersenkend
gallensäurebildend
bakterienbekämpfend
wurmtreibend (Spul- und Madenwürmer)
das Einsetzen der Menstruation fördernd (laut Gibbs und Brown)
sanftes Nervenberuhigungsmittel (Kinder)
soll die Anzahl der Leukozyten verdreifachen (laut Dady)
entzündungshemmend und wundheilend (laut Eichholz)

ANWENDUNGSGEBIETE:
Innerlich:
Migränen
Neuralgien (hauptsächlich *Gesichtsneuralgien,* laut Lecointe und H. Leclerc)
schmerzendes Zahnen der Kinder
Schwindelanfälle

Beschwerden bei der Post-Menopause
Schlaflosigkeit
Appetitlosigkeit
Verdauungsbeschwerden, Blähungen
Magen- und Darmgeschwüre
Verdauungsstörungen bei Kindern (Durchfall, Magen- und Darmkrämpfe)
Kinderkrankheiten
Dünndarmentzündung
Blutarmut
Leber- und Milzschwellungen
nervöse Depressionen und Krisen
Reizbarkeit
Krämpfe
Menstruationsbeschwerden oder Ausbleiben der Menstruation aufgrund nervöser Beschwerden
Kreuz- und Kopfschmerzen bei *Grippe* (laut H. Leclerc)
Darmparasiten (Spul- und Madenwürmer)
Wechselfieber; Fieber nervösen Ursprungs

Äußerlich:
Bindehautentzündungen der Augen
entzündliche Hautkrankheiten
Verbrennungen, Furunkel, Flechten, Ekzeme
einfache oder infizierte Wunden
Jucken der Scham, Nesselsucht
Rheumaschmerzen, Gichtschmerzen

ANWENDUNGSARTEN:
Innerlich:
Heiltee: 1 EL auf 1 Tasse kochendes Wasser, 10 Minuten ziehen lassen (laut Leclerc 1 Stunde), abseihen, dabei auspressen. 1 Tasse zwischen den Mahlzeiten (sehr bitter).
Pulver: 2 bis 5 g täglich, in Kapseln. »Frisches Blütenpulver der *Anthemis nobilis* oder *Matricaria chamomilla,* mit Zucker zerstoßen: 4 g auf sechs Kapseln innerhalb von 24 Stunden zwischen den Mahlzeiten einzunehmen« (laut H. Leclerc).
Muttertinktur: Erwachsene: 10 Tr. auf 1 Stück Zucker nach den Mahlzeiten; Kinder: 2 bis 3 Tr. in etwas Wasser oder Milch, zweimal täglich
Zäpfchen oder Waschungen: 0,75 bis 1 g Pulver (nicht reizend)

Äußerlich:
bei Bindehaut- oder Lidentzündungen: 1 EL Blüten auf 1 Tasse Wasser. Zum Kochen bringen und 10 Minuten ziehen lassen. Die Augen damit spülen.
Gegen Rheuma- oder Gichtschmerzen: Kamillenöl:
getrocknete Blüten 20 g, Olivenöl 100 g, zwei Stunden im Wasserbad erhitzen, abseihen, dabei fest ausdrücken, filtern. Bei Verwendung als Massageöl 10 g Kampfer hinzufügen.
Bei Hauterkrankungen, Verbrennungen, Furunkel, Flechten und Ekzemen als Badezusatz (Sud), als Kompressen oder Waschungen (wirkt *entzündungshemmend,* entspannend und desodorierend).

Notabene: Bei Azulen handelt es sich um einen in der Kamillen-Essenz entdeckten Fettkörper, dessen Eigenschaften hauptsächlich von deutschen Forschern und in Frankreich von Caujolle untersucht wurden: es wirkt wundheilend und entzündungshemmend. In zahlreichen Experimenten wurden seine bemerkenswerten Wirkungen bei verschiedenen Hautentzündungen nachgewiesen, so bei Ekzemen, Beingeschwüren, Juckreiz in der Scham, bei Nesselsucht, aber auch bei chronischer Gastritis, Dickdarm- und Blasenentzündungen und bestimmten Formen von Asthma.

Azulen kommt auch in anderen Essenzen, so in der Wermut- und der Patschulie-Essenz vor.

Römische oder edle Kamille *Anthemis nobilis*
Körbchenblütler

VERWENDETE TEILE:
Blüten, Pflanze, Essenz

WICHTIGSTE BEKANNTE BESTANDTEILE:
die durch Dampfdestillation aus den Blüten gewonnene Essenz (Isobutyryl- und Engelwurz-Äther, Bitterstoffe, eine bestimmte Kampfer-Art, Anthemen, Sesquiterpene: Azulen, Artemol), Harz, Gummi, Phytosterol, Kalzium, Schwefel ...

EIGENSCHAFTEN (zum Teil seit der Antike bekannt):
Innerlich:
stärkend
krampflösend

schmerzlindernd
leichtes Nervenberuhigungsmittel (Kinder)
appetitanregend
stimulierend (erhöht die Anzahl der weißen Blutkörperchen)
magenanregend, verdauungsfördernd
blutbildend
wurmtreibend
das Einsetzen der Menstruation fördernd
wundheilend (Darmgeschwüre und -reizungen)
bakterienbekämpfend
fiebersenkend
schweißtreibend
gallensäurebildend

Äußerlich:
antineuralgisch (Rheuma, Gicht)
lindernd bei Augenschmerzen
entzündungshemmend und wundheilend (laut Eichholz)

ANWENDUNGSGEBIETE
(innerlich und äußerlich):
siehe echte Kamille

ANWENDUNGSARTEN:
Innerlich:
Heiltee: 5 bis 10 *Blüten* pro Tasse, eine Tasse vor dem Essen: bei *Appetitlosigkeit* (laut Alimat).
Pulver: 2 bis 10 g täglich in Honig
Essenz: 2 bis 4 Tr. zwei- bis dreimal täglich in einer alkoholischen Lösung oder mit Honig.
Als *Wurmmittel:* 1 EL der kleingeschnittenen Pflanze pro Tasse zum Kochen bringen, 10 Minuten ziehen lassen. Morgens auf nüchternen Magen und vor den Mahlzeiten je 1 Tasse.

Äußerlich:
siehe echte Kamille

Notabene:

1. Unter dem Stichwort Rosmarin siehe Rezept für ein die Libido steigerndes Bad.

2. Früher wurde Kamillenaufguß nach der Haarwäsche zum Spülen als Mittel gegen Haarausfall verwendet. Heutzutage benutzt man Kamille hauptsächlich zum Aufhellen der Haare.

Knoblauch *Allium sativum*
Liliengewächs

Der Knoblauch ist als Gewürzpflanze seit der frühen Antike bekannt. Der griechische Arzt Galenos bezeichnete ihn als ›Wunderheilmittel der Bauern‹. Die Ägypter erhoben ihn in den Rang einer Gottheit. Die Arbeiter, die die Pyramiden errichteten, bekamen pro Tag eine Knoblauchzehe zugeteilt, aufgrund der stärkenden und antiseptischen Eigenschaften, die damals schon bekannt waren. Auch bei den Hebräern, Griechen und Römern wurden dem Knoblauch Wunderkräfte zugeschrieben. In Spanien, Sizilien, Ägypten und Algerien wächst er wild, im übrigen Europa wird er angebaut.

Volkstümliche Namen: Knobel, Knoflak, Knofel, Gruserich

VERWENDETE TEILE:
die Knolle bei der Zubereitung von Speisen sowie von bestimmten pharmazeutischen Präparaten, sowie die *Essenz* (wird relativ selten verwendet).

WICHTIGSTE BEKANNTE BESTANDTEILE:
Schwefelglykoside, flüchtiges Öl (Mischung aus Schwefel und fast reinem Allyloxyd, laut Wertheim), Schwefel, Jod, Silizium, Stärke, zwei antibiotische Elemente: Allizin und Garlizin laut L. Binet, Allistatine I und II, die bei Staphylokokken große Wirkung zeigen ...

EIGENSCHAFTEN:
Innerlich:
antiseptisch (Darm und Lunge); die Essenz wird zum Teil über die Lunge ausgeschieden
bakterienbekämpfend (innerlich wie äußerlich, laut Torotsew und Filatova)
stärkend (vergleichbar mit Chinarinde)
allgemein *anregend* (besonders Herz und Verdauungsorgane)
kreislaufanregend
blutdrucksenkend (wirkt nach Loeper auf Arterien und Kapillaren gefäßerweiternd)
verlangsamt den Puls
krampflösend
das Gleichgewicht der Drüsen fördernd

die Sklerose bekämpfend (löst Harnsäure auf und wirkt blutverdünnend)
harntreibend
bekämpft Arthritis und Gicht
appetitanregend
magenstärkend (unterstützt die Verdauung schleimiger und klebriger Nahrungsmittel)
blähungsverhindernd
wurmtreibend
fiebersenkend
allgemein stärkend

Äußerlich:
hühneraugenauflösend
wundheilend
parasitenbekämpfend
schmerzlindernd
auflösend
allgemein stärkend

ANWENDUNGSGEBIETE:
Innerlich:
Vorbeugung und Behandlung von *Infektionskrankheiten* (Grippeepidemien, Typhus, Diphtherie)
Durchfall, *Ruhr* (laut Marcovici)
Lungenerkrankungen: chronische Bronchitis, Tuberkulose, Lungengangrän (laut Loeper und Lemierre), Grippe, Schnupfen ...
Asthma und Lungenblähung (verändert die Lungensekretion)
Keuchhusten (laut H. Leclerc)
allgemeine Schwächezustände
Darmkrämpfe
Verdauungsschwäche
Bluthochdruck (Pouillard)
Herzschwäche
bei bestimmtem Herzjagen
Gefäßkrämpfe, Kreislaufbeschwerden
Krampfadern, Hämorrhoiden
Störung des Drüsengleichgewichts
Arteriosklerose, Altersbeschwerden
Übergerinnbarkeit des Blutes, zuviel Blut
Rheuma, Gicht, Arthritis

verminderte Harnausscheidung
Beinödeme
Wassersucht
Harnsteine
Tripper
Appetitlosigkeit
Verdauungsbeschwerden
Blähungen
Darmparasiten (Spul-, Maden- und Bandwürmer)
Vorbeugung gegen Krebs (aufgrund seiner Eigenschaft, der Darmfäulnis entgegenzuwirken)

Äußerlich:
Hühneraugen, Warzen, Schwielen
einfache und infizierte Wunden, Geschwüre, Krätze, Schorf
Ohrenschmerzen, rheumatische Schmerzen
Wespen- und Insektenstiche
kalte Abszesse, Gelenktuberkulose, Zysten
allgemeine Schwächezustände

ANWENDUNGSARTEN:
Innerlich:
möglichst *roh* in Salatsaucen, ganz allgemein bei der Zubereitung von Speisen
morgens 1 bis 2 Knoblauchzehen (Gicht, allgemeiner Gesundheitszustand). Das von mir empfohlene System: abends 2 Knoblauchzehen mit etwas Petersilie hacken, mit Olivenöl vermengen, morgens aufs Brot streichen.
Knoblauchtinktur $\frac{1}{50}$: zweimal täglich 10 bis 15 Tr. (Tageshöchstdosis 30 Tr.), als Kur angewendet. Zwischen den Kuren einige Tage Pause einlegen.
Weingeistlösung mit frischen Knollen: 20 bis 30 Tr. zweimal täglich (chronische Bronchitis, Lungenblähung, Keuchhusten, Bluthochdruck).
Gegen Darmparasiten: 3 bis 4 geriebene Zehen in eine Tasse mit kochendem Wasser oder Milch geben, die Nacht über ziehen lassen, am nächsten Morgen auf nüchternen Magen trinken. Insgesamt drei Wochen lang
oder 25 g in einem Glas Wasser oder Milch 20 Min. ziehen lassen; 3 bis 4 Tage lang zwei Gläser täglich bei abnehmendem Mond; die Kur jeden Monat wiederholen.

Gegen Bandwurm: eine große Zehe reiben. 20 Min. in Milch kochen, jeden Morgen auf nüchternen Magen trinken, bis der Wurm abgeht (vor dem Mittagessen nichts anderes trinken!). Knoblauchsaft: 20 g in 200 g lauwarmer Milch auf nüchternen Magen *(wurmtreibend).*
Wurmtreibender Sirup:
zerdrückte Knoblauchzehen 500 g, kochendes Wasser 1 Liter, eine Stunde ziehen lassen, filtern. 1 kg Zucker hinzugeben. Morgens nüchtern 30 bis 60 g (2 bis 3 EL).

Zur Neutralisierung des Knoblauchgeschmackes 2 oder 3 Kaffeebohnen, Anis- oder Kümmelsamen, Kardamon (H. Leclerc), 1 Apfel oder etwas Petersilie langsam kauen.

Äußerlich:
Mit Fett und Öl zerstoßener Knoblauch ergibt eine Salbe, den sogenannten *Teufelssenf;* bei *Gelenktuberkulose* wirkt diese Salbe auflösend.
Desinfizierung von Wunden und Geschwüren: Knoblauchsaft in 10%iger Verdünnung (1 bis 2% Alkohol in der Verdünnung); oder Knoblauchessig: 30 g geriebenen Knoblauch 10 Tage in ½ l Essig ziehen lassen.
Krätze, *Grind:* mit einer Mischung aus 1 Teil Knoblauch und 2 Teilen Kampferöl einreiben. Oder mit einem Knoblauchsud waschen: 6 Zehen auf 1 l Wasser.
Bei *Rheuma* mit der gleichen Mischung einreiben; ebenfalls bei allgemeinen Schwächezuständen (entlang der Wirbelsäule einreiben).
Bei *Schwerhörigkeit,* die auf Rheuma zurückzuführen ist, jeden Abend einen mit Knoblauchsaft getränkten Tampon ins Ohr einführen.
Bei *Ohrenschmerzen* eine Gaze mit geriebenem Knoblauch ins Ohr einführen (die Gaze muß so lang sein, daß man sie problemlos wieder herausziehen kann!).
Hühneraugen, Warzen, Schwielen: eine geriebene Knoblauchzehe abends als Pflaster auflegen, die gesunde Haut dabei schützen. Erfolg innerhalb von 14 Tagen. Oder: eine heiße, im Ofen gebackene Knoblauchzehe mehrmals am Tag auflegen. Oder: Eine Scheibe Knoblauch zurechtschneiden, auf dem Hühnerauge festbinden, den Verband morgens und abends erneuern.

Gegen *Warzen und kleine Zysten:* mehrmals am Tag mit einem Stück Knoblauch einreiben; gegen Ende der Behandlungszeit Heilerde unter kleinen Pflastern mehrmals auflegen.
Wespen- und Insektenstiche: den Dorn aus der Wunde ziehen und den Stich mit Knoblauch einreiben.

Notabene:

1. Knoblauch bekommt Menschen mit Hautleiden, Flechten, Magen- und Darmreizungen nicht; auch stillende Mütter sollten vorsichtig sein, denn er verändert die Zusammensetzung der Milch und kann so bei Säuglingen Koliken auslösen. Auch bei Blutandrang in den Lungen, starkem und trockenem Husten, Bluthusten und Fieber sollte man ihn vermeiden (laut Leclerc).

2. Gemäß einem alten Brauch wirken Knoblauchzehen, die den Kranken in einem Säckchen um den Hals gebunden oder auf dem Nabel befestigt werden, wurmtreibend und vorbeugend gegen Infektionskrankheiten.

3. Zerstoßene Knoblauchzehen können, als *Pflaster* angewendet, Senfmehl ersetzen. Bei bestimmten *Rheumaleiden* fördern Knoblauchumschläge die Durchblutung.

4. Bei Typhus-Fieber wird folgende Behandlung empfohlen: Die Füße des Kranken mit einem Breiumschlag aus geriebenem Knoblauch, gehackten Zwiebeln und zerstoßenen Brennesselblättern umwickeln, mit einer warmen Decke umhüllen, den Vorgang jede Stunde erneuern.

5. 1914 wurde im Metropolitan Hospital in New York eine großangelegte Untersuchung der Tuberkulose durchgeführt (1000 Patienten). Unter den 56 erprobten Behandlungsmethoden schloß die Behandlung mit Knoblauch (unter den pflanzlichen Behandlungsformen) am besten ab.

6. *Knoblauchtinktur* (Herstellung):
Knoblauchzehen 50 g, Alkohol zu 60% 250 g.
Die Zehen schälen, kleinschneiden und 10 Tage in Alkohol legen. Häufig schütteln. Auspressen und filtern.
Verwendung: innerlich als *Antiseptikum, zur Gefäßerweiterung und Senkung von zu hohem Blutdruck,* auch bei Sklerose, Rheuma und Asthma empfohlen (in diesem Fall während eines Anfalls einige Tropfen auf ein Stück Zucker träufeln).

Koriander *Coriandrum sativum* – Doldenblütler

Dieses Gewürz wird vor allem in Zentraleuropa, Rußland und Marokko angebaut.

Koriander zeichnet sich durch die Fähigkeit aus, sich in verschiedenen Gebieten akklimatisieren zu können; über die Ägypter gelangte die Pflanze auf unseren Kontinent, und im 18. Jahrhundert war sie um Paris schon weit verbreitet.

VERWENDETE TEILE:
Frucht, ungenau oft auch als Samen bezeichnet; *Essenz,* die durch Dampfdestillation der pulverisierten Frucht erzielt wird (Ertrag: 1%).

WICHTIGSTE BEKANNTE BESTANDTEILE:
Essenz (90% Koriandrol, ein Isomer des Borneol, Geraniol, Pinen, Cineol, Terpinen usw.).

EIGENSCHAFTEN (vergleichbar mit denen von Kümmel und Anis):
Innerlich:
blähungsbekämpfend
magenstärkend
anregend
nach Ansicht mancher Forscher das Gedächtnis stützend und aphrodisisch

Äußerlich:
schmerzlindernd

ANWENDUNGSGEBIETE (ähnlich wie von Kümmel und Anis):
Innerlich:
Luftschlucken
Verdauungsschwierigkeiten, Blähungen
Krämpfe
nervöse Appetitlosigkeit und nervöse Erschöpfungszustände

Äußerlich:
rheumatische Schmerzen

ANWENDUNGSARTEN:
Innerlich:
Heiltee: 1 TL Samen pro Tasse, zum Kochen bringen und 10 Minuten ziehen lassen. Eine Tasse nach jeder Mahlzeit.
Tinktur: 10 bis 20 Tr. nach den Mahlzeiten

Essenz: 1 bis 3 Tr. zwei- bis dreimal pro Tag nach den Mahlzeiten in etwas Honig aufgelöst.

Äußerlich:
als Lotion oder Pomade gegen rheumatische Schmerzen.

Notabene: Frisch hat die Frucht, die so groß ist wie ein Pfefferkorn, einen merkwürdigen Wanzengeruch; erst getrocknet riecht sie angenehm. Als frischer Pflanzensaft in geringen Dosen genossen, hat die Koriander-Essenz ähnliche Wirkungen wie der Alkohol: sie regt zuerst an und verursacht anschließend Depressionen. In höheren Dosen löst sie totale Betrunkenheit und tiefe Niedergeschlagenheit aus (Cadéac und Meunier).

Koriander wird als Gewürz verwendet, außerhalb der deutschen Grenzen auch als Geschmacksträger bei der Bierproduktion. In Algerien dient er, mit Salz und Pfeffer vermischt, zur Konservierung von Fleisch.

Außerdem findet er in zahlreichen Likören und Marinaden Anwendung. Er gehört in jeden Melissengeist. Koriander ist ein wichtiger Bestandteil der *vier heißen Samen* (blähungsbekämpfend, zusammen mit Anis, Kümmel und Fenchel).

Das berühmte Toilettenwasser, das die Karmeliterinnen in Paris im 18. Jahrhundert herstellten, verdankte seinen Erfolg zum Teil dem Koriander.

Kümmel *Carum carvi*
Doldengewächs

Volkstümliche Namen: Brotkümmel, Feldkümmel, Garbe, Kimmich, Kumach, Wiesenkümmel

Kümmel wird vor allem in Deutschland, Holland, Skandinavien und in Sibirien angebaut.

VERWENDETE TEILE:
Samen, Essenz

WICHTIGSTE BEKANNTE BESTANDTEILE:
Essenz, die durch Dampfdestillation aus den gemahlenen Früchten gewonnen wird (Carvon, zu den Ketonen gehörend, 45–60%, eine Kohlenstoffverbindung, das Carven, 30%, ein Alkohol . . .) Kümmel-Essenz war die erste deterpenierte Essenz, die 1876 in den Handel gelangte.

EIGENSCHAFTEN (verwandt mit denen des Anis):
Innerlich:
anregend
magenstärkend
appetitanregend
krampflösend
blähungsbekämpfend
harntreibend
wurmtreibend
die Monatsblutungen erleichternd
die Muttermilchproduktion fördernd

Äußerlich:
parasitenbekämpfend

ANWENDUNGSGEBIETE:
Innerlich:
Appetitlosigkeit
Verdauungsbeschwerden
nervöse Verdauungsstörungen
Magenkrämpfe
Schwindelzustände
Luftschlucken
Gärungen im Magen-Darm-Bereich
beschleunigter Herzschlag, Herzflattern
Darmparasiten
Menstruationsbeschwerden
ungenügende Muttermilchproduktion (?)

Äußerlich:
wird in Zahnpasten mitverwendet
Hundekrätze

ANWENDUNGSARTEN:
Heiltee aus den Samen: 1 TL auf 1 Tasse kochendes Wasser, 10 Minuten ziehen lassen. Eine Tasse nach jeder Mahlzeit.
Essenz: 1 bis 3 Tr. zwei- bis dreimal täglich in einer alkoholischen Lösung oder in Honigwasser.
Kümmelschnaps:
Kümmelsamen 40 g, Zucker 200 g, Alkohol 1 l, 8 bis 10 Tage ziehen lassen, dann filtern. Nach den Mahlzeiten ein kleines Likörglas.

Notabene:

1. Kümmel wird in der deutschen, englischen und arabischen Küche häufig verwendet (in Gebäck, Saucen, Würsten, Sauerkraut, Brot ...).

Außerdem dient er zur Herstellung des sogenannten ›Kümmels‹, einem Schnaps.

Zusammen mit dem Samen von Anis, Koriander und Fenchel gehört er zu den blähungsbekämpfenden *vier heißen Samen,* die zu gleichen Teilen gemischt werden.

2. Gminer schlug 1907 folgendes Rezept gegen die Hundehaarkrätze vor:
Kümmel-Essenz 10 g, Alkohol 10 g, Rizinusöl 150 g, zum Einpinseln.

Lavendel *Lavandula officinalis*
Lippenblütler

Der Lavendel ist eine *sehr kostbare Pflanze,* die in Südfrankreich, Italien, Dalmatien in Höhen zwischen 700 m und 1400 m wächst und sich durch viele günstige Eigenschaften auszeichnet – die französische Sorte, die älteste uns bekannte, wird am meisten geschätzt.

VERWENDETE TEILE:
Blüten und ätherisches Öl, das durch Dampfdestillation der Pflanze gewonnen wird (in Frankreich werden pro Jahr zwischen 75000 und 150000 kg Lavendel-Essenz produziert).

WICHTIGSTE BEKANNTE BESTANDTEILE:
Linalyl-Äther, Geranyl-Äther (35–55% Linalylazetat), Geraniol, Linalol, Cineol, d-Borneol, Limonen, 1-Pinen, Carophyllen, Butter- und Valeriansäure, Cumarin ...

EIGENSCHAFTEN:
Innerlich:
krampflösend (in hoher Dosierung erregend)
schmerzlindernd, *wirkt auf die Gehirn- und Rückenmarkszentren beruhigend* (Gehirn und Rückenmark, bei Aufnahme über den Verdauungstrakt oder die Haut, laut Cadéac und Meunier)
antiseptisch, bei innerlicher wie äußerlicher Anwendung bakterienbekämpfend (laut J. Marchand, Forgues und P. Neurisse)

die Gallenproduktion fördernd
harn- und schweißtreibend
stärkend, besonders das Herz
die Herznerven beruhigend
rheumabekämpfend
die Produktion der Magensäfte anregend
die Darmbewegungen fördernd
migränebekämpfend
wurmtreibend
das Einsetzen der Monatsblutung fördernd
blutdrucksenkend (laut Cajolle und Cazal)

Äußerlich:
wundheilend
antiseptisch
Parasiten und Insekten bekämpfend
Schlangen- und andere Tiergifte bekämpfend
das Nervensystem regulierend

ANWENDUNGSGEBIETE:
Innerlich:
Reizbarkeit, Krämpfe, Schlaflosigkeit
Fieberausschläge, *Infektionskrankheiten*
Melancholie, Neurasthenie
Erkrankungen der Atemwege: Asthma, Husten, Keuchhusten,
Grippe, Bronchitis, Tuberkulose
Harnverhaltung
Rheuma
Schwächezustände bei Kindern
Magen- und Darmschwäche (Verdauungsstörungen, Blähungen)
Migränen, Schwindelzustände, Hysterie, *Folgeerscheinungen von Lähmungen*
Dünndarmentzündungen (Durchfall)
Typhus
Blasenentzündungen, *Tripper*
Skrofulose, Bleichsucht
Darmparasiten
ungenügende Monatsblutungen
Weißfluß
Bluthochdruck

Äußerlich:
Wunden aller Art: normale, schlecht heilende (Beingeschwüre), infizierte, brandige, syphilitische, wuchernde; Analfisteln)
chronische Ekzeme im Damm- und Analbereich
Weißfluß
Brandwunden
Lungenkrankheiten
Akne
Insektenstiche, Zusatzbehandlung bei Schlangenbissen
Läusebefall,
Krätze
Haarausfall

ANWENDUNGSARTEN:
Innerlich:
Heiltee: 1 TL Blüten auf 1 Tasse kochendes Wasser, 10 Min. ziehen lassen, 3 Tassen täglich zwischen den Mahlzeiten.
Lavendelgeist: 40 Tr. viermal täglich in etwas Wasser (harntreibend)
ätherisches Öl: 2 bis 5 Tr. in Honig aufgelöst oder in einer alkoholischen Lösung, zwei- bis dreimal täglich. Zur Schmerzlinderung: 1 g nüchtern; setzt die Empfindlichkeit herab und dämpft das Denkvermögen, ohne es auszuschalten.
Bei Geschlechtskrankheiten täglich 2 bis 10 Perlen mit 0,5 bis 1 mg deterpenierter Lavendel-Essenz (antiseptisch und schmerzlindernd, den Essenzen von Sandelholz, Zeder und Kopavi vorzuziehen).
Heiltee aus fünf Blüten: harntreibend bei Infektionskrankheiten und Fieberausschlägen (nach H. Leclerc).
Lavendelblüten 10 g, Ringelblumenblüten 5 g, Borretschblüten 5 g, Ginsterblüten 5 g, Ackerstiefmütterchenblüten 5 g, 1 EL auf 1 Tasse kochendes Wasser, 10 Min. ziehen lassen, 3 Tassen täglich.

Äußerlich:
Sud: 1 Handvoll Blüten auf 1 l Wasser. 10 Minuten kochen lassen. Mit 1 l Wasser auffüllen. Als Vaginalinjektionen bei Weißfluß.
1 Handvoll auf ½ l Olivenöl; im Wasserbad 2 Stunden erwärmen, 1 Nacht ziehen lassen, durch ein Tuch filtern und trockene Ekzeme damit betupfen.

Lavendelgeist: als Lotion und zum Einreiben (Rheuma)
Essenz: zum Auswaschen, Ausspülen und Verbinden von *Wunden,* auch von *Brandwunden:*
deterpenierte Lavendel-Essenz 100 g, Natriumsulforizinat (33%) 900 g, in Wasser stark verdünnt (2 bis 4%); auch zum Verdampfen in *öffentlichen Räumen* (Verdünnung: 2%)
eine bakterienbekämpfende Mischung (für langsam heilende Wunden):
Thymian-Essenz und Lavendel-Essenz zu gleichen Teilen oder deterpenierte Zitronen-Essenz und Carvacrol zu gleichen Teilen.
Ebenfalls bei Wunden und Brandwunden: Lavendel-Essenz in Verbindung mit anderen Essenzen in ›Tégarome‹, entweder in Wasser verdünnt oder unverdünnt aufgetragen.
Aromatisches Öl zum Bepinseln von *schlecht heilenden Wunden:*
Lavendel-Essenz 10 g, Olivenöl 100 g.
Syphilitische Wunden, Schanker, Analfisteln, Haarausfall: mit deterpenierter Lavendel-Essenz betupfen.
Weißfluß, Intimpflege:
Borax-Pulver 100 g, deterpenierte Lavendel-Essenz 5 g, in Portionen à 10 g aufteilen; jede Portion mit 1 l Wasser verdünnen, lauwarm als Vaginalinjektion anwenden.
Pomade für Analschrunden (nach Meurisse):
deterpenierte Lavendel-Essenz 1 g, Vaseline-Öl 5 g, Zinkoxyd 10 g, Wismut-Nitrat 4 g, weiße Vaseline 15 g.
Helmerich-Pomade (gegen Krätze):
Tragantgummi 1 g, Kaliumkarbonat 50 g, Schwefelsublimat 100 g, Glyzerin 200 g, Lavendel-Essenz 1 g, Zitronen-Essenz 1 g, Pfefferminz-Essenz 1 g, Gewürznelken-Essenz 1 g, Zimt-Essenz 1 g.
Stimulierende Lotion (nach Sabouraud):
Lavendel-Essenz-Tinktur 30 g, reines Azeton 30 g, reines Natriumnitrat 0,50 g, Pilokarpin-Nitrat 0,050 g, destilliertes Wasser 30 g, Alkohol zu 90% 250 ml, mit dieser Lotion die Kopfhaut täglich einreiben.
Insektenstiche: Lavendel-Essenz und Alkohol zu gleichen Teilen mischen, den Stich damit einreiben.
Allgemeine Bäder (besonders für gebrechliche und schwache Kinder: Dem Badewasser Lavendel-Sud oder -›Milch‹ beigeben.

Diese Bäder wirken beruhigend (Schlaflosigkeit, nervöse Störungen). Möglichst abends nehmen, mit Rosmarin-, Fichtennadeln-, Algen- und Kalmus-Bädern abwechseln.

Der große Lavendel *(Lavandula spica)* wächst am Meeresrand bis zu 500–600 m Höhe. Seine Essenz wirkt beruhigend auf das zentrale Nervensystem.

Diese Essenz enthält im Gegensatz zu der Essenz des *Lavandula officinalis* wenig Äther auf der Basis von Linalyl-Azetat, dafür aber eine nicht unbeträchtliche Menge an Kampfer. Sie wird hauptsächlich bei der Herstellung von Firnis und als Insektenbekämpfungsmittel verwendet.

Im übrigen wurde durch Insektenbestäubung eine Hybride geschaffen: das Lavendin oder breitblättriger Lavendel genannt: Auch in Großbritannien, in der Gegend von Mitcham, wächst eine sehr geschätzte Lavendelart.

Notabene: Lavendel-Essenz wird von Jägern geschätzt: sie wirkt heilend bei Schlangenbissen. Wenn ihre Hunde in den Alpen von Vipern gebissen werden, pflücken sie Lavendel, zerreiben ihn zwischen den Fingern und reiben mit dem gewonnenen Saft die Bißwunde ein. Das Gift wird sofort neutralisiert.
In 4,5%iger Verdünnung tötet Lavendel-Essenz die Eberth-Bakterie (Typhus) und den Staphylokokkus. In 5%iger Verdünnung die Loeffler-Bakterie (Diphtherie) (von den Professoren Morel und Rochaix 1926 nachgewiesen). Ihre antiseptische Kraft ist höher als die von Phenol, Kresol oder Guajacol.
Noch in einer Dosis von 0,2% tötet Lavendel-Essenz den Tuberkulose-Erreger (von den Professoren Courmont, Morel und Bay 1928 nachgewiesen). Verdampft tötet sie den Pneumokokkus und die hämolitischen Streptokokken innerhalb von 12 bis 24 Stunden.

Lavendelwasser:
Frische Lavendelblüten 60 g, Alkohol zu 32% 1 l, einen Monat ziehen lassen, filtern.
Lavendelblüten sind ein ausgezeichnetes Mittel gegen Motten und parfümieren die Wäsche.

Siehe unter:
Eukalyptus – das Rezept für Inhalationen,
Gewürznelke – das Rezept für englischen, aromatischen Essig.

Majoran *Origanum majorana*
Lippenblütler

Volkstümliche Namen: Maran, Wurstkraut

Majoran wächst wild in Persien, an der Mittelmeerküste, in Deutschland, Ungarn, Jugoslawien ...

VERWENDETE TEILE:
Blütenknospen, Essenz

WICHTIGSTE BEKANNTE BESTANDTEILE:
ätherisches Öl, mit Hilfe von Dampfdestillation gewonnen: Mischung aus Kampfer und Borneol (85%, laut Bruylants), Terpinen, Sabinen ...

EIGENSCHAFTEN:
Innerlich:
stark bakterienbekämpfend
krampflösend
Tonus senkend, vegetativ beruhigend, blutdrucksenkend (laut Caujolle)
erweitert Gefäße und Arterien
dämpft die Empfindlichkeit (laut Cadéac und Meunier ist Majoran in hohen Dosen ein Betäubungsmittel)
blähungsbekämpfend
den Auswurf fördernd
verdauungsfördernd
die Lust dämpfend

Äußerlich:
wundheilend
stärkend
schmerzlindernd

ANWENDUNGSGEBIETE (ähnlich wie bei Pfefferminze und Thymian):
Innerlich:
Infektionskrankheiten
Verdauungskrämpfe (Luftschlucken), Krämpfe der Atemwege (laut Leclerc)
arthritische Beschwerden
Schlaflosigkeit, Migräne, Angstzustände, Ticks

Psychasthenie, psychische Instabilität
Blähungen
sexuelle Erregbarkeit

Äußerlich:
allgemeine Schwächezustände (Bäder)
rheumatische Beschwerden
Schnupfen

ANWENDUNGSARTEN:
Innerlich:
Heiltee: 1 TL der kleingeschnittenen Pflanze auf 1 Tasse kochendes Wasser, 10 Minuten ziehen lassen, 2 bis 3 Tassen täglich
Essenz: 3 bis 4 Tr. zwei- bis dreimal täglich in Honigwasser.
Als wäßrige Lösung: 5 bis 20 g täglich, entweder allein oder mit anderen krampflösenden Säften:
wäßrige Majoran-Lösung 50 g, wäßrige Baldrian-Lösung 25 g, wäßrige Lattich-Lösung 25 g, 1 bis 3 EL vor dem Schlafengehen (Angstzustände, Schlaflosigkeit)
krampflösende Zuckerlösung:
Majoran-Essenz 50 Tr., raffinierter Zucker 25 g, Milchzucker 25 g, 1 TL in Tee aufgelöst vor dem Schlafengehen
Arnikatinktur 300 Tr., Alraunwurzelgeist 100 Tr., Majoran-Wasser zum Auffüllen für 100 ml, 1 TL zweimal täglich (bei arthritischen Beschwerden)

Äußerlich:
als *stärkendes Bad* wird Majoran-Zusatz für wirkungsvoller gehalten als Thymian
gegen Schnupfen: den Tee in die Nase einziehen
gegen Entzündungen in der Mundhöhle: mit dem Heiltee den Mund ausspülen und gurgeln
gegen Rheumaschmerzen: Kompressen, die mit dem Heiltee getränkt wurden, auflegen, oder mit einer Pomade, die 1 bis 2% Essenz enthält, einreiben.

Notabene:
1. Majoran-Essenz tötet den Tuberkulose-Erreger in einer 0,4%igen Lösung ab.
2. Sänger haben seit jeher zu Naturheilmitteln gegriffen, um ihre Stimme zu pflegen: Andorn-Heiltee mit Honig, Kohl-

oder Knoblauchbouillon, gemahlene Senfkörner, mit Honig vermischt – auch Majorantee, mit Honig gesüßt, gehört zu diesem Arsenal.

3. *Marokkanische Schnecken.* In der Gegend von Fes nennt man sie ›Boubbouche‹. Sie sind kleiner und heller als die aus Burgund und werden heiß oder kalt in einer Brühe serviert. Man schreibt ihnen appetitanregende, blutreinigende und verdauungsfördernde Eigenschaften zu, was nicht weiter erstaunt, wenn man weiß, daß die Bouillon grünen Anis, Kümmel, Thymian, Tee, Süßholzwurzel, Wermut, Salbei, Majoran, Pfefferminze, Bitterorange und sudanesischen Pfeffer enthält.

Majoran wird in der zentraleuropäischen Küche häufig verwendet. Wenn Sie gern gegrilltes Fleisch mögen, dann lassen Sie doch ein Sträußchen getrockneten Majoran in 1 l Öl ziehen (auch mit Thymian oder Rosmarin möglich). Pinseln Sie damit Ihr Fleisch ein.

Melisse *Melissa officinalis*
Lippenblütler

Volkstümliche Namen: Frauenkraut, Zitronenkraut, Mutterkraut, Herbstkraut

Die Melisse stammt aus dem Mittelmeerraum; ihre Blätter verströmen einen stark zitronenartigen Geruch. Hauptanbaugebiete sind heute das Anjou, die Provence und die Gegend um Milly. Es ist ratsam, sie während der Blütezeit zu pflücken, denn später fängt die Pflanze an zu stinken.

VERWENDETE TEILE:
Blütenknospen und Blätter

WICHTIGSTE BEKANNTE BESTANDTEILE:
Eine Essenz, die einen so geringen Bestandteil der Pflanze ausmacht (0,01 bis 0,1%), daß es gerade bei dieser Essenz zu vielen Fälschungen kommt. Vor allem Zitronen-Essenz, die einen ähnlichen Geruch aufweist, wird der Melissen-Essenz zugesetzt, ohne daß man es für notwendig hält, dies anzugeben. Die Forscher an der Universität von Montpellier sahen sich nicht in der Lage, im Handel reine Essenzen aufzutreiben, so daß sie sich entschlossen, die Pflanze selbst anzubauen und die Essenz für ihre Forschungszwecke selbst herzustellen (siehe NB 2).

Die Ergebnisse der verschiedenen Forschungen sind widersprüchlich, vor allem in bezug auf den prozentualen Anteil der verschiedenen Bestandteile, was man mit den verschiedenen Destillier-Methoden, aber auch mit einem vegetativ stark unterschiedlichen Ablauf des Pflanzenjahres erklären könnte, zwei Probleme, die bei der Beschäftigung mit reinen Essenzen immer wieder auftauchen.

Laut J. Pellecuer und seinen Kollegen enthält die Essenz 54% Kohlenwasserstoffe, vor allem Sesquiterpene, die sauerstoffhaltigen Bestandteile sind vor allem das Citral a und b und sesquiterpenische Alkohole. Die Forscher entdeckten auch als erste Thymol, Oktylbenzoat und Isogeraniol.

Andere Forscher wiesen Aldehyde nach (4–5% [darunter Citral und Citronellal] und Alkohole (35–38%), darunter Citrollenol (6–8%), Linalol (12–14%), Geraniol (12–20%), dann Tannin, Harz, Bernsteinsäure ...

EIGENSCHAFTEN:

anregende Auswirkungen auf Gehirn, Herz, Muttermund und Verdauungsapparat
krampflösend
körperlich und geistig stimulierend (gilt als ein Mittel, das die Langlebigkeit fördert)
die Gallenabsonderung fördernd (laut Chabrol und Kollegen)
den Magen stärkend
blähungsbekämpfend
die Monatsblutungen unterstützend
schweißtreibend
wurmtreibend
(Achtung, die Melissen-Essenz ist, wie alle anderen, keineswegs absolut harmlos. 2 g, nüchtern eingenommen, haben, laut Cadéac und Meunier, allgemeine Abgespanntheit zur Folge, die oft zum Schlaf führt, begleitet von einer Verlangsamung des Pulses und einem Absinken des Blutdrucks.)

ANWENDUNGSGEBIETE:

Innerlich:
Migräne (die auf Verdauungsschwierigkeiten beruht)
Schmerzen (vor allem des Gesichts, der Ohren, der Zähne und des Kopfes)
leichte Erregbarkeit des Gemüts

Schlaflosigkeit, besonders nervöse Schlaflosigkeit
Nervenkrisen, Krämpfe, Epilepsie
Herzstolpern, Schwindelzustände, Ohrensausen
Krämpfe (Asthma, aber auch Darm- und Herzkrämpfe)
Schwangerschaftserbrechen
Gedächtnisschwierigkeiten, Melancholie
schmerzhafte Monatsblutungen
Blutarmut

Äußerlich:
Insektenstiche (Wespen u. a.)

ANWENDUNGSARTEN:
Innerlich:
Heiltee: 1 TL Blüten oder Blätter auf 1 Tasse kochendes Wasser, 10 Minuten ziehen lassen. 3 Tassen täglich.
20 g auf 1 l Weißwein. 2 bis 3 Minuten kochen lassen, ½ Glas zweimal täglich.
Melissenwasser: 10 bis 20 g täglich in einem Getränk.
Melissengeist: 2 bis 5 g täglich in einem Getränk oder auf Würfelzucker.
Muttertinktur: 40 bis 50 Tr. in einem Orangenblütentee, nach den Mahlzeiten.
Melissengeist der Karmeliterinnen von Paris (Adresse: 1611, rue Vaugirard, Paris), in Tonkrügen verkauft:
Weingeist (33%) 3 l, Blumen und Blätter der Melisse 500 g, getrocknete Angelikawurzeln 16 g, Schale von unbehandelten Zitronen 125 g, 9 Tage in einem verschlossenen, lichtundurchlässigen Gefäß ziehen lassen. Jeden Tag schütteln. Durchseihen, dabei den Saft ausdrücken, wieder in das Gefäß zurückgeben und folgendes hinzufügen:
Koriander 200 g, grob geriebene Muskatnuß 40 g, grob zerstoßener Zimt 4 g, Gewürznelke 2 g, verschließen, weitere 8 Tage ziehen lassen, dabei jeden Tag schütteln. Durchseihen, gut ausdrücken, mit 350 g destilliertem Wasser auffüllen, 24 h ruhen lassen, wieder filtern, in dunkle Flaschen abfüllen und verkorken. Innerlich kleine Gläschen vor oder nach den Mahlzeiten (magenstärkend, krampflösend), äußerlich auf Schnitt- und andere Wunden.
Nicht einnehmen, wenn der Durst aufgrund starker Hitze sehr groß ist.

Äußerlich:
Melissenöl zum Einreiben (Migräne, Rheuma)
Sud aus Blättern, einem Vollbad beigesetzt (beruhigend bei nervösen Zuständen, Krämpfen und schmerzhaften Monatsblutungen)
die Blätter als Kompressen: bei geschwollenen Brüsten und blutunterlaufenen Stellen
Saft der frischen Melisse: auf Insektenstiche
zur Abwehr von Insekten (Mücken etc.), *Stop-Insectes*

Notabene:

1. Die Blätter sind ein ausgezeichnetes Gewürz von Suppen, Salaten und Ragouts; in Belgien und Holland werden sie auch für eingelegten Hering und eingelegten Aal verwendet.
2. J. Pellecuer, F. Enjalbert, J.-M. Bessière, G. Privot: ›*Contribution à l'étude de l'huile essentielle de mélisse: melissa officinalis L.*‹ (Beitrag zum Studium des ätherischen Öles der Melisse: Melissa officinalis L.), Fakultät für Pharmazie der Universität Montpellier, veröffentlicht in *Plantes médicinales et phytothérapie,* 1981, Band XV.

Muskatnuß *Myristica fragans*
Magnoliengewächs

Die Muskatnuß ist die Frucht des Muskatbaumes, der bis zu 15 m hoch werden kann und 10 bis 30 Jahre lang 1500 bis 2000 Muskatnüsse jährlich liefert. Es gibt männliche und weibliche Muskatnußbäume (ein männlicher Baum reicht für 20 weibliche aus). Die Frucht ist von einer Schale umgeben, die getrocknet *Macis* heißt und ebenfalls als Gewürz verwendet wird.

Muskatbäume wachsen in tropischen Ländern, auf den Molukken, den Antillen, auf Sumatra, Java und in Indien.

VERWENDETE TEILE:
die zu Pulver zerriebene Frucht und die Essenz, die aus der Nuß durch Dampfdestillation gewonnen wird: eine stark riechende Flüssigkeit, streng und beißend, die erst durch die Verdünnung aromatisch wird. Auch aus Macis gewinnt man eine Essenz.

WICHTIGSTE BEKANNTE BESTANDTEILE:
Muskatnußbutter mit Myristin, Olein, Butyrin, Palmitin, Stearin (ein gesättigtes Öl, das durch heiße Auspressung der Nuß

gewonnen wird). Die Essenz enthält zu 80% Pinen und rechtsdrehendes Kamphen, 8% Dipenten, 6% terpenhaltige Alkohole: Linalol, Borneol, Terpineol, Geraniol, 4% Myristizin und verschiedene andere Stoffe (Eugenol, Safrol ...)

EIGENSCHAFTEN:
Innerlich:
allgemeines Antiseptikum, besonders des Darmtraktes
blähungsbekämpfend
verdauungsfördernd
allgemein anregend, besonders für Kreislauf und Gehirn
Gallensteine auflösend (?)
das Einsetzen der Monatsblutung fördernd

Äußerlich:
schmerzlindernd

ANWENDUNGSGEBIETE:
Innerlich:
Darminfektionen
chronischer Durchfall
verdauungsfördernd (erleichtert die Verdauung von Hammelkeule und stärkehaltigen Lebensmitteln, laut H. Leclerc)
übelriechender Atem (»Muskat verleiht einen angenehmen Atem und bekämpft schlechten«, John Gérard)
Blähungen
allgemeine Schwächezustände
Gallensteine
ungenügende Monatsblutungen

Äußerlich:
Rheumatische Schmerzen
Zahnschmerzen

ANWENDUNGSARTEN:
Innerlich:
als Gewürz bei der Zubereitung von Speisen
Essenz: 2 bis 3 Tr. zwei- bis dreimal täglich in einer alkoholischen Lösung, zusammen mit Honig oder in einem Getränk (H. Leclerc).
Macis-Essenz 25 Tr., Puderzucker 40 g, ½ TL dieser Zuckermischung in 1 Tasse mit heißem Wasser aufgelöst.

Äußerlich:
Muskatnußbutter zum Einreiben bei Rheuma- oder Zahnschmerzen
›Nerval‹-Balsam, der bei rheumatischen Schmerzen zum Einreiben verwendet wird, ist eine Mischung aus Rosmarin- und Gewürznelken-Essenz und Muskatnußbutter.

Notabene:

1. In hohen Dosen (7–12 g) wird die Essenz zu einem Betäubungsmittel, schränkt die Reaktionsfähigkeit ein und dämpft den Blutkreislauf (nach Cadéac und Meunier). Die Vergiftungserscheinungen sind mit denen einer hochgradigen Alkoholvergiftung vergleichbar.
2. Die Essenz ist ein wichtiger Bestandteil verschiedener Heilmittel auf alkoholischer Basis (Fioravanti, Garus, Melissengeistmischungen) und wird auch in Aperitifs (Vermouth, Raspail, Genepi ...) verwendet. Auch die Macis-Essenz findet in bestimmten Getränken Verwendung.
3. Siehe unter Zimt die Rezepte für die Italienische Essenz und den Likör ›Perfekte Liebe‹ (ein aphrodisisches Getränk).

Myrtenheide *Melaleuca viridiflora*
Myrtengewächs

Kommt in Neu-Kaledonien häufig als Baum vor.

Myrtenheiden-Essenz oder Gomenol (gesetzlich geschützte Markenbezeichnung) wird durch Dampfdestillation aus den frischen Blättern gewonnen. In der Therapie kommt nur *gereinigte* Myrtenheiden-Essenz in Frage.

Werden die Blätter verschiedener Melaleuca-Gewächse zusammen destilliert, gewinnt man ein Produkt, das eng verwandt ist mit dem Cajeput-Öl (siehe dort).

WICHTIGSTE BEKANNTE BESTANDTEILE:
35 bis 66% Eukalyptol, 15% Terpinol, rechtsdrehendes Pinen, linksdrehendes Limonen, Citren, Terpentin, Baldrianester, essigsaure und buttersaure Ester ...

EIGENSCHAFTEN:
Innerlich:
allgemein antiseptisch, besonders bei Lungen- und Harnwegsinfektionen

balsamisch
gegen Katarrhe
schmerzlindernd
gegen Rheuma
wurmtreibend

Äußerlich:
allgemein *das Gewebe stimulierend* (antiseptisch und wundheilend)

ANWENDUNGSGEBIETE:
Innerlich:
chronische und übelriechende Bronchitis, Lungentuberkulose
Grippe
Keuchhusten, Asthma
Nasenschleimhautentzündung, Stirnhöhlenvereiterung, Ohrenentzündung
Knochentuberkulose
Darminfektionen (Dünndarmentzündungen, Ruhr)
Infektionen der Harnwege (Blasen- und Harnröhrenentzündungen)
Rheuma
Darmparasiten

Äußerlich:
schlecht heilende Wunden, Geschwüre, Brandwunden, Fisteln
Schnupfen, Kehlkopfentzündungen, Bronchitis, Keuchhusten

ANWENDUNGSARTEN:
Innerlich:
Essenz: 2 bis 3 Tr. in Honig aufgelöst (siehe Beginn von Kapitel 5)
Gomenol-Öl (in einer Verdünnung zu 50%), Kapseln zu 0,25 g (von 2 bis 10 täglich steigernd) oder 10 bis 40 Tr. in einem Tee. Als subkutane Spritzen: durchschnittlich 19 bis 20 ccm als ölhaltige Lösung, laut Couvreur

Äußerlich:
als ölhaltige Lösung (5–10%) für Brandwunden, Geschwüre und Verbände.
Gomenolhaltiges Wasser (2–5‰) für Kompressen und Waschungen aller Art.

In Form des ›Climarome‹, siehe S. 297: Einige Tropfen auf ein Taschentuch bei Schnupfen, Bronchitis, Grippe, Asthma ... Zwei- bis viermal täglich eine Minute lang tief einatmen.
Ephedrinhaltiges Öl:
Ephedrin 0,30 g, Myrtenheiden-Essenz 1,50 g, Olivenöl 30 ccm, dreimal täglich 2 bis 3 Tr. in jedes Nasenloch.

Notabene: Das *Gomenol* (die Essenz ist nach dem Ort Gomen auf Neu-Kaledonien benannt) ist die gereinigte und von den unerwünschten Aldehyden befreite Myrtenheiden-Essenz.

Die Eingeborenen benutzen es seit langer Zeit zur Wasserreinigung.

In einer Verdünnung von 4‰ tötet die Essenz noch den Tuberkulose-Erreger.

Origano (wilder Dost) *Origanum vulgare* – Lippenblütler

Volkstümliche Namen: wilder Majoran, Badkraut, Wolgemut, Costenz, Gemude, Dorant, brauner Dost, Mutterkraut, Maran

In ganz Europa beheimatet. Zwei nordafrikanische Arten, *Origanum floribundum* und *Origanum gladulosum,* haben die gleichen Eigenschaften.

VERWENDETE TEILE:
Blüten, Essenz

WICHTIGSTE BEKANNTE BESTANDTEILE:
Die Essenz enthält Phenole: Carvacrol (bis zu 70%), Thymol (bis zu 25%), freie und veresterte Alkohole (2,5% Geranylazetat), Kohlenstoffe: p-Cymen, a-Terpinen, Origanen, ein Glycosid, eine Seifensäure usw.

EIGENSCHAFTEN:
Innerlich:
bakterienbekämpfend
beruhigend, vor allem bei Krämpfen
appetitanregend
magenstärkend, blähungsbekämpfend
den Auswurf fördernd (hilft, die Lungenabsonderung zu verflüssigen)
antiseptisch, vor allem Atemwege
das Einsetzen der Monatsblutung fördernd

Äußerlich:
parasitenbekämpfend
schmerzlindernd

ANWENDUNGSGEBIETE:
Innerlich:
bei Infektionen
Magenschwäche, Appetitlosigkeit
Luftschlucken, Blähungen, hauptsächlich bei psychisch Kranken (eingebildete oder geistig Kranke)
chronische Bronchitis, Reizhusten, Keuchhusten
Lungentuberkulose
Asthma
akutes oder chronisches Rheuma, Muskelrheuma
Ausbleiben der Monatsblutung

Äußerlich:
Läusebefall
Muskel- und Gelenkrheuma
Zellulitis

ANWENDUNGSARTEN:
Innerlich:
Heiltee: 1 TL auf 1 Tasse kochendes Wasser, 10 Minuten ziehen lassen. Eine Tasse vor, während oder nach den Mahlzeiten.
Essenz: 3 bis 5 Tr. zwei- bis viermal täglich in Honig (Erwachsene); Kinder je nach Alter 1 bis 2 Tr. zwei- bis dreimal täglich.

Äußerlich:
Umschläge, die mit heißem Brei aus Kleie oder Leinsamenmehl bedeckt werden (Rheuma- oder Muskelschmerzen)
zum Einreiben bei Rheuma:
Origano-Essenz 5 g, Rosmaringeist 95 g, die schmerzenden Stellen damit einreiben.
Pomade gegen Zellulitis:
flüssiger Auszug aus Kletterefeu oder Kletterefeuweingeist 5 g, Origano-Essenz 20 Tr., Lanolin 20 g, Schmalz oder Vaseline 40 g.
Pomade gegen Läusebefall (nach Renaudet, 1913):
Origano-Essenz 20 Tr., Zitronenkraut-Essenz 20 Tr., Thymian-Essenz 20 Tr., Geranium-Essenz 20 Tr., weißes, geschmolzenes Wachs 5 g, Vaseline 85 g.

Notabene:

1. Siehe unter Rosmarin das Rezept für ein aphrodisisches Bad.

2. Lesieur beschreibt die Origano-Essenz als betäubend und gleichzeitig erregend; es wurden Fälle beobachtet, wo es nach Einnahme der Essenz zu Krämpfen kam. Origano-Essenz wie viele andere ätherische Öle können in entsprechenden Dosen bei bestimmten Patienten negative Reaktionen auslösen.

Falscher Origano *Origanum dictamnus* oder *Amaracus dictamnus*
Lippenblütler

Der Beiname *dictamnus* weist auf den Ursprung hin: das Würzkraut stammt aus dem Diktys-Gebirge in Kreta. Heute wird es in Südfrankreich, Italien, Spanien und anderen heißen Ländern Europas angebaut ... Früher war es einmal als Wundheilmittel sehr berühmt.

VERWENDETE TEILE:
Blütenstengel, Blätter.

WICHTIGSTE BEKANNTE BESTANDTEILE:
Carvacrol, Pulegon (bis zu 85%), Borneol ...

EIGENSCHAFTEN:
Innerlich (heute nur noch selten verschrieben):
erregend, die Verdauung stimulierend
das Einsetzen der Monatsblutung fördernd

Äußerlich:
wundheilend, schmerzlindernd
gehört zu den Bestandteilen des Fioravanti-Balsams oder Geistes (siehe Kapitel 9, S. 299).
Notabene: Diese Pflanze darf nicht mit dem *Dictamnus albus* verwechselt werden, dem weißen Dictam, einem Rautengewächs (siehe Valnet, *Phytotherapie,* 5. Auflage).

Spanischer Origano *Thymus capitatus*
Lippenblütler

Es handelt sich in Wirklichkeit um einen weiteren falschen Origano. Folgende Ausführungen beziehen sich auf die Dissertation von Michel Poirotte (Universität Montpellier 1983, pharmazeutische Fakultät). Es handelt sich eigentlich um eine Thymian-Art, deren Essenz in Spanien destilliert wird und die unter dem Namen ätherisches Öl des spanischen Origano im Handel ist.

Die Pflanze wächst rund ums Mittelmeer, ist sehr anspruchslos und verlangt nur einen kalkhaltigen Boden; sie ist sehr vital und bemächtigt sich in immer stärkerem Maße vegetationslosen Bodens.

WICHTIGSTE BEKANNTE BESTANDTEILE:
Insgesamt 92 Bestandteile, darunter Carvacrol (61–83%), Hydroxytriterpen-pentacyclin-Säure, Oleanol-Säure, Flavonoide (Luteolin, Flavonol ...)

Jüngere Forschungen haben die stark *bakterienbekämpfenden Eigenschaften* der Essenz des spanischen Origano, die seit langem bekannt waren, bestätigt. Sie ist den zum Vergleich herangezogenen Essenzen von Zimt, Gewürznelke, Thymian und Bergbohnenkraut (siehe unter diesem Stichwort) ebenbürtig.

Der Autor hat die krampflösende Eigenschaft der Essenz in der Literatur verfolgt. Bereits im Mittelalter wurde sie bei Bronchialasthma mit Erfolg eingesetzt.

Ich möchte darauf hinweisen, daß sich diese Eigenschaften bei allen Thymian- oder Origano-Essenzen, die in diesem Buch behandelt werden, wiederfinden; nichts deutet darauf hin, daß die Eigenschaften der drei Lippenblütler und damit ihre Anwendungsgebiete, unterschiedlich sind.

Pfefferminze *Mentha piperita*
Lippenblütler

Eine einheimische, heute systematisch angebaute Pflanze; vielleicht ein Hybride der *Mentha viridis,* der grünen Minze. Häufig werden beide Minzen als englische Minze bezeichnet. Die Anbaugebiete erstrecken sich heute über Frankreich, England und Italien bis nach Amerika.

Zur Verwendung kommen die Blätter der Pfefferminze und die Essenz, die mit Hilfe von Dampfdestillation aus den Blättern gewonnen wird.

WICHTIGSTE BEKANNTE BESTANDTEILE:
vor allem die *Essenz* (2 bis 3%), die 30 bis 70% Menthol enthält, dann Terpene (Menthen, Phellandren, Limonen ...), ein Keton (Menthon), sowie Gerbsäure. Essenzen, die aus Pflanzen aus dem nördlichen Anbaugebiet gewonnen werden, sind in der Regel wirksamer (vor allem die englische Sorte Mitcham, nach dem Ort genannt, wo sie in großem Maße angebaut wird).

EIGENSCHAFTEN:
Innerlich:
das Nervensystem anregend, allgemein kräftigend
magenstärkend
krampflösend (Magenkrämpfe, Koliken)
blähungsbekämpfend
allgemein antiseptisch, vor allem aber im Darmbereich
schwach schmerzlindernd (im Darmbereich)
das Einetzen der Monatsblutung fördernd
den Auswurf fördernd
wurmtreibend
leicht aphrodisisch
die Muttermilchproduktion einschränkend
in starken Dosen schlafstörend

Äußerlich:
antiseptisch
parasitenbekämpfend
krampflösend, schmerzlindernd
mückenvertreibend

ANWENDUNGSGEBIETE:
Innerlich:
allgemeine Müdigkeit
Verdauungsschwäche, Verdauungsstörungen
Magenschmerzen
Luftschlucken
Magenkrämpfe und Koliken (laut Trousseau)
Blähungen, Durchfall, Cholera
Vergiftungen im Magen-Darm-Trakt
übelriechender Atem bei Verdauungsstörungen
Leberkrankheiten
nervöses Erbrechen (laut Trousseau)

Herzklopfen und Schwindelzustände
Migräne, Zittern, Lähmungserscheinungen
ungenügende oder schmerzhafte Monatsblutungen
Impotenz
Asthma, chronische Bronchitis (fördert den Schleimauswurf)
Tuberkulose (laut L. Sevelinges)
Darmparasiten

Äußerlich:
Krätze
Asthma, Bronchitis, Stirnhöhlenvereiterung
Migräne, Zahnschmerzen
vertreibt Mücken

ANWENDUNGSARTEN:
Innerlich:
Heiltee: 1 TL Blätter auf 1 Tasse kochendes Wasser, 10 Minuten ziehen lassen. 3 Tassen täglich nach oder zwischen den Mahlzeiten. Vorsicht: kann schlafstörend wirken.
Pfefferminzgeist: 15 bis 20 Tr. in einem Glas Zuckerwasser.
Sirup: 20 bis 100 Tr. täglich.
Essenz: 2 bis 5 Tr. mehrmals am Tag in einem Getränk oder in Honig aufgelöst. Durchschnittliche Tagesdosis: 0,05 bis 0,30 g (45 Tr. = 1 g).

Stimulierendes Elixier:
Pfefferminzgeist 20 g, Zuckersirup 100 g, Zimtwasser 50 g, kaffee- oder eßlöffelweise.

Magenstärkender Trank:
Pfefferminzgeist 15 g, Anisgeist 15 g, Zimtsirup 30 g, Lindenblütenwasser 120 g, kaffee- oder eßlöffelweise.

Äußerlich:
als Inhalation (bei Asthma, Bronchitis, Stirnhöhlenvereiterung)
zum Einreiben bei *Migräne* oder Zahnschmerzen
bei Krätze: siehe unter Lavendel die Helmerich-Pomade
zum Vertreiben von Mücken: für die Nacht das Kopfkissen mit einigen Tropfen Pfefferminz-Essenz beträufeln
Pfefferminz-Essenz wird in Zahnpasta und Mundwasser verwendet. Ihre krampflösende Wirkung wird bei manchen Abführmitteln benutzt.

Notabene:

1. Ich kann meinen Lesern nicht warm genug empfehlen, frische Pfefferminze in Rohkost und Salatsaucen zu verwenden.

2. Wenn man dem Sud von korsischem Moos (in Deutschland kaum erhältlich) eine Handvoll Pfefferminzblätter hinzufügt, erhält man ein ausgezeichnetes wurmtreibendes Mittel, vor allem für Kinder.

3. Gegen das Ausbleiben der Monatsblutung: eine Prise wilder Pfefferminzblätter, Rosmarin, Beifuß und Salbei 8 Tage in 2 l Rotwein ziehen lassen (kalt), filtern. Zehn Tage lang morgens nüchtern ein Glas.

4. Pfefferminz-Essenz tötet den Staphylokokkus innerhalb von 3½ Stunden (laut L. Sevelinges) und den Tuberkulose-Erreger noch in einer Verdünnung von 0,4‰ (lut Courmont, Morel und Rochaix).

5. Siehe unter Gewürznelke ein Zahnpasta-Rezept.

Siehe unter Rosmarin das Rezept für ein aphrodisisches Bad.

6. *Ein Zahnelixier:*

Guajac-Geist 187 g, Kampfer-Geist 4 g, Pfefferminz-Essenz 6 Tr., Löffelkraut-Essenz 6 Tr., Rosmarin-Essenz 6 Tr.

7. Pfefferminztee, abends getrunken, kann Schlaflosigkeit herbeiführen; manche trinken ihn, um wach zu bleiben.

Andere Minze-Arten

1. Die japanische oder Ackerminze, *Mentha avernis, Mentha piperascens.* Ihre Essenz enthält 75% Menthol; mehr als ¾ der Weltproduktion wird aus dieser Minze-Art hergestellt.

2. *Mentha longifolia* (Roß-Minze), *Mentha aquatica* (Wasserminze), *Mentha pulegium* (Polei-Minze) u. a.

Fertiges Präparat: ›Climarome‹ (S. 297)

Menthol

Mit Menthol bezeichnen wir den mentholischen Alkohol (Minze-Kampfer), der sich in kristallisierter Form von der Minze-Essenz scheidet, sobald diese der Kälte ausgesetzt wird.

EIGENSCHAFTEN:

für innerlichen Gebrauch kaum empfehlenswert (stark magenreizend)

lokales Schmerzmittel in Form von Pomaden, Stiften, bei Kopf- und anderen Schmerzen.
antiseptisch als Inhalation, in ölhaltigen Lösungen.

ANWENDUNGSARTEN:
Äußerlich:
gegen Schnupfen: als Pulver (1/50 oder 1/100)
gegen Juckreiz: als Pulver (1/20)
mentholhaltige Vaseline (1%, im französischen Arzneimittelkodex enthalten)
Stift gegen Schmerzen
in alkoholischen oder ätherhaltigen Lösungen zum Verdampfen oder zur Behandlung von Insektenstichen

Verschiedene Mischungen zur antiseptischen oder schmerzstillenden Behandlung:
schmerzstillende Lösung:
Menthol 3 g, Chloroform 15 g, Bilsenkrautöl 30 g
Mischung gegen neuralgische Zahnschmerzen:
Menthol 1 g, Guajakol 1 g, reiner Alkohol 18 g, jeweils die schmerzenden Punkte mit einem Pinsel betupfen.
Mittel gegen neuralgische Schmerzen zwischen den Rippen:
Menthol 5 g, Kampfer 5 g, Chloralhydrat 5 g, die schmerzenden Stellen damit einreiben.
Mischung für Inhalationen:
Menthol 2 g, Benzoeharz-Tinktur 100 g, Eukalyptus-Tinktur 100 g, 1 TL in einer Schale mit kochendem Wasser auflösen.
Pillen für die Inhalation (siehe Eukalyptus)
Pomade gegen Juckreiz:
Menthol 1 g, Zinkoxyd 25 g, Stärke 25 g, Vaseline 49 g.

Rosmarin *Rosmarinus officinalis*
Lippenblütler

Volkstümliche Namen: Antonskraut, Meertau, Krankenkraut, Hochzeitsblümchen

Rosmarin wächst in Südfrankreich (Provence), Italien, Spanien, Tunesien, Dalmatien usw. Er wird in der Küche verwendet, als Heiltee (Blüten und Blätter) oder als Essenz, die mit Hilfe von Dampfdestillation aus den Blüten gewonnen wird (100 kg Blüten liefern ungefähr 1,5 kg Essenz).

WICHTIGSTE BEKANNTE BESTANDTEILE:
das ätherische Öl, bestehend aus Pinen, Kampfen, Borneol (15%), Kampfer, Harz, Bitterstoffen, Saponin ...

EIGENSCHAFTEN:
Innerlich:
allgemein anregend (wie Pfefferminze, Melisse, Salbei, Thymian), das Herz kräftigend, die Nebennierenrinden anregend
blutdrucksenkend (laut Caujolle und Cazal)
magenstärkend
antiseptisch, vor allem bei Lungenkrankheiten (Husten)
Durchfall und Gärungsprozesse bekämpfend
blähungsbekämpfend
rheuma- und schmerzlindernd
gichtbekämpfend
den Gallenfluß fördernd (laut Chabrol verdoppelt die intravenöse Infusion bei Tieren das Volumen der Gallenproduktion. Experimente mit Einführung von Sonden in den Zwölffingerdarm von Parturier und Rousselle)
das Einsetzen der Monatsblutung fördernd
die Gehirntätigkeit fördernd
harn- und schweißtreibend

Äußerlich:
wundheilend, auch bei Brandwunden, auflösend
parasitenbekämpfend

ANWENDUNGSGEBIETE:
Innerlich:
allgemeine Schwächezustände
physische und intellektuelle Überanstrengung *(Gedächtnisschwierigkeiten)*
Bluthochdruck
Impotenz
Bleichsucht, Neigung zu Haut- und Schleimhautentzündungen
Asthma, chronische Bronchitis, Keuchhusten, Grippe
Darminfektionen, Dickdarmentzündung, Durchfall
Blähungen
Leberbeschwerden, Gallenblasenentzündung, Gelbsucht aufgrund von Leberentzündung und Verstopfung, *Zirrhose, Gallensteine*

erhöhter Cholesteringehalt im Blut
Verdauungsschwierigkeiten, Magenschmerzen
Rheuma, Gicht
schmerzhafte Monatsblutungen, Weißfluß
Migräne
Nervenleiden: Hysterie, *Epilepsie, Lähmungsfolgen,* Gliederschwäche
nervöse Herzbeschwerden
Schwindelzustände, Herzstolpern

Äußerlich:
Wunden, auch Brandwunden
Rheuma
Muskelschmerzen
Weißfluß
Krätze, Haarausfall
allgemeine Erschöpfungszustände, besonders auch der Kinder,
Sehschwäche (Augenbäder)

ANWENDUNGSARTEN:
Innerlich:
Heiltee (Blätter oder Blüten): 1 TL auf 1 Tasse kochendes Wasser, 10 Minuten ziehen lassen. 1 Tasse vor oder nach den Mahlzeiten
flüssiger Auszug: 3 bis 5 g pro Tag
ätherisches Öl: (50 Tr. = 1 g) 3 bis 4 Tr. zwei- bis dreimal täglich in einer alkoholischen Lösung oder mit Honig

Äußerlich:
als *Kompressen bei Rheuma:* 1 Handvoll auf 1 l Wasser 10 Minuten kochen lassen. Der gleiche Sud bei Weißfluß als Vaginalinjektion oder als Wundlotion
die Essenz in einer alkoholischen Lösung (2%) bei Rheuma
zum Einreiben bei Rheuma:
Ingwer-Tinktur 40 g, Origano-Essenz 2 g, Rosmaringeist 60 g. Siehe unter Ingwer ein persönliches Rezept.
Als *stärkender Badezusatz* (vor allem für Kinder) und gegen Rheuma und Augenschwäche. Stärkende Vollbäder sollten möglichst morgens genommen werden.
Ein *aphrodisisches Bad* (mit allen Vorbehalten):
zerstoßener Muskat 50 g, Rosmarin 500 g, Salbei 500 g, Origa-

no 500 g, Pfefferminze 500 g, Kamillenblüten 500 g, 12 Stunden ziehen lassen, dann Wacholdertinktur 100 g, Gewürznelkentinktur 100 g hinzufügen. Ausreichend für ein Vollbad. Haarausfall, Krätze, siehe unter Zimt.

Notabene:

1. Rosmarin-Essenz in überhöhten Dosen kann zu *epileptischen Anfällen* führen; sie macht, wie die von Fenchel, Tiere furchtsam, während die von Salbei, Wermut und Ysop, die ebenfalls zu epileptischen Anfällen führen können, Tiere aggressiv werden läßt.

2. Rosmarin-Geist, ein ehemals berühmtes Jungbrunnenelixier, dem oft noch Zedern- und Terpentin-Auszüge beigesetzt wurden, trug früher den Namen ›Wasser der Königin von Ungarn‹ (1380). Es wird berichtet, daß mit seiner Hilfe eine siebzigjährige, gelähmte und gichtgequälte Prinzessin sich in ein so junges und verführerisches Mädchen verwandelte, daß der polnische König um ihre Hand anhielt.

3. Rosmarin ist Bestandteil des ›Essigs der vier Diebe‹; er gehört in aromatische Weine, in Beruhigungs-Balsam, in Dardel-Wasser (anregend), in Wundgeist (nach dem französischen Arzneimittelkodex), in Nervenbalsam (anregend, rheumabekämpfend), in Rosmarin-Pomade (gegen Haarausfall) und in Salben der Tiermedizin.

4. Siehe unter Pfefferminze das Rezept für ein Zahnelixier.

Salbei *Salvia officinalis*
Lippenblütler

Volkstümliche Namen: Salser, Salfat, Altweiberschmecken, Sophie, Geschmackblatt, Muskatellerkraut

Es gibt ungefähr 450 Arten und Unterarten.

Salbei wächst auf dem ganzen Kontinent und wird häufig in Gärten angebaut. Die alten Römer nannten es *herba sacra,* und in der Schule von Salerno, einer berühmten antiken Medizinerschule, wurde es als *Salvia salvatrix, natura conciliatrix* geehrt. Salbei gehört zur Volksmedizin und ist eines der bekanntesten Heilkräuter.

VERWENDETE TEILE:
Blätter, Blüten, ätherisches Öl (das, selbst schwach dosiert, epileptische Anfälle hervorrufen und für das Nervensystem giftig sein kann. Die Giftigkeit der Salbei-Essenz ist zweimal höher als die von Wermut).

WICHTIGSTE BEKANNTE BESTANDTEILE:
Gerbsäure, ein östrogener Wirkstoff, die Essenz: Borneol, Salviol (oder Salbei-Kampfer), Cineol, Salven, Salvon (ein Keton, das auch *Thujon* genannt wird, 50% der Essenz ungefähr, sehr giftig). Siehe auch im Anhang das Kapitel ›Giftigkeit bestimmter ätherischer Öle‹.

EIGENSCHAFTEN:
Innerlich:
anregend und allgemein kräftigend
gleichzeitig ausgleichend für das vegetative Nervensystem
krampflösend
appetitanregend
magenstärkend
antiseptisch
gegen Schweiß (laut van Swieten)
entschlackend
harntreibend
blutdrucksteigernd
das Einsetzen der Monatsblutung fördernd (laut Kroszcynski und Bychowka verursacht gereinigter Salbei-Auszug, Mäusen gespritzt, ähnliche Veränderung wie das Follikulin)
fördert die Empfängnisfähigkeit
krebsbekämpfend (?)
die Muttermilchproduktion zum Stillstand bringend

Äußerlich:
zusammenziehend
wundheilend
antiseptisch
kräftigend, rheumabekämpfend (Bäder)

ANWENDUNGSGEBIETE:
Innerlich:
stärkt die Kräfte des gesamten Organismus und ist bei allen Schwächezuständen angezeigt: Verdauungstrakt, Leber, Harn-

wegsinfektionen, Lungenkrankheiten, Rippenfellentzündungen ...
bei Schwächezuständen (nach Krankheiten), *Neurasthenie*
Verdauungsstörungen in Folge von Magen-Darm-Schwäche, verzögerte Verdauung, Appetitlosigkeit
nervöse Beschwerden: Zittern, Schwindelzustände, Lähmungen
Schlaganfall
chronische Bronchitis, *Asthma*
Nachtschweiß von Tuberkulosekranken
Hand- und Achselschweiß
Neigung zu Haut- und Schleimhautentzündungen
Wechselfieber
ungenügende Harnausscheidung
zu niedriger Blutdruck
reguliert ungenügende Monatsblutungen, generell bei Beschwerden mit *Monatsblutungen*
Post-Menopause
Durchfall (von Tuberkulosekranken und Säuglingen)
Sterilität (laut Lyte)
Krebs
Vorbereitung auf die Entbindung
zur Eindämmung der Muttermilchproduktion

Äußerlich:
Weißfluß (Vaginalinjektionen)
Aphten, Entzündung der Mundschleimhaut, Halsentzündungen, Kehlkopfentzündungen, Zahnschmerzen
schlecht heilende Wunden, Geschwüre
Schwächezustände bei Kindern, Rachitis, Skrofulose
Hautkrankheiten (Ekzeme)
Haarausfall
Insekten- und Wespenstiche
Desinfizierung von Wohnräumen

GEGENINDIKATION:
während der Stillzeit

ANWENDUNGSARTEN:
Innerlich:
Heiltee: 20 g Blätter und Blüten auf 1 l kochendes Wasser, 10 Minuten ziehen lassen. 3 Tassen pro Tag

Tinktur: 30 bis 40 Tr. zweimal täglich in etwas heißem Wasser
flüssiger Extrakt aus Salbei: 1 TL abends in Melissentee zur Förderung des Nervengleichgewichts und als Mittel gegen Nachtschweiß
Essenz: 2 bis 4 Tr. dreimal täglich in alkoholischer Lösung oder mit Honigwasser
Pulver: 1 bis 4 g täglich
anregender Wein:
Salbeiblätter 80 g, Rot- oder Weißwein 1 l, eine Woche ziehen lassen. 1 bis 3 EL nach den Mahlzeiten. Von H. Leclerc bei allgemeinen Schwächezuständen, bei physischer wie psychischer Überbeanspruchung, bei neurasthenischen Erkrankungen, Störungen des zentralen Nervensystems, vor allem aufgrund längerer Krankheiten empfohlen (ebenfalls bei Wechselfieber)
auch zum Betupfen von Aphthen geeignet
Glühwein auf Zimt-Basis kann jederzeit durch Glühwein auf Salbei-Basis ersetzt werden
Getränk gegen Schweißausbrüche:
flüssiger Auszug aus stabilisiertem Salbei 50 g, Orangenblütensirup 30 g, Wasser zum Auffüllen auf 150 ccm, 1 EL vor dem Schlafengehen *(Tuberkulose, Post-Menopause)*

Äußerlich:
das Einsetzen der Monatsblutung fördernde Zäpfchen:
flüssiger Auszug aus Salbei 0,25 g, Pappel-Salbe 1 g, Kakao-Butter 3 g, weißes Wachs, genügend für 1 Z., 1 bis 2 Zäpfchen täglich. (Ausbleiben der Monatsblutung, Beschwerden bei der Monatsblutung, *Sterilität?*)
Sud: 1 Handvoll Blätter und Blüten aus 1 l Wasser. 10 Minuten kochen lassen
als *Vaginalinjektion* (Weißfluß)
als *Kompressen* auf Beingeschwüre, schlecht heilende Wunden, Hautkrankheiten, Ekzeme
als *Mundspülung* bei Aphthen, Mundschleimhautentzündungen und Geschwüren in der Mundhöhle
Tinktur und Rum, zu gleichen Teilen gemischt: zum Einreiben bei Haarausfall
bei Insekten- und Wespenstichen: den Stich mit zerriebenen Blättern einreiben

getrocknete Blätter zum Rauchen (Asthma), siehe Kapitel 9, S. 297: Blätter zum Rauchen
Pomade aus Salbeiblätter 30 g, Blätter des kriechenden Efeus 30 g, Schmalz 250 g, weißes Wachs 45 g, alles zusammen kochen, dann die Blätter entfernen (für schlecht heilende Wunden, Geschwüre, Prellungen)
als Badezusatz für geschwächte Kinder, bei Rachitis, Skrofulose, Rheuma
siehe unter Rosmarin das Rezept für ein aphrodisisches Bad

Notabene:

1. Wenn einen Monat vor der Geburt regelmäßig Salbei-Tee getrunken wird, werden die Geburtsschmerzen erheblich geringer sein.

2. Wiesen-Salbei *(Salvia pratensis),* hat die gleichen Eigenschaften, allerdings ist er weniger stark.

Muskateller-Salbei *(Salvia scalarea)* hat ebenfalls die gleichen Eigenschaften, vor allem die anregenden und die Monatsblutung fördernden. Auch heute noch werden mit seinen Blättern der Keuchhusten bekämpft. Er enthält eine Essenz, die die Konsistenz eines festen Honigs hat und das Scalareol enthält. Da er ähnlich wie grauer Amber riecht, wird er häufig in der Kosmetikindustrie verwendet. Bei manchen Erzeugnissen dient er sogar als Basis-Produkt.

Laut Elt Muller wurde diese Salbei-Art früher von deutschen Händlern zur Verfälschung ihrer Weine benutzt. Etwas Muskateller-Salbei und Holunder verliehen dem Rhein-Wein angeblich einen angenehmen Muskateller-Geschmack. Sicher stammt die Bezeichnung ›Muskateller-Salbei‹ aus dieser Zeit.

3. Zur Desinfizierung von Räumen, in denen Schwerkranke lagen, sollte man Salbeiblätter auf Holzkohle verbrennen.

Sandelholz *Santalum album* und *Santalum spicatum*
Sandelgewächs

Der in Indien und Australien wachsende Baum ist ein Parasit, dessen Wurzeln sich in die anderer Bäume eingraben.

VERWENDETE TEILE:
Das *Holz,* vor allem aber die *Essenz,* die mit Hilfe von Dampf aus dem Holz destilliert wird.

WICHTIGSTE BEKANNTE BESTANDTEILE:
Essenz, die zu 80% aus terpenhaltigen Alkoholen besteht, dem Santanol und verschiedenen Fusanols, der Santal- und Teresantalsäure, Kohlenstoffen ...

EIGENSCHAFTEN:
antiseptisch (Harnwege, Lunge)
kräftigend, aphrodisisch
zusammenziehend (Holz)

ANWENDUNGSGEBIETE:
besonders bei Infektionen der Harnwege: Tripper, Blasenentzündungen, Entzündungen durch Kolibakterien
Impotenz
chronische Bronchitis
hartnäckiger Durchfall (Holz)

ANWENDUNGSARTEN:
Kapseln mit 0,25 g Essenz: 4 bis 20 täglich *(Santalum album),* 6 bis 12 täglich *(Santalum spicatum);* die Dosen können übertrieben anmuten, da manche Autoren als Tageshöchstdosen 1 bis 1,5 g angeben.
Santalol: Kapseln mit 0,50 g: 2 bis 4 täglich
Andere Zusammenstellungen:
Sandelholz-Essenz 0,20 g, Salol 0,05 g pro Kapsel, Sandelholz-Essenz 0,15 g, Salol 0,05 g, Methylenblau 0,025 g pro Kapsel
bei Überdosierung: Hitzegefühl in der Magengegend, starker Durst, zuweilen Übelkeit

Notabene:

1. Das *Santalum album* wird auch *Santalum citrinum* genannt. Das *Santalum spicatum* stammt aus Australien.

2. In der Antike wurden aus dem Sandelholz Möbel hergestellt. Es diente zur Innenausstattung der Tempel, nicht nur aufgrund des guten Geruches, den es verströmt, sondern auch weil es niemals von Insekten befallen wird.

Zu Pulver zermahlen, wurde es während religiöser Zeremonien verbrannt.

Im Orient ist es als Parfüm heiß begehrt.

Ich verweise auf das Standardwerk *Formulaire pharmaceutique* (Vigot Frères éditeurs). Dieses 2080 Seiten umfassende

Werk wurde von H. Leclerc, einem der Direktoren der Pharmacie Centrale des Hôpitaux de Paris, herausgegeben. Die antiseptischen Eigenschaften des Sandelholzes, gerade in bezug auf die Harnwege, sind hier deutlich hervorgehoben.

Sassafras *Sassafras officinalis*
Lorbeergewächs

Der Baum wächst in Mittelamerika.

VERWENDETE TEILE:
das Wurzelholz, die *Rinde,* die *Essenz,* die durch Dampfdestillation der Rinde und des Wurzelholzes gewonnen wird.

WICHTIGSTE BEKANNTE BESTANDTEILE:
flüchtiges Öl, das zu 80% aus Safrol, Pinen, Phellandren, Eugenol, rechtsdrehendem Kampfer usw. besteht.

EIGENSCHAFTEN:
Innerlich:
anregend
schweißtreibend (gehört zu den vier schweißtreibenden Holzarten)
harntreibend
blähungsbekämpfend

Äußerlich:
hautreizend, schmerzlindernd

EIGENSCHAFTEN:
Innerlich:
physische und psychische Schwächezustände
Hautkrankheiten
Rheuma, Gicht
Syphilis
Beschwerden bei den Monatsblutungen
Beschwerden des Harn- und Genitaltraktes (chronischer Tripper)
allgemein, besonders aber geistig anregend

Äußerlich:
rheumatische Beschwerden
Insektenstiche

ANWENDUNGSARTEN:

Innerlich:

Heiltee: 10 g Rinde auf 1 l kochendes Wasser. 3 Tassen täglich.
Pulver: 2 bis 4 g täglich
Essenz: 1 bis 2 Tr. mehrmals am Tag in einer alkoholischen Lösung oder in Honig (siehe Beginn von Kapitel 5).

Äußerlich:

zum Einreiben, verdünnt oder rein

Notabene:

1. Shelbey empfahl die Sassafras-Essenz als Gegengift gegen Tabak.

Bei der Parfüm- und Seifenherstellung macht ihm das aus dem Kampfer-Öl gewonnene Safrol immer stärker Konkurrenz.

Terpentin

Terpentine sind Harze, die aus bestimmten Arten von Nadelhölzern und terpentinhaltigen Gewächsen *(Pinus laricio, Pinus maritima, Pinus sylvestris, Pinus palustris, Abies pectinata usw.)* gewonnen werden.

Sie sind von weicher Beschaffenheit und entstehen durch die Auflösung harziger Bestandteile in einer Mischung aus flüssigen Kohlenstoffen.

Sie enthalten Terpene, mono- und bizyklische Kohlenstoffe, Säuren, Alkohole mit hohem Molekulargewicht usw.

Wir unterscheiden folgende Arten:

1. Das *Terpentin der Fichte,* auch *Terpentin aus Bordeaux* genannt. Es handelt sich dabei um das *gewöhnliche* Terpentin, das aus dem *Pinus pinaster* gewonnen wird. In der Arzneimittelindustrie wird es hauptsächlich in Form von Pillen und Sirup verwendet.

2. Das *Terpentin der Lärche,* auch *venezianisches Terpentin* genannt, das aus der *Larix decidua* gewonnen wird. Es findet hauptsächlich bei Verbänden und Balsamen Anwendung.

3. Das *Terpentin der Tanne,* auch *elsässisches Terpentin* oder *Terpentin aus den Vogesen* genannt, das aus der *Abies pectinata* gewonnen wird. Mit Wasser gekocht, wird seine Essenz entfernt; auf diese Weise kann man das sogenannte gekochte Terpentin erzielen.

EIGENSCHAFTEN:
den Auswurf fördernd, verändert die Bronchialsekretion
balsamisch und antiseptisch

ANWENDUNGSGEBIETE:
chronische Bronchitis, Katarrhe
Harnwegsinfektionen: Nierenbeckenentzündungen, Harnröhrenentzündungen, Blasenentzündungen

ANWENDUNGSARTEN:
Innerlich:
in Pillenform (dem französischen Arzneimittelkodex entsprechend): 3 bis 10 täglich (à 0,20 g).
in Sirup (dem französischen Arzneimittelkodex entsprechend): 50 bis 100 g täglich

Äußerlich:
Verbände
Fioravanti-Balsam (dem französischen Arzneimittelkodex entsprechend)
Terpentin-Essenz
Die Essenz wird durch die Destillierung des Terpentins gewonnen, wobei hauptsächlich das Fichten-Terpentin benutzt wird. Man verwendet dabei Wasser oder nicht überhitzten Wasserdampf. Die Essenz muß gereinigt werden, denn sie ist klebrig, gefärbt und sauer.

Die in der Arzneimittelherstellung verwendete Essenz besteht vor allem aus linksdrehendem Terpentin. Zusammen mit Wasser, aber hauptsächlich mit Luft bildet sie ein Hydrat, das *Terpin* (das, in kleinen Dosen, die *Lungensekretion verflüssigt und harntreibend* wirkt). Oxydantien greifen die Terpentin-Essenz scharf an. Oxydierte Essenz hat oxydierende Eigenschaften, die denen des Ozons gleichen.

EIGENSCHAFTEN (zum Teil schon Hippokrates, Dioskurides und Galen bekannt):
Innerlich:
verändert die Lungensekretion und begünstigt sie gleichzeitig
balsamisch, antiseptisch (Lunge und Genital- und Harntrakt, Richet und Héricaut), ist als Antiseptikum besonders bei Streptokokken wirksam, verabreicht zumeist als subkutane Spritzen

(künstliches, terpentiniertes Serum, 1/200), oder als Vaginalinjektion (als Emulsion vermischt mit Panama-Holz).
blutstillend
Gallensteine auflösend
krampflösend
rheumabekämpfend
wurmtreibend
Gegengift zu Phosphor, dessen Oxydierung es unterbindet, vor allem, wenn es schon alt ist

Äußerlich:
parasitenbekämpfend
schmerzlindernd
ableitend
antiseptisch und wundheilend

ANWENDUNGSGEBIETE:
Innerlich:
chronische und übelriechende Bronchitis, Lungentuberkulose
Harnwegs- und Nierenentzündungen, *Blasenentzündungen,* Harnröhrenentzündungen
Weißfluß
Kindbettfieber
Darm-, Lungen-, Gebärmutter-, Nasenblutungen; Bluterkrankheit
Gallensteine
Verminderung der Harnausscheidung
Wassersucht
Rheuma
Krämpfe (Darm, Keuchhusten)
Blähungen
Migräne
Darmparasiten (vor allem Bandwurm)
hartnäckige Verstopfung
Epilepsie
bei versehentlicher Einnahme von Phosphor

Äußerlich:
Rheuma, Gicht, Neuralgien, Ischias
schlecht heilende und brandige Wunden
Krätze, Haarausfall
Weißfluß, Kindbettinfektionen

ANWENDUNGSARTEN:

Innerlich:

Terpentin-Essenz ist viermal so wirksam wie Terpentin: 1 bis 4 g täglich in Kapseln oder Perlen zu 0,25 g (4 bis 16 Kapseln pro Tag). Oder 6 bis 10 Tr. in Honig drei- bis viermal täglich. Kinder: 0,20 g pro Lebensjahr täglich.

Sirup: 50 bis 100 g täglich

Pillen gegen Nieren- und Blaseninfektionen:

gereinigtes Terpentin 0,10 g, Kampfer 0,10 g, Opiumextrakt 0,01 g, Eisenhutextrakt 0,01 g pro Pille, 3 bis 4 Pillen täglich

Pillen gegen chronische Bronchitis:

gereinigtes Terpentin 0,1 g, Soda-Benzoat 0,1 g pro Pille, 5 bis 10 Pillen täglich

Sirup gegen chronische Bronchitis:

Terpentinsirup 50 g, Teersirup 50 g, Tolusirup 50 g, Kodeinsirup 50 g, 3 EL täglich

Durande-Mixtur gegen Gallensteine:

Medizinischer Äther 20 g, Terpentin-Essenz 10 g, 15 bis 30 Tr. täglich

als Gegengift bei Phosphorvergiftungen: 5 bis 15 g in einer gummihaltigen Lösung, dem kohlensaures Natron hinzugefügt wurde. 2 g täglich während 4 bis 5 Tagen

Emulsion gegen Phosphorvergiftungen:

Terpentin-Essenz 5 bis 10 g, Eigelb 1 Stück, Pfefferminz-Sirup 50 g, Wasser 100 g, alle 2 bis 3 Stunden 1 EL

Äußerlich:

als Inhalation:

Terpentin-Essenz 10 g, Eukalyptus-Tinktur 30 g, Benzoeharz-Tinktur 30 g, 1 TL auf eine Schale kochendes Wasser zum Einreiben bei schlecht heilenden und brandigen Wunden, Rheumatismus und Neuralgien. Siehe auch unter Ingwer das Rezept zur Rheumabekämpfung.

Balsam bei Rheumaschmerzen:

Fioravanti-Balsam 250 g, Seife 30 g, Kampfer 25 g, Ammoniak 8 g, Rosmarin-Essenz 6 g, Thymian-Essenz 2 g, zum Einreiben

Badeemulsion:

Terpentin-Essenz 200 g, Schmierseifenlösung (¼) 200 g, gut miteinander vermischen. Die Hälfte für ein Vollbad, 1 oder 2 EL für Teilbäder (Unterarm). Gegen Rheuma

Emulsion intravaginal oder intrauterine Injektionen:
Terpentin-Essenz 250 g, Quillaja-Tinktur 5 g, sterilisiertes Wasser 600 g, gut miteinander vermischen. 2 EL auf 1 l abgekochtes Wasser (Kindbettinfektionen)
parasitenbekämpfend (Läuse)

Notabene:

1. Fioravanti-Balsam, der in vielen Werken über flüchtige Essenzen erwähnt wird, ist ein aus verschiedenen Bestandteilen zusammengesetzter Terpentin-Geist. Zu seiner Herstellung werden Alkohol, Terpentin und 15 aromatische und harzhaltige Substanzen zusammen destilliert (siehe Kapitel 9, S. 299).

2. Das ›Harlem-Öl‹ setzt sich aus geschwefeltem Leinsamen-Öl und Terpentin-Essenz zusammen und wird bei Leber- und Nierenbeschwerden, Rheuma und Bronchitis empfohlen. Das ›unverfälschte Harlem-Öl – Licence Thomas‹ hat mir in meiner Praxis immer zu guten Resultaten verholfen.

Terpin
(Di-Hydrat des Terpentin)

EIGENSCHAFTEN:
in geringer Dosierung (0,20 bis 0,60 g) die Lungensekretion verflüssigend
bei höheren Dosen (0,80 bis 1,50 g) die Lungensekretion aufhaltend (durch Zusammenziehung der Bronchialgefäße)
blutstillend

ANWENDUNGSGEBIETE:
Bronchitis mit reichlicher Absonderung
Blutungen (Bluthusten, Gebärmutterblutungen)

GEGENINDIKATION:
chronische Nierenentzündung

ANWENDUNGSARTEN:
Innerlich:
als Pillen zu 0,10 g (1 bis 20 täglich)
in Getränken oder als Elixier, bei Kindern: 0,05 bis 0,1 g pro Lebensjahr täglich, oft in Verbindung mit Kodein oder Kreuzblume.

Rezepte:
den Auswurf fördernde Pillen:
Terpin 0,05 g, Benzoe-Säure 0,05 g, Kreuzblumen-Extrakt 0,05 g pro Pille. 5 bis 10 Pillen täglich.
Terpin-Kodein-Pillen (nach dem französischen Arzneimittelkodex):
Terpin 0,05 g, Kodein 0,01 g, Fichten-Terpentin 0,03 g pro Pille. 4 bis 8 Pillen täglich.
Getränk gegen akute Bronchitis (für Kinder im Alter von 5 bis 8 Jahren):
Terpin 0,25 g, Soda-Benzoat 1 g, Tolu-Sirup 40 g, destilliertes Wasser 60 g, 1 TL alle zwei Stunden.
Kapseln gegen Bronchitis:
Terpin 0,30 g, Gajakol-Karbonat 0,30 g pro Kapsel. 4 bis 5 Kapseln pro Tag.

Thuja (Lebensbaum) *Thuya occidentalis*
Nadelgehölz

Der ›Lebensbaum‹ ist ursprünglich in China beheimatet. Über Nordamerika kam er nach Europa, wo er bis heute angebaut wird. Vor allem S. Hahnemann hat sich mit seiner Bedeutung für die Therapie beschäftigt.

VERWENDETE TEILE:
Blätter, Rinde.

WICHTIGSTE BEKANNTE BESTANDTEILE:
ein Glykoside, *eine Essenz* mit Pinen, Fenon und ein Keton, das Krämpfe auslösen kann, das Thuyon, Gerbsäuren ...

EIGENSCHAFTEN:
Innerlich:
den Auswurf fördernd
leicht harntreibend, die Harnwege beruhigend
schweißtreibend
rheumabekämpfend
wurmtreibend
krebsbekämpfend (laut Ellingwood)

Äußerlich:
kräftigend

ANWENDUNGSGEBIETE:

Blasenentzündungen, *Vergrößerung der Vorsteherdrüse,* Bekkenprellungen, unkontrollierter Harnabfluß
Rheuma
Darmparasiten
Krebs

Äußerlich:

Warzen, Papillargeschwülste, Feigwarzen, Wucherungen
belegter Hals (Gurgeln)
Vorbeugung bei Geschlechtskrankheiten

ANWENDUNGSARTEN:

Innerlich:

Blätter oder Rinde: 10 g auf ½ l Wasser, 2 Minuten kochen, 10 Minuten ziehen lassen. Innerhalb von 24 Stunden trinken.
wasser- und alkoholhaltiger Extrakt: in Pillenform zu 0,10 g (5 bis 10 täglich)
Tinktur (⅕): 20 bis 40 Tr. täglich
Essenz: Wurmmittel (nur selten angewendet)

Äußerlich:

Essenz oder Muttertinktur: zweimal täglich mit Hilfe eines Wattetampons auftragen oder als Lokalinjektionen (laut J. Sicard und P. Larue).

Notabene: Thuja gehört zu den Bestandteilen der Pfeifferschen *prophylaktischen Seife,* mit der man nach einem fragwürdigen Sexualkontakt die Genitalien sofort waschen sollte.

Pfeiffer hat die Wirkung von Thuja bei Syphilis-Infektionen beschrieben (Klinik für Geschlechtskrankheiten in St.-Petersburg). Siehe auch das Kapitel ›Giftigkeit gewisser ätherischer Öle‹ im Anhang.

Thymian *Thymus vulgaris*
Lippenblütler

Volkstümliche Namen: Quendel, Feldkümmel

Der *Thymus serpyllum* oder Strand-Thymian hat die gleichen Eigenschaften wie der *Thymus vulgaris* und wird in der gleichen Weise verwendet. Der Thymian gehört zu den Pflanzen, die die meisten wohltuenden Eigenschaften aufzuweisen haben.

VERWENDETE TEILE:
Blüten und Blätter (als Heiltee) und die Essenz, die mit Hilfe von Dampf aus den Blüten destilliert wird; diese Essenz muß erst von reizenden Substanzen gereinigt werden, bevor man sie verwenden kann.

WICHTIGSTE BEKANNTE BESTANDTEILE:
Gerbsäure, Bitterstoffe, Essenz mit zwei Phenolen (bis zu 60% Thymol und Carvacrol), Terpene (Terpinen, Lymen), Alkohole (Borneol, Linalol) ...

EIGENSCHAFTEN:
Innerlich:
allgemein anregend, psychisch und physisch
nervenstärkend
gilt als intelligenzfördernd
soll *aphrodisisch* sein
appetitanregend
blutdruckerhöhend (laut Cajolle und Cazal)
krampflösend, magenstärkend
balsamisch, den Auswurf fördernd (die Sekretionen verändernd)
antiseptisch (Verdauungstrakt, Lunge, Genitaltrakt, Harnwege)
bei Infektionskrankheiten die Bildung der weißen Blutkörperchen anregend
harntreibend
schweißtreibend
das Einsetzen der Monatsblutung fördernd
blähungsbekämpfend
leicht betäubend

Äußerlich:
antiseptisch und bakterienbekämpfend, vor allem die peroxydierte Essenz
giftbekämpfend
fäulnisverhindernd
wundheilend
rheumabekämpfend
parasitenbekämpfend

ANWENDUNGSGEBIETE:
psychische und physische Schwächezustände, Angstzustände, Nervenschwäche, Nervenschmerzen

Blutarmut (Kinder)
niedriger Blutdruck
Bleichsucht
Krampfhusten (Keuchhusten, laut H. Schulz)
Lungenkrankheiten: Lungenblähungen, Pilzbefall der Lunge, Bronchitis
Tuberkulose
Asthma
Verdauungsbeschwerden
Darm- (Typhus) und Harnwegsinfektionen
Gärungen, Blähungen
Erkältungskrankheiten (Grippe, Stirnhöhlenkatarrh, Zerschlagenheit, Frösteln, Halsentzündungen), *eines der besten Mittel*
Furunkel
Rheuma
Kreislaufstörungen
durch Krankheit verursachtes Ausbleiben der Monatsblutungen
Weißfluß (laut M. Girault, Dijon)
Darmparasiten (Spulwürmer, Madenwürmer, Hakenwürmer, *Bandwürmer*)
Schlaflosigkeit

Äußerlich:
Hautkrankheiten, Furunkel, Wunden
Weißfluß
Mundhöhlen- und Zahnpflege
allgemeine Erschöpfungszustände (Bäder)
Gelenk- und Muskelrheuma, Gicht, Arthritis
Haarausfall
Desinfizierung der Haut
Läusebefall, Krätze

ANWENDUNGSARTEN:
Innerlich:
Heiltee: 1 Zweig pro Tasse. Einige Sekunden kochen, dann 10 Minuten ziehen lassen. Je nach Geschmack und möglichst mit Honig süßen. 3 bis 4 Tassen täglich, zwischen oder nach den Mahlzeiten
häufiger Gebrauch in der Küche (Suppen, gegrilltes Fleisch ... siehe auch Notabene)

ätherisches Öl: entweder als Tropfen (3 bis 5 Tr. dreimal täglich) in alkoholischer Lösung oder Honig (siehe Beginn von Kapitel 5) oder als *Pille:* Thymian-Essenz 0,10 g, Mandelseife 0,10 g, Eibischpulver 0,10 g pro Pille. 4 bis 6 Pillen pro Tag
bei *Keuchhusten:* Thymian-, Eukalyptus- und Zypressen-Essenz gleichzeitig
bei Halsentzündungen Thymian kauen

Notabene:

1. Der sehr angenehm zu trinkende Thymian-Tee kann nicht warm genug empfohlen werden, vor allem zum Frühstück, als Ersatz für Kaffee oder Tee.

2. Ein Rezept für eine Marinade, von Dr. H. Leclerc: in einem halben Liter Weißwein ein Thymian-Sträußchen, ein Bergbohnenkrautsträußchen, einige Schalotten, 3 oder 4 Knoblauchzehen, 2 Lorbeerblätter, einige Gewürznelken ziehen lassen, 250 g Salz und 15 g gemahlenen Pfeffer hinzufügen (von C. Husson überliefert).

Äußerlich:

1. Als Pomade (bei Hautkrankheiten, Rheuma- und Muskelschmerzen, bei Keuchhusten zum Einreiben der Brust), in Kosmetika als Zusatz bei Hautmilch, Cremes und Toilettenwasser (laut Novi stark bakterienabtötend);
häufig in Verbindung mit Zitrone und Bergamotte;
in der Chirurgie als Seifenlösung zur Desinfizierung der Hände;
Sud in Olivenöl, als Kompresse auf *Wunden,* bei *Insektenstichen* oder Schlangenbissen. Zusätzlich mit Essenz oder zerriebenen Blättern die Bißstelle bestreichen (kann den Arzt nicht ersetzen).

2. Bei Rheumaschmerzen Thymian hacken, in einem Gefäß erwärmen, mit Gaze umhüllen und heiß auflegen.

3. *Aromatisches Bad:*
500 g Thymian in 4 l Wasser kochen, filtern, dem Badewasser zusetzen (Arthritis, Rheuma, Gicht, allgemeine Schwächezustände; gleichzeitig schleimlösend und den Auswurf fördernd).

4. Hier ein nutzbringendes, von Dr. H. Leclerc übermitteltes Rezept für ein Vollbad:
Tyhmian-Essenz 2 g, Origano-Essenz 0,5 g, Rosmarin-Essenz 1 g, Lavendel-Essenz 1 g, basisches Natron 350 g, stärkend, gut für Arthritis-Erkrankte.

5. *Inhalationsmischung:*
Menthol 0,25 g, Peru-Balsam 5 g, Thymian-Essenz 10 g, Alkohol zu 90% 80 g, 1 TL in einer Schale mit sehr heißem Wasser; 2 bis 3 Inhalationen täglich.

Siehe unter ›Fichte‹ ein anderes Rezept und unter Eukalyptus ein Rezept für ›Inhalations‹-Tabletten.

6. Konzentrierter Sud: 1 Handvoll auf 1 l Wasser. Auf die Hälfte einkochen lassen (kräftigt die Kopfhaut, verlangsamt oder verhindert Haarausfall).

7. Bei Läusebefall oder Krätze siehe unter Zimt und unter Origano das Rezept einer Pomade.

8. Siehe unter Zimt das Rezept für einen Likör ›Perfekte Liebe‹.

Notabene: Thymian ist eine der seit frühester Zeit schon (Ägypter, Etrusker, Griechen, Römer, vor allem auch Dioskurides und Hippokrates; siehe die Beschreibungen von Vergil und Plinius) in der Therapie am meisten verwendeten aromatischen Pflanzen. Je nach Art enthält er 0,10 bis 1,5% ätherisches Öl. Die 2 Phenole des Thymians, Phenol (siehe weiter unten) und Carvacrol werden in den gleichen Fällen wie Thymian-Essenz angewendet und häufig zur Arzneimittelherstellung benutzt.

Peroxydierte Thymian-Essenz in verdünnter seifenhaltiger Lösung (0,10%) zerstört die Mikroben in der Mundhöhle innerhalb von 3 Minuten (Zahnpasten mit Thymian). Getrockneter und zerstoßener Thymian ist ein gutes Zahnputzmittel, das gleichzeitig das Zahnfleisch kräftigt. Man kann es zu gleichen Teilen mit Heilerde mischen.

Novi (Italien) hat die aktivierende Wirkung von Thymian-, Lavendel- und Bergamotte-Essenz auf die Bildung der weißen Blutkörperchen nachgewiesen (das trifft auch auf die Zitronen- und Kamillen-Essenz zu); so läßt sich die den Organismus bei der Bekämpfung von Infektionskrankheiten unterstützende Eigenschaft des Thymians erklären. Eine Erkenntnis, die heute wissenschaftlich belegt ist.

Die von den unterschiedlichen Thymian-Arten gewonnenen Thymian-Essenzen unterscheiden sich in ihrer chemischen Zusammensetzung deutlich. Die Anteile von Thymol, Carvacrol und Citral sind in entscheidendem Maße verschieden (analog zu allen Zitronenkraut-Essenzen). Trotzdem ist die Wirkungsweise aller Thymian-Essenzen, therapeutisch gesehen, ähnlich.

Thymol

Einer der Hauptbestandteile der Thymian-Essenz

EIGENSCHAFTEN:

Innerliches (Verdauungstrakt) und äußerliches *Antiseptikum*
wurmtreibend

ANWENDUNGSGEBIETE:

Innerlich:
Durchfall, Ruhr, Typhusfieber
Bandwürmer, Spulwürmer, Peitschenwürmer, Hakenwürmer, Madenwürmer

Äußerlich:
Beschwerden der Luftwege: chronische Bronchitis, Tuberkulose, Keuchhusten (Inhalationen und Zerstäubungen)
Wunden
Jucken im Genitalbereich
Mundhöhlenantiseptikum

ANWENDUNGSARTEN:

Innerlich:
0,05 bis 0,50 g zwei- bis viermal täglich (Maximaldosis 0,50 g als Einzeldosis, 4 g als Tagesdosis), nach der Einnahme keine alkoholischen Getränke oder ölhaltigen Medikamente einnehmen, da diese das Phenol auflösen können;
bei Bandwurmbefall: Tabletten zu 0,25 g: jeden Morgen eine Tablette nüchtern während einer Woche (normalerweise wird der Bandwurm nach vier Tagen ausgestoßen, laut Artault)
gegen *Spulwürmer:* das Thymol kann auf verschiedene Weise angewendet werden:
insgesamt 3 g Thymol in halbstündlichen Dosen von 0,5 g, jeweils von einer Darmreinigung mit einer salzhaltigen Lösung gefolgt (kann auch wegbleiben),
oder während zwei oder drei Tagen morgens 3 Dosen zu 0,50 g mit zehnminütigen Intervallen einnehmen,
oder eine Woche lang jeden Morgen eine Dosis von 0,25 g einnehmen.

Bei allen Methoden muß eine Vorsichtsmaßnahme beachtet werden: Während der drei Tage vor der Kur und auch während der Kur selbst darf der Patient weder Fett noch Alkohol zu sich nehmen.

Äußerlich:
Thymol findet in zahlreichen desinfizierenden Emulsionen Verwendung
alkoholische Lösung (Verdünnung 1 bis 5‰), zum Gurgeln, Inhalieren oder für Verbände
Pomaden (1 oder 2%)
Puder bei übergroßer Schweißabsonderung:
Talk 90 g, Stärke 10 g, Tannin 3 g, Salizylsäure 0,50 g, Thymol 0,10 g.
antiseptische Lösung (für Mund und Kehle)
Benzoe-Säure 3 g, Eukalyptus-Tinktur 15 g, Alkohol zu 90% 100 g, Pfefferminz-Essenz 0,75 g, 20 bis 50 Tr. in einem Glas Wasser aufgelöst, zum Gurgeln und Mundspülen
Lösung gegen Juckreiz im Genitalbereich:
Thymol 2 g, Phenol 1 g, Alkohol 10 g, Wasser 200 g, als Lotion.

Wacholder* *Juniperus communis*
Zypressengewächs

Der kleine Strauchbaum mit dem harten Holz wächst in ganz Europa, von Schweden bis zu den Mittelmeerländern und in Kanada, Amerika usw. Bereits in der Antike waren seine antiseptischen und harntreibenden Wirkungen bekannt (Cato der Ältere).

VERWENDETE TEILE:
Beeren, Holz, Blätter und Essenz, die mit Hilfe von Dampf aus den Beeren destilliert wird.

WICHTIGSTE BEKANNTE BESTANDTEILE:
Juniperin und das ätherische Öl, das in der Hauptsache Borneol und Isoborneol enthält, dann Cadinen, Pinen, Camphen, Terpineol, terpenischer Alkohol: Wacholderkampfer, Albumin, Zukker (73%) ...

---

* Unter den Wacholderarten unterscheiden wir
a) eine Gruppe mit priemförmigen Blättern und unregelmäßig ansetzenden Ästen; zu dieser Gruppe gehört der *Juniperus communis* und der *Juniperus oxycedrus* (Baumwacholder, siehe im Anschluß)
b) eine Gruppe, deren Blätter direkt an den Ästen ansetzen und regelmäßig vertikal vom Stamm ausgehen. Zu dieser Gruppe gehört der Sadebaum u. a.

EIGENSCHAFTEN:

Innerlich:

das Nervensystem, den Verdauungstrakt und die Eingeweide stärkend, allgemein die Sekretionstätigkeit anregend (Beeren)
antiseptisch (Lunge, Verdauungstrakt, Harnwege, Blut)
magenstärkend
blutreinigend, entschlackend
harntreibend, schweißtreibend (Holz)
rheumabekämpfend, fördert die Ausscheidung der *Harnsäure* und der Giftstoffe
diabetesbekämpfend
das Einsetzen der Monatsblutung fördernd
einschläfernd

Äußerlich:

parasitenbekämpfend
entschlackend
antiseptisch
wundheilend

ANWENDUNGSGEBIETE:

Innerlich:

allgemeine oder organische Erschöpfungszustände
Vorbeugung gegen ansteckende Krankheiten
Harnwegserkrankungen (Nieren, Blase): *Tripper,* Blasenentzündung (nicht angebracht bei akuter Nierenentzündung)
Albuminspuren im Harn
herabgesetzte Harnausscheidung
Wassersucht, Zirrhose
Gärungen im Darmtrakt
Harnsteine
Arterienverkalkung
Gicht
Rheuma, Arthritis
Diabetes
schmerzhafte Monatsblutungen, Weißfluß

Äußerlich:

Folgeerscheinungen von Lähmungen
feuchte Ekzeme, Akne
Wunden, auch schwer heilende, Geschwüre

Hautkrankheiten, Zahnschmerzen (Wacholderteeröl oder Cadeöl)
Hundekrätze (im veterinärmedizinischen Bereich)
Desinfizierung von Wohnräumen

ANWENDUNGSARTEN:
Innerlich:
Beeren

1. Als Heiltee: 20 bis 30 g auf 1 l Wasser oder 1 TL auf 1 Tasse. 10 Minuten ziehen lassen (harntreibend und magenstärkend)

2. In folgenden Dosierungen sind sie bei *Diabetes* wirksam: 2 bis 4 Wochen lang täglich 10 gemahlene Beeren mit etwas Wasser zu sich nehmen. Die Kur öfters wiederholen.

Mutter-Tinktur der Beeren: 15 Tropfen in einem Heiltee nach dem Essen

wasserhaltiger Auszug: 1 bis 5 g täglich, in Kapseln oder in einem Getränk

Essenz: 0,10 bis 0,20 g täglich, in einer alkoholischen Lösung oder in Honigwasser

Sirup gegen Arthritis:
weicher Extrakt aus Wacholderbeeren 10 g, flüssiger Extrakt aus Schachtelhalm 10 g, 5-Wurzel-Sirup, zum Auffüllen auf 400 g, 2 bis 5 EL täglich.

Wacholderwein:
zerstoßene Beeren 30 g, gehackte Zweige 15 g, Weißwein 1 l, 4 Tage ziehen lassen, filtern, 30 g Zucker hinzufügen. Täglich 1 Likör- oder auch ein Wasserglas (*kräftigend,* appetitanregend, *harntreibend,* wirkt gegen *Steinbildung* und ist bei *fiebrigen Erkältungen* angezeigt). Die kräftigende Wirkung wirkt verstärkt, wenn man eine Prise Wermut und 15 g gehackte Meerrettichwurzel hinzufügt.

Anderes Wacholderweinrezept:
zerstoßene Beeren 7,5 g, weiße Senfkörner 7,5 g, Weißwein 2 l, 5 Tage ziehen lassen, filtern. Zweimal täglich ½ Glas (kräftigend, appetitanregend, magenstärkend).

Harntreibender Wein:
Fingerhut 5 g, Szilla 15 g, Wacholderbeeren 25 g, Kaliumazetat 50 g, Alkohol 100 g, Weißwein 900 g (10 g enthalten 0,5 g Fingerhut).

Äußerlich:
Holz: 50 g pro l Wasser als Sud. Zum Auswaschen *schlecht heilender Wunden* und *alter Geschwüre,* deren Verheilung entscheidend gefördert wird.
Anregendes Einreibemittel bei Lähmungen:
Wacholder-Essenz 2 g, Menthol 1 g, Terpentin-Essenz 20 g, Alkohol zu 90% 120 g.
Bäder mit Wacholderzusatz bei Rheuma und Arthritis: Die Ergebnisse sind manchmal spektakulär. Auch für Waschungen geeignet.
Siehe unter Rosmarin das Rezept für ein aphrodisisches Bad; Wohnräume kann man ausgezeichnet desinfizieren, wenn man Wacholderbeeren röstet.

Notabene:

1. Wacholder-Essenz löst Jod leicht auf, das seine gewohnten Reaktionen verliert (färbt Stärke nicht mehr blau und die Haut nicht mehr gelb). Wird jodierte Wacholder-Essenz eingenommen, befreit sich das Jod rasch; man findet es im Urin und im Nasenschleim (Heller). Ein weiterer Beweis für das rasche Durchdringen des Organismus durch ätherische Öle.
2. Natürlich ist es sehr zu empfehlen, die Wacholderbeeren, die bei der Zubereitung von Speisen verwendet werden, zu essen (Sauerkraut). Nur Snobs schieben sie an den Tellerrand.
3. Durch Destillierung der Beeren erzielt man den Wacholderschnaps (Gin).
4. Junge, auf Lehm getrocknete, in kleine Stücke gehackte und in einer verschlossenen Büchse aufbewahrte Triebe sind ein ausgezeichneter Tee.
5. Das *Cade-Öl,* auch Wacholderteeröl genannt, wird aus dem *Juniperus oxycedrus* gewonnen. Es wird gegen Hautkrankheiten und Zahnschmerzen eingesetzt: einen kleinen Wattebausch tränken und in das Zahnloch pressen.
6. Wacholder-Essenz verleiht dem Urin Veilchengeruch.

Baumwacholder *Juniperus oxycedrus*
Zypressengewächs

Seine roten oder rotbraunen Beeren sind zweimal so groß wie die der vorher beschriebenen Art.

Die Eigenschaften entsprechen sich im großen und ganzen. Ich selbst allerdings hatte bisher keine Gelegenheit, die harntreibenden, wurmtreibenden und anregenden Eigenschaften zu überprüfen.

Das *Cade-Öl,* auch Wacholderteeröl genannt, wird durch ein trockenes und langsames Destillierverfahren gewonnen. Verwendet werden vor allem das Holz alter Bäume, dicke Äste und die Wurzeln.

Es enthält organische Säuren, Phenole, Harze, Kohlenwasserstoffe usw. Vorsicht: Es ist häufig verfälscht.

In der *Veterinärmedizin* gelten die Anwendungsgebiete, die Dr. Serre 1846 für die *Humanmedizin* aufgestellt hat und die heute noch gelten:

Hauterkrankungen: gewisse Ekzeme, Schuppenflechte, Juckblattern, Krätze.

Es wird als Pomade verwendet oder, gegen Haarausfall, als Shampoo (von J. Raillon, 9, rue Camille Pelletan, Marseille).

Wurmsamen (Gänsefuß) *Chenopodium anthelminticum*
Gänsefußgewächs

Giftig! Der Wurmsamen ist eine Unterart des *Chenopodium ambrosioides* (wohlriechender Gänsefuß) und wächst in unseren Gärten.

VERWENDETE TEILE:
Blätter, Samen und vor allem das ätherische Öl, das durch Destillation mit Hilfe von Dampf aus den Blüten und Samen gewonnen wird.

WICHTIGSTE BEKANNTE BESTANDTEILE:
Ascariol (40 bis 80%), Chenopodin, Cymen, Sylvestren, Safrol, Cineol, Carvon, rechtsdrehender Kampfer, flüchtige Fettsäuren ...

EIGENSCHAFTEN:
wurmtreibend

ANWENDUNGSGEBIETE:
Darmparasiten: Spulwürmer, Hakenwürmer (aber auch Madenwürmer und Fadenwürmer; beim Bandwurm nicht immer erfolgreich)

GEGENINDIKATIONEN:
Herz- und Nierenleiden, Tuberkulose, Arthritis, Schwangerschaft

ANWENDUNGSARTEN:
Innerlich:
1. *Essenz (aetheroleum chenopodi anthelmintic):* in Gelatinekapseln à 15 Tr. Essenz
Erwachsene: 3 Kapseln morgens nüchtern mit jeweils einer Stunde Abstand
Jugendliche (10–15 Jahre): 2 Kapseln
Kinder (6–10 Jahre): 1 Kapsel
1 Stunde nach der Einnahme ein Abführmittel auf der Basis von Magnesiumsulfat geben und nüchtern bleiben, bis das Abführmittel gewirkt hat.
Nach 15 bis 20 Tagen die Behandlung wiederholen.
Kinder, die jünger als vier Jahre sind, dürfen keine Wurmsamen-Essenz einnehmen.
2. *Samen:* 1 TL (Blätter: 1 EL) auf 1 Tasse kochendes Wasser. 10 Minuten ziehen lassen.
Morgens 1 Tasse auf nüchternen Magen, drei Tage lang.
Äußerlich:
3 Handvoll Blätter auf 1 l Wasser. 10 Minuten kochen lassen. Als heiße, feuchte Bauchkompresse.

Notabene: Wurmsamen-Essenz ist *giftig,* vor allem wenn sie auf *nüchternen Magen* eingenommen wird. So empfehle ich einige Tage vor der Behandlung eine stärkereiche und fettarme Diät. Dann verträgt der Organismus das Gift besser.

AUSWIRKUNGEN DES GIFTS:
blutdrucksenkend
die Herztätigkeit und die Atmung *herabsetzend*
das Nervensystem angreifend
das Gehör angreifend (in bestimmten Fällen bis zur Taubheit)
Anzeichen für eine Vergiftung: Schwindelgefühle, Übernervosität, Seh- und Hörschwierigkeiten (in solchen Fällen sofort den Magen spülen!)
Maximaldosen: 25 Tr. oder 0,50 g als Einzeldosis, 50 Tr. oder 1 g als Tagesdosis
Fertige Präparate: ›Oxyfuge Castel, Vermirène‹

Andere Gänsefußarten

Chenopodium album oder *Weißer Gänsefuß*
In Frankreich und Deutschland weit verbreitet; erfrischend, beruhigend, hämorrhoidenbekämpfend.

Manche Autoren halten ihn, lokal angewendet, für ein Mittel gegen Haarausfall, der von Schuppen verursacht wird.

Chenopodium ambrosioides oder *Wohlriechender Gänsefuß*
Auch mexikanischer und spanischer Tee oder Jesuiten-Tee genannt; kräftigend, magenstärkend. Ist auch bei nervösen Leiden angezeigt.

Wird vor allem als Heiltee verschrieben.

Chenopodium bonus-henricus oder *Guter Heinrich*
In Frankreich und Deutschland weit verbreitet; seine Blätter werden wie Spinat zubereitet (vor allem von jungen Pflanzen), daher auch sein Beiname ›wilder Spinat‹.

Erfrischend und abführend.

Außerdem gibt es noch den Garten-Gänsefuß, den durchblätterten Gänsefuß oder Erdbeerspinat usw.

Auch der *Mangold* ist ein Gänsefußgewächs, dessen Blätter und Rippen ein ausgezeichnetes, erfrischendes Gericht liefern. Die Blätter können roh als Salat verwendet werden, während die Rippen meist gekocht werden. Vor einigen Jahren hat die Académie Rabelais* bei einem großen Kochwettbewerb einem Mangold-Gericht den ersten Preis zugesprochen.

Ylang-Ylang *Unona odoratissima*
Magnoliengewächs

Wird auch häufig als *Cananga odorata* bezeichnet.

Das Ylang-Ylang stammt von Bäumen des Fernen Ostens: Java, Sumatra, Philippinen, aber auch Madagaskar, den Komoren und der Ile Réunion.

VERWENDETE TEILE:
Essenz, die mit Hilfe von Dampf aus den Blüten destilliert wird.

---

* Eine der anspruchsvollsten Feinschmeckervereinigungen Frankreichs. Anmerkung des Übersetzers.

WICHTIGSTE BEKANNTE BESTANDTEILE:
freies und verestertes Linalol, Safrol, Eugenol, Geraniol, Pinen, Sesquiterpene, Cadinen, Benzyl-Benzoat, Ameisensäure, Benzoesäure, Essigsäure, Salicylsäure, Baldriansäure usw.

EIGENSCHAFTEN:
setzt die Atemfrequenz sowie die Herzschlagfrequenz herab
blutdrucksenkend
beruhigend
antiseptisch
soll aphrodisisch sein

ANWENDUNGSGEBIETE:
bei gesteigerter Herzfrequenz
Bluthochdruck
Darminfektionen
Eiterabsonderungen
Impotenz, Frigidität

ANWENDUNGSARTEN:
Innerlich:
Essenz: 2 bis 5 Tr. dreimal täglich mit Honig

Äußerlich:
Essenz als wasserhaltige Emulsion oder in alkoholischer Lösung

Notabene: Ylang-Ylang wird unter verschiedenen Klassifizierungen, je nach Reinheit der Essenz, in der Parfümindustrie verarbeitet.

Ysop *Hyssopus officinalis*
Lippenblütler

Volkstümliche Namen: Ispenkraut, Weinespenkraut, Eisewig, Eisop

Die aus dem Mittelmeerraum stammende Pflanze ist heute in ganz Europa heimisch. Bei den Hebräern hieß es ›Esobh‹, das ›Heilige Kraut‹. Hippokrates verschrieb es bei Rippenfellentzündung und Dioskurides bei Atembeschwerden und Asthma (Ysop-Wein oder als Sud ›in Wasser gekocht‹).

VERWENDETE TEILE:
Blüten und Blätter, Essenz aus der ganzen Pflanze

WICHTIGSTE BEKANNTE BESTANDTEILE:
Hysopin, Saponin, Cholin (2%), Silizium, Kaliumnitrat, Tannin, ätherisches Öl: Phellandren, Borneol, Pino-camphon, Thuyon, Limonen, Geraniol ... Aufgrund der Ketonen (Pino-Camphon und *Thuyon,* manchmal mehr als 50%) ist die Essenz in hohen Dosen giftig und bei dazu veranlagten Patienten *epilepsieauslösend* (Cadéac und Meunier). Caujolle ist sogar davon überzeugt, daß sie die einzige pflanzliche Essenz ist, die beim Menschen echte Epilepsie-Krisen auslösen kann. Trotzdem ist sie weniger giftig als die Wermut-Essenz.

EIGENSCHAFTEN:
Innerlich:
erleichtert und verändert den Auswurf der Lungensekretion (die Essenz wird über die Lunge ausgeschieden)
antiseptisch
hustenstillend, lösend
anregend, regt das zentrale Nervensystem an (laut Cadéac und Meunier)
blutdrucksteigernd (laut Caujolle, Cazal)
schweißtreibend, harntreibend
verdauungsfördernd, magenstärkend
die Muttermilchproduktion fördernd
wurmtreibend
krebsbekämpfend (?)

Äußerlich:
wundheilend

EIGENSCHAFTEN:
Innerlich:
Asthma, Heuschnupfen, Atemschwierigkeiten
chronische Bronchitis, Husten, Grippe
Tuberkulose (die Essenz tötet den Koch-Erreger noch in einer Verdünnung von 0,2% ab)
Appetitlosigkeit
Hautkrankheiten
Rheuma
niedriger Blutdruck
Harnsteine
Fieberausschläge

Verdauungsstörungen, Verdauungsbeschwerden
Magenschmerzen, Koliken, Blähungen
Weißfluß
Darmparasiten
Krebs (?)

Äußerlich:
Wunden, blaue Flecken
Syphilis, Krebsgeschwüre, Ekzeme

ANWENDUNGSARTEN:
Innerlich:
Heiltee: 20 g auf 1 l Wasser. 3 Tassen täglich. Bei Bronchitis kann man noch Malve, Eibisch und kleinblumige Königskerze hinzufügen.
Ysopgeist: 10 bis 30 Tr. in ½ Glas Wasser
Heiltee gegen Asthma:
Eppich-Wurzeln 30 g, Kletten-Wurzeln 30 g, Quecken-Wurzeln 30 g, Erlen-Wurzeln 30 g, Frauenhaarfarn-Blätter 30 g, Andorn 3 g, Ylang-Ylang 3 g, Fenchel-Samen 15 g, 3 Minuten in 1 l Wasser kochen, wie ein gewöhnliches Getränk trinken
ätherisches Öl: 2 bis 4 Tr. dreimal täglich in alkoholischer Lösung oder mit Honig

Äußerlich:
Heiltee: 30 g auf 1 l Wasser. Für Waschungen oder Wundkompressen. Ysop gehört auch zu den Bestandteilen des *Pflanzenelixiers der Grande-Chartreuse**
Frische Melisse 640 g, frischer Ysop 640 g, frischer Engelwurz 320 g, Zimt 160 g, Safran 40 g, Macis 40 g, 8 Tage in zehn Liter Alkohol ziehen lassen, abgießen, die Pflanzen gut ausdrücken und zusammen mit einem bestimmten Quantum frischer Pflanzen destillieren (Melisse, Ysop). Nach einiger Zeit 1250 g Zucker unterrühren, filtern.
Anderes Rezept:
Zitronenmelissen-Essenz 2 g, Ysop-Essenz 2 g, Engelwurz-Essenz 10 g, Englische Minzen-Essenz 20 g, Muskatnuß-Essenz 2 g, Gewürznelken-Essenz 2 g, Alkohol zu 80% 2 l, Zucker

---

* Berühmtes französisches Kloster mit jahrhundertealter Tradition. Anmerkung des Übersetzers.

nach Belieben, je nach Belieben mit einigen Tropfen Safran-Tinktur gelb oder einigen Tropfen Indigo oder Holundergeist grün färben. (Siehe im Anhang das Kapitel ›Giftigkeit bestimmter ätherischer Öle‹.)

Zimt aus Ceylon *Cinnamonum zeylanicum*
Lorbeergewächs

Ceylonesischer Zimt (auch Kaneel) ist der berühmteste. Der immergrüne Zimtbaum wächst auf Ceylon, in Ostindien, auf den Antillen, auf Java, Madagaskar usw. Alle zwei Jahre wird die innere Rinde der jungen Triebe geerntet, getrocknet, in Stücke geteilt, verpackt und in Form von kleinen Zylindern in den Handel gebracht.

Chinesischer Zimt ist weniger geschätzt; er stammt vom *Cinnamonum cassia,* einem Baum, der in Annam und Mittelchina zu Hause ist. Das Pulver des chinesischen Zimtes ist rötlicher als das des ceylonesischen.

VERWENDETE TEILE:
Die Rinde und die Essenz, die mit Hilfe von Dampf aus der Rinde und den Blättern destilliert wird.

WICHTIGSTE BEKANNTE BESTANDTEILE:
das ätherische Öl enthält 65–75% Cinnam-Aldehyd, 4–10% Eugenol, Kohlenstoffe, Terpen-Alkohole, l-Pinen, Cineol, Phellandren, Furfurol, Cymen, Linalol, Zucker, Schleim, Tannin, Stärke, Mannit ... Die aus den Blättern gewonnene Essenz enthält 70–75% Eugenol, nur 3% Cinnam-Aldehyd, Benzyl-Benzoat, Linalol, Safrol ...

EIGENSCHAFTEN:
Innerlich:
stimulierend auf Kreislauf-, Herz- und Atemfunktionen
verdauungsfördernd, magenstärkend
antiseptisch, fäulnishemmend (ceylonesischer Zimt tötet den Typhus-Erreger noch in einer Dosis von 1⁄300)
blähungsbekämpfend
wurmtreibend
krampflösend
leicht zusammenziehend
blutstillend

leicht aphrodisisch
das Einsetzen der Monatsblutung fördernd (man hat ihn schon verdächtigt, abtreibend zu wirken)
bewirkt eine leichte Erhöhung der Körpertemperatur, der Speichelproduktion, der Augenflüssigkeit und der Nasensekretion

Äußerlich:
parasitenbekämpfend

ANWENDUNGSGEBIETE:
Innerlich:
allgemeine Schwächezustände
Steifheit der Glieder und Muskelschmerzen infolge von Fieber, Grippe und Erkältungskrankheiten
Schwächezustände bei Grippe
Herzrhythmusstörung
Magenschwäche, Verdauungsbeschwerden
Darmparasiten
Darmkrämpfe
Durchfall
Gebärmutterblutungen, Weißfluß
Blutspucken
Impotenz
ungenügende Monatsblutungen
früher während der kalten Jahreszeit Melancholikern, Verdauungsschwachen und Greisen sehr empfohlen

Äußerlich:
Läusebefall, Krätze
Wespenstiche, Schlangenbisse

ANWENDUNGSARTEN:
Innerlich:
Heiltee: 8 bis 15 g Rinde auf 1 l Wasser
gemahlen: 0,50 bis 2 g täglich
destilliertes Zimtwasser: 10 bis 50 g in Sirup oder Getränk
Tinktur (⅕): 1,5 bis 10 g in Sirup oder Getränk
als Glühweingewürz bei Erkältungen, Gliedersteifheit, Grippe
Essenz: 2 bis 3 Tr. zweimal täglich mit Honig oder alkoholischer Lösung; durchschnittliche Tagesdosis 0,05 bis 0,3 g.
bei *Grippe:* 0,05 ccm alle zwei Stunden
bei *Cholera:* 5 bis 10 Tr. alle 30 Minuten

Mischung bei Verdauungsschwierigkeiten:
Blätter der schwarzen Johannisbeere 10 g, ceylonesischer Zimt 1 g, Gewürznelke 1 g, für 1 l Wasser als Heiltee. Eine Tasse nach jeder Mahlzeit
bei Gebärmutterblutungen als Getränk:
Zimt-Tinktur 25 g, Zimtwasser 150 g, Essigäther 5 g, Bitterorangensirup 30 g, innerhalb von 24 Stunden trinken

Äußerlich:
kann, mit anderen Essenzen vermischt, für Inhalationszwecke verwendet werden (bei Krankheiten der Atemwege)
gegen Läusebefall und Krätze:
Zimt-Essenz 2,5 g, Thymian-Essenz 2,5 g, Rosmarin-Essenz 2,5 g, Fichten-Essenz 2,5 g, Soda-Sulforicinat (30%) 90 g.
Gegen Krätze: siehe unter Lavendel die Helmerisch-Pomade
Essenz auf Wespenstiche und Schlangenbisse (nur zusätzliche Behandlung!) auftragen

Notabene:

1. Zimt ist Bestandteil von vielen fertigen Präparaten, z. B. dem Garus-Elixier, dem Toddschen Heiltrank, von Präparaten auf Melissengeist-Basis, von Hals-Pastillen, Zahnpasten usw.

1. *Herzstärkendes Getränk nach dem französischen Arzneimittelkodex:*
Zimt-Tinktur 10 g, Banyuls (ein Aperitif auf Rotweinbasis) 150 g, Sirup 40 g.

2. *Herzstärkender Zimtwein* (Hôpitaux de Paris):
Rotwein 100 g, Zimt-Tinktur 8 g, Melissengeist 6 g, einfacher Sirup 30 g. (Das Rezept ist mit dem 1821 von den Hôpitaux Militaires erstellten identisch.)

3. *Aromatische Arnika-Tinktur* setzt sich wie folgt zusammen:
Arnika-Blüten 50 g, Gewürznelken 10 g, Zimt 10 g, Ingwer 10 g, Anis 100 g, Alkohol 1 l, 8 Tage ziehen lassen. Filtern.

Bei *Stürzen* und *Quetschungen* zwei- bis dreimal täglich 1 TL in einem ½ Glas Zuckerwasser; gutes *Zahnschmerzmittel.*

4. *Das antiseptische Elixier Chaussiers* besteht aus:
Chinarinde 64 g, Cascara-Rinde 16 g, Safran 2 g, spanischer Wein 500 g, Zimt 12 g, Schnaps 500 g, einige Tage ziehen lassen, dann folgendes hinzufügen:
Zucker 150 g, geschwefelter Äther 6 g, gegen Typhus (wurde in den Jahren 1814/15 benutzt).

5. *Italienische Essenz:*
Zimt 90 g, Kardamon (großer) 60 g, Gargant 60 g, Gewürznelke 15 g, Pfeffer (länglicher) 12 g, Muskat 8 g, graue Ambra 0,2 g, Moschus 0,2 g, Alkohol (90%) 1 l, ziehen lassen und filtern als *Aphrodisiakum* 20 bis 30 Tr. auf 1 Würfelzucker

6. *aphrodisischer Wein:*
Vanille-Stange 30 g, Zimt 30 g, Ginseng 30 g, Rhabarber 30 g, Malaga oder alter Chablis 1 l, 2 Wochen stehen lassen, dabei täglich schütteln. Filtern, dann 15 Tr. Ambra-Essenz hinzugeben.

7. *Likör ›Perfekte Liebe‹:*
Zitronenschale 40 g, Thymian 30 g, Zimt 15 g, Vanille 10 g, Koriander 10 g, Macis 10 g, Schnaps 2 l, 2 Wochen ziehen lassen, dann filtern und mit einem Zuckersirup aus 2 kg Zucker und 1 l Wasser verdünnen.

2. Siehe unter Gewürznelke das Rezept für ein Zahnelixier und für den englischen aromatischen Essig.

Siehe unter Ysop das Rezept des Pflanzenelixiers der Grande Chartreuse.

3. Zimt war in den vergangenen Jahrhunderten ein sehr kostspieliges Gewürz. Wer es sich leisten konnte, verwendete ihn beim Backen und vor allem beim berühmten Hypocras-Wein.* Auch in der Pharmazie wurde er häufig verwendet. Außerdem diente er als Weihrauch und als Parfüm.

4. Ein von H. Leclerc übermitteltes Feinschmecker-Rezept: gegrilltes Weißbrot mit Butter bestreichen und noch heiß mit Zimt bestäuben.

5. Früher trug man kleine Döschen mit Aromaten, darunter auch Zimt, bei sich, um sich vor ansteckenden Krankheiten zu schützen. Chamberland schrieb 1887, daß drei Essenzen »die größte antiseptische Kraft besitzen und entweder mit Hilfe des verströmenden Geruchs oder in Getränken aufgelöst wirken«. Er sprach vom ceylonesischen und chinesischen Zimt und vom Origano.

6. Zum Schluß ein praktisch unfehlbares Rezept: Bei den ersten Anzeichen von *Grippe* oder *Erkältung* – je früher, desto besser! – greifen Sie zu einem alten ›Hausmittel‹: ein Grog, den

---

* Gewürzter Wein, dem man Zucker, Zimt, Ingwer und Gewürznelke beigab. Eigentlich: Hippokrates-Wein.

Sie mit dem Saft einer halben Zitrone und 1 EL Honig vermischen. Der Trick: In dem Wasser, das sie für den Grog verwenden, haben Sie vorab eine Gewürznelke und ein Stück Zimt zwei bis drei Minuten kochen und dann 20 Minuten ziehen lassen.

Zitronenbaum *Citrus limonum* – Rautengewächs

Der Zitronenbaum soll aus Indien stammen. Heute wird er rings ums Mittelmeer angebaut.

VERWENDETE TEILE:
die Frucht in verschiedenen Zubereitungsformen und die Essenz, die durch das Auspressen des äußeren Teils der Fruchthülle gewonnen wird (sie enthält viele Taschen mit Essenz). Grüne Früchte liefern mehr Essenz als ausgereifte gelbe. Ungefähr 3000 Zitronen sind notwendig, um 1 kg Essenz herzustellen. Das Fruchtfleisch dient zur Herstellung der Zitronensäure.

WICHTIGSTE BEKANNTE BESTANDTEILE:
30% Saft, der 6–8% Zitronensäure, Apfelsäure, Kalziumzitrat, Kaliumzitrat usw. enthält
Kohlenhydrate: Traubenzucker, direkt assimilierbarer Fruchtzucker, Rohrzucker (Saccharose)
Mineralsalze und Spurenelemente: Kalzium, Eisen, Silizium, Phosphor, Mangan, Kupfer
Gummi, Schleim, Albumine
Vitamine, vor allem der Gruppe B (B_1, B_2, B_3), A, C, PP. Die Vitamine B_1, B_2 und B_3 spielen in der Ernährung, vor allem für das Gleichgewicht der Nerven, eine entscheidende Rolle.
Das Karotin (Provitamin A) befindet sich hauptsächlich in der Schale, das Vitamin A im Fruchtfleisch und im Saft. Sie spielen während des Wachstums, aber auch zur Jungerhaltung des Gewebes eine wichtige Rolle.
Das Vitamin C (40 bis 50 mg auf 100 g Fruchtfleisch oder Saft) spielt eine entscheidende Rolle beim Sauerstoff-Abbau. Es beeinflußt auch die endokrinen Drüsen.
Das Vitamin PP ist ein wichtiger Schutzfaktor der Gefäße.
Die Essenz enthält ungefähr 95% Terpene (Pinen, Limonen, Phellandren, Camphen, Sesquiterpen), Linalol, Linalyl- und Geranyl-Azetat, Citral und Citronellal (6–8%), Aldehyde, ein Zitronenkampfer ...

EIGENSCHAFTEN:

Die Eigenschaften des Zitronenbaums sind äußerst zahlreich. In Spanien und anderen südlichen Ländern wird die Zitrone systematisch und mit gesichertem Erfolg bei einer Vielzahl von Erkrankungen eingesetzt.

Innerlich:
bakterienbekämpfend (siehe Notabene), *antiseptisch*
aktiviert die weißen Blutkörperchen bei der Verteidigung des Organismus
erfrischend
fiebersenkend
das Nervensystem, vor allem den Sympathikus, stärkend
herzstärkend
alkalisierend (laut Rancoule, siehe Notabene)
harntreibend
rheuma- und gichtbekämpfend (laut Labbé), arthritisbekämpfend
beruhigend, die Magensäure dämpfend (siehe Notabene)
sklerosebekämpfend (vorbeugend gegen Alterskrankheiten)
skorbutbekämpfend
venenstärkend
die Viskosität des Blutes senkend (das Blut ›verflüssigend‹)
blutdrucksenkend (durch die Rückkehr zum biologischen Gleichgewicht)
entschlackend
remineralisierend
blutbildend
die Produktion der Galle, der Magensäfte und der Bauchspeicheldrüse anregend
blutstillend
wurmtreibend
Insektengift bekämpfend
juckreizbekämpfend
die Schale ist stärkend und blähungsbekämpfend
der Samen wurmtreibend und fiebersenkend

Äußerlich:
antiseptisch, antitoxisch
wundheilend
juckreizbekämpfend

giftbekämpfend (Insektenstiche)
hautpflegend
Motten und Ameisen vertreibend

ANWENDUNGSGEBIETE:
Innerlich:
verschiedene Infektionen (Lunge, Darm ...)
Infektionskrankheiten (regt die Bildung der weißen Blutkörperchen an)
Sumpffieber, überhaupt fiebrige Zustände (laut Cazin)
zur Vorbeugung bei Epidemien
allgemeine Schwächezustände, Appetitlosigkeit
Bauchwassersucht (laut L. Binet und Tanret)
Rheuma, Arthritis, Gicht
Harnsteine, Gallensteine
Magenübersäuerung, Magengeschwüre
Verdauungsbeschwerden, Luftschlucken
Skorbut
Arterienverkalkung
Krampfadern, Venenentzündungen, Schwäche der Kapillaren
übergroße Blutproduktion, ›dickes Blut‹ (eine Kur mit Zitronen ersetzt den ›Aderlaß‹)
Übergewicht
Bluthochdruck
Lungen- und Knochentuberkulose (Pott'sche Krankheit)
Mineralmangel, während des Wachstums und der Rekonvaleszenz, Blutarmut
Gelbsucht, Erbrechen (laut Avicenne)
angegriffene Leber, angegriffene Bauchspeicheldrüse
Leberstauungen
Bluterkrankheit
Blutungen (Nase, Magen, Darm, Blut im Urin)
Blähungen
Ruhr, Durchfall, Typhus
Darmparasiten (Madenwürmer)
auch bei Asthma, Bronchitis, Grippe, Tripper, Syphilis, Altersschwäche, Kopfschmerzen

Äußerlich:
Stirnhöhlenvereiterung, Hals-, Nasen-, Ohrenentzündungen
Nasenbluten

Entzündung der Mundschleimhaut und der Zunge, Aphthen (laut Leven)
Entzündung des Augenlidrandes
Ausschläge, Furunkel, Flechten
Migräne
Warzen
Herpes (laut Berlureaux)
Frostbeulen
eiternde Wunden
Insektenstiche, Schorf, Krätze
Hautpflege, Schönheitspflege allgemein
Talgüberproduktion im Gesicht, Sommersprossen
Vorbeugung gegen Hautfalten, Handpflege
brüchige Nägel
zum Vertreiben von Motten und Ameisen

ANWENDUNGSARTEN:
Innerlich:
Zitronenwasser (frische Zitronenschnitze in Wasser oder der Saft von 1 Zitrone in ½ Glas Zuckerwasser), vor allem bei Fieber, Erbrechen und Blutungen
Zitronensaft: besonders zur Kur geeignet, täglich Saft von ½ Zitrone bis ansteigend zu 10 oder 12 Zitronen täglich, vier oder fünf Wochen lang; anschließend täglich weiter den Saft von einer oder zwei Zitronen (möglichst reife Früchte wählen) zu sich nehmen.
Wurmtreibend: die Schale, das Fruchtfleisch und die Kerne einer Zitrone kleinhacken, 2 Stunden in Honigwasser ziehen lassen, filtern, ausdrücken. Vor dem Schlafengehen trinken;
auch der Sud der ganzen Frucht ist bei *Darmparasiten* angezeigt.
gegen *Madenwürmer:* zerstoßene Kerne in Honig, morgens auf nüchternen Magen;
Gegen *Leberschwellungen:* abends kochendes Wasser über drei kleingeschnittene Zitronen gießen, morgens auf nüchternen Magen trinken;
Gegen rundliche Bäuche: abends eine Tasse kochendes Wasser über 2 Kamillie-Blüten und 1 in Scheiben geschnittene Zitrone gießen, morgens auf nüchternen Magen trinken;
das gleiche Getränk wird bei *Luftschlucken* empfohlen.
Essenz: 5 bis 19 Tr. in Honig oder einem Getränk aufgelöst

Äußerlich:

gegen Schnupfen und Stirnhöhlenvereiterungen: mehrmals täglich einige Tropfen *Zitronensaft* in beide Nasenlöcher träufeln

gegen Nasenbluten: ein mit Zitronensaft getränkter Wattetampon

gegen *Mundschleimhautentzündungen und Aphthen:* Zitronensaft mit Honig vermischen und den Mund damit längere Zeit ausspülen

gegen *Halsentzündung:* den Saft von 1 Zitrone mit 1 Glas lauwarmem Wasser vermischen, gurgeln

in die *Augen von Neugeborenen* und gegen *Lidentzündungen:* 1 oder 2 Tr. Zitronensaft einträufeln

bei *Migräne:* mit Zitronensaft getränkte Kompressen auf die Stirn oder Zitronenscheiben auf die Schläfen

bei *Verletzungen und eiternden Wunden:* Zitronensaft rein oder verdünnt aufträufeln (antiseptisch, blutstillend)

bei *Frostbeulen:* mit Zitronensaft einreiben (auch zur Vorbeugung)

bei *Ohrenschmerzen:* Zitronensaft ins Ohr träufeln

gegen *Warzen:* zweimal täglich mit einem stark säurehaltigen Essig, in dem die Schalen von 2 Zitronen 1 Woche lang eingelegt wurden, einpinseln

gegen *brüchige Nägel:* 1 Woche lang morgens und abends mit Zitronensaft bepinseln

bei *fetter Haut:* morgens und abends die Haut mit in Zitronensaft getränktem Wattebausch betupfen. 20 Minuten trocknen lassen, erst dann Creme auftragen

gegen *Sommersprossen:* leicht gesalzenen Zitronensaft aufpinseln

zur *Geschmeidigkeit und Weichheit der Hände:* mit folgender Mischung eincremen: Zitronensaft, Glyzerin, Kölnisch Wasser, jeweils zu gleichen Teilen

zur Erhaltung *weißer* Zähne: einmal wöchentlich mit Zitronensaft bürsten

empfindliche Füße: Teilbad in Lindenblüten, anschließend mit Zitronensaft einreiben

gegen *Insektenstiche:* mit einem Stück Zitrone einreiben (bei Schlangenbisse das gleiche, allerdings *nur* als Zusatzbehandlung)

zur *Zahnfleischkräftigung:* mit Zitronensaft einreiben

Notabene:

1. Die Arbeiten von Morel und Rochaix über die *bakterienbekämpfenden* Eigenschaften der Zitronen-Essenz haben bewiesen, daß

a) verdampfte Zitronen-Essenz innerhalb von 15 Minuten den Menningokokkus, in weniger als einer Stunde die Eberth-Bakterie, in 1 bis 3 Stunden den Pneumokokkus, in 2 Stunden den Staphylokokkus aureus und in 3 bis 12 Stunden die hämolytischen Streptokokken zerstört;

b) reine Essenz den Eberth-Erreger und den Staphylokokkus in 5 Minuten, den Löffler-Erreger (Diphtherie) in 20 Minuten zerstört und den Tuberkulose-Erreger in einer Verdünnung von 0,2% an der Vermehrung hindert.

Laut Aussage von Charles Richet zerstören einige Tropfen Zitronensaft innerhalb von 15 Minuten 92% der Bakterien einer Auster.

2. Wasser, das einen unsauberen Eindruck macht, kann man mit Zitronensaft trinkbar machen (Saft von 1 Zitrone auf 1 l Wasser); auch Fleisch und Fisch, die keinen frischen Eindruck mehr machen, können mit Zitronensaft genießbar gemacht werden.

3. Mit Zitronensaft kann man *saure, gestockte Milch* produzieren: den Saft einer Zitrone tropfenweise auf ½ l Milch träufeln, die Milch dabei umrühren, bis sie körnig wird. Diese Milch ist sehr vitaminhaltig.

4. Die Schale von 2 bis 3 Zitronen mit 1 l kochendem Wasser überbrühen, 10 Minuten ziehen lassen, einige Tropfen frischen Zitronensaft hinzufügen: ein ausgezeichnetes Getränk für den täglichen Bedarf.

5. *Abführende Limonade:*
Magnesiumkarbonat 11 g, Zitronensäure 18 g, Wasser 300 g, mit Zitronentinktur aromatisieren.

6. Zitrone ist Bestandteil von verschiedenen Kompositionen auf Melissengeist-Basis.

7. *Zur Zitronensäure:* Es mag manchen erstaunen, wenn er liest, daß Zitrone alkalisch wirkt und bei Magenübersäuerungen angebracht ist. Der saure Geschmack der Zitrone bedeutet in der Tat nicht, daß die Zitrone für den Organismus sauer ist, denn der Geschmack ist auf organische Säuren zurückzuführen, die sich umwandeln und nicht als Säuren in die Zellen dringen. Experi-

mental wurde nachgewiesen, daß regelmäßiger Genuß von Zitronen im Organismus die Produktion von Kaliumkarbonat anregt, das den Überschuß von Säure in den Körpersäften neutralisiert. So hat die Praxis bestätigt, daß mit Wasser verdünnter Zitronensaft bei Magenübersäuerungen neutralisierend wirkt (die Zitrone wird übrigens zu den basischen Lebensmitteln gerechnet).

Natürliche Zitronensäure wird während der Verdauung mit Sauerstoff angereichert. Die freiwerdenden Salze wandeln sich in Kalzium- und Kalium-Karbonate und Bikarbonate, die das Blut alkalisch halten.

8. Zitronen liefern entscheidend mehr Saft, wenn man sie vor dem Gebrauch 5 Minuten in heißes Wasser legt.

EINIGE NÜTZLICHE TIPS:

Kupfer, das sich schwarz verfärbt hat, säubert man mit einer halbierten Zitrone, deren Schnittfläche mit grobem Salz eingerieben wurde.

Silberschmuck läßt sich auf eine ziemlich einfache Weise reinigen: mit Zitrone einreiben, vor allem die Flecken mit heißem Wasser spülen und anschließend mit einem Hirschleder trockenreiben.

Kamine aus weißem Marmor reinigt man ebenfalls mit Zitrone: falls sich ölverschmierte Rußflecken gebildet haben, muß der Vorgang allerdings mehrmals wiederholt werden. Anschließend den Marmor mit einem feinen, leicht ölgetränkten Tuch polieren.

Rostflecken auf weißen Stoffen lassen sich ebenfalls mit Zitrone entfernen: eine Zitronenscheibe auf die betreffende Stelle legen, abdecken und mit einem heißen Bügeleisen darüberbügeln. Vorgang notfalls wiederholen.

Flecken an Waschbecken: mit einer Mischung aus dem Saft von ½ Zitrone und einer großen Messerspitze grobes Salz behandeln.

Gemüse-, Obst- oder Tintenflecken an den Händen lassen sich mit Zitronensaft entfernen.

Ein Säckchen mit getrockneter Zitronenschale im Kleiderschrank vertreibt Motten.

Ameisen fliehen, wenn man eine verfaulte Zitrone auf ihren Weg legt.

Zwiebel *Allium cepa*
Liliengewächs

Volkstümliche Namen: Bolle, Zibel, Zwiefel

VERWENDETE TEILE:
Knolle und Saft

WICHTIGSTE BEKANNTE BESTANDTEILE:
Zucker, Vitamin A, B und C, Mineralsalze: Natrium, Kalium, Kalziumphosphat und -nitrat, Eisen, Schwefel, Jod, Silizium, Phosphor- und Essigsäure, Allyl- und Propyl-Disulfat, flüchtiges Öl, Glycokinin, Oxydasen und Diastasen (die beide durch Hitze sterilisiert werden).

EIGENSCHAFTEN:
Innerlich:
allgemein anregend (Nervensystem, Leber, Niere ...)
stark harntreibend, Chlorverbindungen und Harnstoffe auflösend und ausscheidend
rheumabekämpfend
infektionsbekämpfend, antiseptisch (Staphylokokken gegenüber verhält sich die Zwiebel, laut L. Binet, ähnlich wie ein Antibiotikum)
sekretbildend, auswurffördernd
verdauungsfördernd (vor allem bei der Verdauung von Mehlspeisen)
das Drüsengleichgewicht wiederherstellend
sklerose- und thrombosebekämpfend
aphrodisisch (laut früheren Arbeiten, die im Augenblick von H. Hull Walton wieder aufgenommen werden)
blutzuckersenkend
Skrofulose bekämpfend
wurmtreibend
leichtes Schlafmittel
Haut und Haare pflegend

Äußerlich:
aufweichend und auflösend
antiseptisch
schmerzlindernd
Mücken vertreibend

ANWENDUNGSGEBIETE:

Innerlich:

allgemeine Schwächezustände, geistige und körperliche Überanstrengung, Wachstum
Stoffwechselstörungen
verminderte Harnproduktion, ungenügende Ausscheidung von Flüssigkeiten (Ödeme, Bauchwassersucht, Rippenfellentzündung, Herzbeutelentzündung)
Wassersucht
Vermehrung des Rest-Stickstoffs im Blut
Rheuma, Arthritis
Gallensteine
Darmgärungen (Durchfall)
Infektionen des Genital- und Harntraktes
Beschwerden der Atemwege (Schnupfen, Bronchitis, Asthma, Kehlkopfentzündung)
Grippe
Verdauungsbeschwerden
Ungleichgewicht im Drüsenhaushalt
Übergewicht
Arteriosklerose, Vorbeugung gegen Thrombosen
Vorbeugung bei Alterserscheinungen
Erkrankungen der Vorsteher-Drüse
Impotenz
Diabetes
Lymphknotenentzündungen, Haut- und Schleimhautentzündungen, Rachitis
Darmparasiten

Äußerlich:

Abszesse, Nagelgeschwüre, Furunkel, Wespenstiche
Frostbeulen, rissige Haut
Migräne
Schlaganfall
Schwerhörigkeit, Ohrensausen
Zahnschmerzen
Warzen
Wunden, Geschwüre, Brandwunden
Sommersprossen
zum Vertreiben von Mücken

ANWENDUNGSARTEN:

Innerlich:

1. *die rohe Zwiebel,* in naturbelassenem Zustand oder einige Stunden in Olivenöl gelegt, für Salate, Rohkostgerichte, Vorspeisen, in *allen* Suppen

feingehackt in Milch oder Brühe oder auf einem mit Butter oder Öl bestrichenen Brot

die gehackte Zwiebel einige Stunden in heißem Wasser ziehen lassen, morgens nüchtern mit etwas Zitronensaft einnehmen

gegen *Grippe:* 2 gehackte Zwiebeln in ½ l Wasser einlegen. 2 Wochen lang 1 Glas zwischen den Mahlzeiten und vor dem Schlafengehen

gegen *Durchfall:* 1 Handvoll Zwiebelschalen in 1 l Wasser 10 Minuten kochen lassen; täglich ½ Liter trinken

gegen *Durchfall bei Säuglingen:* 3 gehackte Zwiebeln mit 1 l Wasser überbrühen, 2 Stunden ziehen lassen, süßen

gegen *Darmparasiten:* 1 große, gehackte Zwiebel 6 Tage in 1 l Weißwein ziehen lassen. 1 Woche jeden Morgen bei abnehmendem Mond 1 Glas nüchtern trinken; Kur zwei bis drei Monate lang wiederholen

gegen *Rheuma:* 3 ungeschälte Zwiebeln hacken und in 1 l Wasser 15 Minuten kochen lassen. Filtern. 1 Glas nach dem Aufstehen und vor dem Schlafengehen

gegen *Gallensteine:* 1 große, feingehackte Zwiebel in 4 EL Olivenöl anschwitzen, 150 g Wasser und 40 g ungesalzenes Schmalz hinzufügen, 10 Minuten kochen lassen. Einige Abende hintereinander sehr heiß trinken. 2 Stunden später, kurz vor dem Schlafengehen 1 Tasse Faulbaumsud trinken (2 bis 5 g getrocknete Rinde pro Tasse; nach dem Aufkochen 4 bis 6 Stunden abkühlen lassen). Die Kur sollte jedes Jahr einmal durchgeführt werden

2. *in Alkohol:* 10 Tage frische Zwiebeln in dem gleichen Gewicht von Alkohol (90%) mazerieren lassen. 3 bis 5 TL pro Tag (1 TL = 5 g Zwiebel)

3. in 20% Alkohol: 5 bis 10 g zweimal täglich in Zuckerwasser während der Mahlzeiten

4. *Zwiebelwein* (nach P. Carles):

feingehackte Zwiebel 300 g, flüssiger weißer Honig 100 g, Weißwein 600 g, 48 Stunden marinieren lassen, filtern. 2 bis 4 EL täglich (50 g = 15 g Zwiebel)

Äußerlich:
bei *Rheuma:* Senfpflaster mit rohen Zwiebeln (oder auch Knoblauch)
gegen *Schlaganfall, Meningitis:* als *zusätzliche Behandlung* die Schläfen mit einer Zwiebel einreiben und die Füße in 1 bis 2 kg Zwiebeln einpacken (während 8–10 Stunden)
gegen *Migräne:* Umschläge mit rohen Zwiebeln auf die Stirn
bei *ungenügender Harnproduktion:* Umschläge mit rohen Zwiebeln auf den Unterleib
bei *Warzen:* Zwiebel, Meersalz und Ton zu gleichen Teilen mischen. Oder: eine Zwiebel aushöhlen und mit grobem Salz füllen. Die Warze morgens und abends mit dem gewonnenen Saft einreiben. Oder die Warze mit einer aufgeschnittenen roten Zwiebel einreiben
bei Wespen- und Insektenstichen: die betroffene Stelle ein bis zwei Minuten lang mit einer Zwiebel einreiben (nicht vergessen, den Dorn zu entfernen)
gegen Abszesse, Furunkel, Hämorrhoiden: Umschläge aus gekochten Zwiebeln. Eine ohne Wasser im Ofen gebackene Zwiebel läßt Abszesse, Phlegmone und Furunkel ›reifen‹ …
bei Nagelgeschwüren: mit einer Zwiebelschale umgeben
bei Frostbeulen, rissiger Haut, Abschürfungen: Kompressen mit Zwiebelsaft
bei *Wunden,* Schnittwunden, Geschwüren, Brandwunden: die feine Haut, die jede Zwiebelschicht voneinander trennt, ist ein ausgezeichneter *antiseptischer Verband.* Auf die Wunde legen, mit einer Gaze schützen und verbinden
bei *Sommersprossen*:* mit Essig einreiben, in dem geriebene Zwiebeln eingelegt waren. Oder mit reinem Zwiebelsaft betupfen
bei *Ohrensausen:* einen mit Zwiebelsaft getränkten Tampon ins Ohr einführen
bei *Schwerhörigkeit:* 30 g Zwiebelsaft mit 30 g Schnaps mischen und erhitzen. 3 Tr. täglich, einer davon vor dem Schlafengehen

---

* Ein anderes bekanntes Mittel, mit dem ich selbst keine Erfahrungen gemacht habe, das aber den Vorzug hat, gut zu riechen: die sogenannte *Jungfrauenmilch,* bestehend aus 10 g Benzoeharz-Tinktur und ½ l Rosenwasser. Kann auch zur täglichen Körperpflege verwendet werden.

bei Zahnschmerzen: die schmerzende Stelle mit einem in Zwiebelsaft getränkten Wattestäbchen betupfen
eine halbierte Zwiebel, neben das Bett gelegt, vertreibt Mücken

Notabene:

1. Aufgrund ihres Glucokinin-Gehaltes ist die Zwiebel *blutzuckersenkend.*

2. Die rohe Zwiebel hat eine besonders starke Wirkung auf die Harnwege, die gekochte auf den Verdauungstrakt.

3. *Eine Kur mit Frühlingszwiebeln* ist genauso empfehlenswert wie eine Löwenzahn-, Trauben- oder Thermal-Kur. Auch die grünen Teile junger Zwiebeln sind eßbar und enthalten viele wertvolle Stoffe (roh oder gekocht).

4. Bei Verdauungsschwierigkeiten oder Blähungen wirkt eine Zwiebelsuppe Wunder (auch an Tagen nach üppigem Essen). Die Zwiebeln nur anschwitzen, nicht braun werden lassen.

5. Bei *Schnupfen* hilft Zwiebel-Sirup: Die Zwiebel in Scheiben schneiden, nebeneinander auf einen Teller legen, zuckern. 24 Stunden ziehen lassen. 2 bis 5 EL täglich (laut Marcel Morlet).

6. Gegen *Wassersucht* wurde folgende Behandlung entwikkelt: dreimal täglich nur Milchsuppe mit einer gehackten, rohen Zwiebel essen. Innerhalb einer Woche zeichnet sich eine Besserung ab, nach 2 Wochen fließt der Urin in Strömen.

7. Eine halbierte Zwiebel, deren Geruch tief eingeamtet wird, kann eine Nervenkrise stoppen.

8. Eine im Ofen gebackene Zwiebel, die man beim Zubettgehen unter die Fußsohle legt, kann Asthmatikern und Herzkranken Erleichterung verschaffen.

9. Die Schule von Salerno rühmte Zwiebelsaft als Mittel gegen Haarausfall.

10. 1972 zog Professor N. Kharchenko vom medizinischen Institut von Charkow die Bilanz seiner zehnjährigen Beschäftigung mit der Zwiebel. Er betonte folgende Punkte:
das Vorhandensein der Vitamine B und C, des Karotens und antibiotisch wirksamer Stoffe;
ihre positiven Wirkungen bei Verdauungsbeschwerden, Artheriosklerose, zu hohem Cholesterin-Gehalt im Blut, Bluthochdruck und Herzschwächen (jeweils heilend und vorbeugend);
frischer Zwiebelsaft tötet den Diphtherie- und den Tuberkulose-Erreger ab;

bei Halsentzündungen, Grippen und Lungenkrankheiten wirksam;
äußerlich angewendet wirksam bei infizierten und eiternden Wunden;
in der Frauenheilkunde ist eine zuckrige Lösung bei Infektionen des Gebärmutterhalses durch Trichomonaden wirksam.

»Die Zwiebel ist ein wichtiger Grundbestandteil der Ernährung«, schreibt der Autor, »vor allem für ältere Menschen; darüber hinaus ist sie ein billiges Arzneimittel, das seine heilenden oder vorbeugenden Eigenschaften auch nach langer Lagerung bewahrt.«

11. Um nach dem Genuß roher Zwiebeln keinen übelriechenden Atem zu haben, kaut man am besten 2 oder 3 Kaffeebohnen, etwas Petersilie oder einen Apfel. Auch eine Mundspülung mit Wasser und wenig Pfefferminzgeist hilft.
Riechen Ihre Hände nach Zwiebeln, dann waschen Sie sie am besten in gesalzenem oder mit Ammoniak vermischtem (2 EL auf 1 l Wasser) Wasser.

12. Eine alte Bauernweisheit besagt, daß der Winter sehr hart wird, wenn die äußeren Zwiebelschalen besonders dick und zahlreich sind.

13. Siehe auch Knoblauch, Notabene, Nr. 7.

EINIGE NÜTZLICHE TIPS:

1. Zur Entfernung von Fingerabdrücken auf Türen und Fenstern eine Zwiebel (oder auch eine Kartoffel) halbieren und die entsprechende Stelle damit abreiben.

2. Wenn sie Kupfer mit Zwiebelsaft dünn einpinseln, kann es keine Fliegenflecke bekommen.

3. Zur Holzwurmbekämpfung reiben Sie die betroffenen Stellen am besten 10 bis 15 Tage lang mit einer halbierten Zwiebel ein.

4. Gegenstände aus Nickel, die mit einer Zwiebel eingerieben wurden, rosten nicht.

5. Wenn Sie feuchte Erde und geriebene Zwiebeln vermischen, erhalten Sie ein ausgezeichnetes Kupferputzmittel.

6. Zur Reinigung von Fenstern oder Messern, auch leicht angerosteten, eignet sich die Zwiebeln hervorragend.

7. Lackiertes Leder erhält, mit frischer Zwiebel behandelt, wieder seinen strahlenden Glanz.

8. Damit Etiketten auf Blechschachteln wirklich halten, reiben Sie die Schachteln am besten mit Zwiebel ab.

9. Sie kennen doch die ›Geheimtinte‹? Das ist nichts anderes als Zwiebelsaft. Die unsichtbare Schrift wird sichbar, sobald man das Papier einer Hitzequelle aussetzt.

Zypresse *Cupressus sempervirens*
Zypressengewächs

Der ›Friedhofsbaum‹. Aber er hat noch viele andere Eigenschaften ...

Verwandte Pflanzen: Hamamelis oder Zaubernuß, Hydrastis, indische Kastanie, Baumwollstrauch, Viburnum-Arten

VERWENDETE TEILE:
Zapfen, Blätter oder Nadeln, junge Triebe, das ätherische Öl, das durch die Destillierung der Frucht (nußartig) gewonnen wird. Schon in der frühesten Antike (Assyrer, Hippokrates), waren die Heilwirkungen der Zypresse bekannt.

WICHTIGSTE BEKANNTE BESTANDTEILE:
Tannine (analog zu denen, die sich in der Rinde der Hamamelis befinden), ein ätherisches Öl, zusammengesetzt aus d-Pinen, d-Camphen, D-Sylvestren, Cymen, einem Keton, Sabinol, einem Terpen-Alkohol, Baldriansäure, Zypressen-Kampfer ...

EIGENSCHAFTEN:
Innerlich:
zusammenziehend
gefäßverengend und venenstärkend
krampflösend
schweißverhindernd
rheumabekämpfend, harntreibend
das Gleichgewicht des *Nervensystems* fördernd, aber auch des sonstigen Organismus
krebsbekämpfend (?)

Äußerlich:
gefäßverengend
schlechten Geruch bekämpfend (Fußschweiß)

ANWENDUNGSGEBIETE:

Innerlich:
Blutspucken
Hämorrhoiden, Krampfadern
Eierstockbeschwerden (schmerzhafte Monatsblutungen, *Gebärmutterblutungen*)
Beschwerden der Post-Menopause
Keuchhusten, Krampfhusten
Bettnässen (laut C. Barbin)
Grippe
Heiserkeit (bis zum Stimmverlust)
Rheuma
Reizbarkeit, Krämpfe
Krebs (?)

Äußerlich:
Hämorrhoiden, Fußschweiß

ANWENDUNGSARTEN:

Innerlich:
flüssiger Extrakt und Tinktur: 15 bis 30 Tr. vor den beiden Hauptmahlzeiten *(Bettnässen);* bei anderen Krankheiten 30 bis 60 Tr. täglich
Zypressen-Tinktur wird wie die von Hamamelis bei Hämorrhoiden, Krampfadern, Gebärmutterblutungen und Beschwerden der Post-Menopause sowie bei Blutspucken verschrieben (Dr. H. Leclerc): 30 bis 60 Tr. vor den beiden Hauptmahlzeiten
weicher Extrakt: 0,15 bis 0,29 g täglich in Pillenform
das Holz wird hauptsächlich als schweißverhinderndes und harntreibendes Mittel verwendet
ätherisches Öl: 2 bis 4 Tr. zwei- bis dreimal täglich in alkoholischer Lösung oder mit Honig

Äußerlich:
als wäßrige Lösung der Tinktur (5%) oder flüssiger Extrakt für Waschungen
Sud (20 bis 30 g auf 1 l Wasser) als Fußbad bei übelriechenden Füßen
ätherisches Öl: bei Keuchhusten oder anderen Krampfhusten vier- bis fünfmal täglich einige Tropfen auf das Kopfkissen
Zäpfchen mit 0,15 oder 0,39 g des weichen Extrakts

Zäpfchen gegen Hämorrhoiden:
weicher Extrakt aus der Zypressenfrucht 0,15 g, weicher Opium-Extrakt 0,02 g, weicher Belladonna-Extrakt 0,02 g, Kakao-Butter 5 g, für ein Zäpfchen; 2 bis 3 Zäpfchen täglich (H. Leclerc)
Pomade gegen Hämorrhoiden:
weicher Extrakt aus der Zypressenfrucht 1 g, Pappelsalbe 50 g

Notabene: Der Sud aus Zypressenzapfen wirkt bei der Behandlung von Wunden.

Bevor wir uns im folgenden Kapitel mit der Frage befassen, welche Krankheiten mit welchen Essenzen geheilt werden können, möchte ich darauf hinweisen, daß die Aromatherapie, wie jede andere Therapieform auch, nicht allein *jede* Krankheit unter *allen* Umständen in *jedem* Fall heilen kann.

Oft wird sie erst in Verbindung mit anderen Verschreibungsformen wirksam.

6

Die Krankheiten und die Essenzen, mit denen sie geheilt werden können

Medizinische Bücher werden heute in immer größerer Zahl auch von Nicht-Fachleuten gelesen. Ich versuchte, auch diesen Lesern nützlich zu sein; sie haben ein Recht darauf. Trotzdem ist es sicher angebracht, darauf hinzuweisen, daß die folgende Liste keineswegs den Anspruch erhebt, alle Behandlungsmöglichkeiten für bestimmte Krankheiten oder Syndrome aufzuzeigen. Diese Liste kann, je nach Fall, von großem Nutzen oder beinahe wertlos sein.

Das Buch will auf keinen Fall die Diagnose eines erfahrenen Praktikers ersetzen. In allen Zweifelsfällen *muß ein Arzt um Rat gefragt werden.* Nichts kann so täuschend sein wie ›Bauchschmerzen‹, die harmlos erscheinen, sich aber innerhalb von zwei Tagen als Bauchfellentzündung herausstellen, die nicht mehr heilbar ist. Sehstörungen treten relativ häufig auf, häufiger sicher als ein Hirntumor, auf den sie hinweisen können ... In der Medizin gibt es viele Fallgruben. Aus diesem Grund ist auch ihr Studium so lang, daß es in Wirklichkeit nie aufhört. Niemand hat je ›ausstudiert‹.

Es ist absolut notwendig, sich mit den Studien der einzelnen Essenzen vertraut zu machen, die zur Behandlung der Krankheiten vorgeschlagen werden. In Kapitel 5 finden die Leser die verschiedenen Anwendungsarten und alte oder neue Rezepte, die aufgrund ihrer Wirksamkeit ausgewählt wurden.

Abszesse, kalte: Knoblauch

Abszesse, warme: Zwiebeln

Ängste: siehe Beklemmungszustände

Akne: Cajeput, Lavendel, Wacholder

Alterserscheinungen: Knoblauch, Thymian, Zitrone, Zwiebel und Badezusatz ›Alg-Essences‹ (S. 99)

Ameisenabwehr: Zitrone

Angina: Geranium, Ingwer, Salbei, Thymian, Zitrone

Angina (falsche Brustangina): Anis, Bitterorange, Kümmel

Anregende Mittel:
Herz: Rosmarin
Kreislauf und Atmung: ceylonesischer Zimt
Nebennierenrinde: Bergbohnenkraut, Borneol, Fichte, Geranium, Salbei
Nervensystem: Basilikum, Bergbohnenkraut, Rosmarin, Salbei
neurovegetatives System: Ysop

Anschwellen der Brüste: siehe Brüste

Ansteckende Krankheiten (Vorbeugung und Behandlung): Eukalyptus, Gewürznelke, Ingwer, Knoblauch, Myrtenheide, Wacholder, Zimt, *Od'aroma* (S. 52) und *Climarome* (S. 297)

Antiseptikum: Borneol, Eukalyptus, Fichte, Knoblauch, Lavendel, Myrtenheide, Rosmarin, Terpentin, Thymian, Wacholder, Ylang-Ylang, Zimt und *Od'aroma* (S. 52)

Aphthen: Geranium, *Salbei,* Zitrone

Appetitlosigkeit: Bergamotte, Estragon, Fenchel, Ingwer, *Kamille,* Knoblauch, Koriander, Kümmel, Muskatnuß, Origano, Salbei, Wacholder, Ysop, Zitrone

Arterienentzündung: Knoblauch, Majoran, Zitrone, Zwiebel

Arthritis: Knoblauch, Majoran, Wacholder, Zitrone, Zwiebel

Asthma: Anis, Bergbohnenkraut, Cajeput, Eukalyptus, Fichte, *Knoblauch, Lavendel,* Majoran, Myrtenheide, Origano, Pfefferminze, *Rosmarin,* Salbei, Thymian, *Ysop,* Zitrone, Zwiebel

Atem (übelriechender aufgrund von Verdauungsstörungen): Muskatnuß, Pfefferminze, Rosmarin, Thymian

Atembeschwerden: siehe auch Lungenkrankheiten

Atemnot: grüner Anis, Knoblauch, Ysop, Zimt

Atmung anregend: siehe unter anregend

Augenentzündung: Geranium, Kamille

Augenlidentzündung: Kamille, Zitrone

Bandwurm: siehe Darmparasiten

Bauchwassersucht: Knoblauch, Terpentin-Essenz, Zitrone, *Zwiebel*

Beingeschwüre: siehe schlechtheilende Wunden

Beklemmungszustände: Basilikum, Lavendel, Majoran, Thymian

Beruhigungsmittel: Lavendelöl, Majoran, Salbei (krampflösend), großer Speik (neurovegetative Erregungszustände), Zimt, Zypresse

Bettnässen: Zypresse

Bindehautentzündung (Konjunktivitis): Kamille, Zitrone

Blähungen: Anis, Basilikum, Bergamotte, Bergbohnenkraut, *Estragon,* Fenchel, Gewürznelke, Ingwer, Kamille, Knoblauch, *Kümmel,* Lavendel, Majoran, Muskatnuß, Origano, Pfefferminze, Rosmarin, Salbei, Terpentin-Essenz, Thymian, Ysop, Zimt, Zitrone, *Zwiebel*

Blase: siehe Harnwege

Blasenentzündungen: Cajeput, Eukalyptus, Fenchel, Fichte, Lavendel, Myrtenheide, Sandelholz, Terpentin-Essenz, Thuja, Thymian, Wacholder

Blaue Flecken (siehe auch Prellungen): Fenchel, Ysop

Bleichsucht: Fichte, Kamille, Lavendel, Rosmarin, Thymian

Blut (zu ›dickes‹): Zitrone

Blutarmut: Kamille, Knoblauch, Thymian (Kinder), Zitrone, Zwiebel

Blutdruck (zu niedrig): Rosmarin, Salbei, Thymian, Ysop

Blutdruck (zu hoch): *Knoblauch,* Lavendel, Majoran, Ylang-Ylang, Zitrone

Blutgerinnung (zu hohe): Knoblauch, Zwiebel

Bluthusten: Geranium, Terpentin, Terpin, Wacholder, Zimt, Zitrone, Zypresse

Brandwunden: Eukalyptus, Kamille, *Lavendel,* Myrtenheide, Rosmarin, Salbei und *Tégarome* (S. 298)

Bronchitis, akute: Bergbohnenkraut, Cajeput, *Eukalyptus, Fichte,* Knoblauch, *Lavendel,* Zitrone, Zwiebel und *Climarome* (S. 297)

Bronchitis, chronische: Bergbohnenkraut, Cajeput, *Eukalyptus,* Fichte, Knoblauch, Lavendel, Minze, *Myrtenheide,* Origano, Rosmarin, Salbei, Sandelholz, Terpentin-Essenz, Terpin, Thymian, *Ysop,* Zitrone, Zwiebel und *Climarome* (S. 297)

Bronchitis, grippale: Eukalyptus, Gewürznelke, Myrtenheide, Thymian, Zimt, Zitrone und *Climarome* (S. 297)

Brüste (Schwellungen): Fenchel, Geranium

Cholera: Eukalyptus, Minze, Salbei, Zimt

Cholesterin (zu hoher Anteil im Blut): Rosmarin, Thymian

Darm (Infektionen, Dünn- und Dickdarmentzündungen): Basilikum, Bergamotte, Cajeput, Geranium, Kamille, *Knoblauch,* Lavendel, Myrtenheide, Pfefferminze, Rosmarin, Terpentin-Essenz, *Thymian,* Ylang-Ylang, Ysop, Zimt, Zitronenkraut

Darmgeschwüre: Kamille, Zitrone

Darmkoliken: Anis, Bergamotte, Pfefferminze, Ysop

Darmkrämpfe: Anis, Bergamotte, Bergbohnenkraut, Cajeput, *Estragon,* Fenchel, Fichte, Gewürznelke, *Kamille,* Knoblauch, Kümmel, *Lavendel,* Pfefferminze, Terpentin-Essenz, Zimt

Darmparasiten: Bergamotte, Bergbohnenkraut, Cajeput, Estragon, Eukalyptus, Fenchel, Gewürznelke, *Heiligenkraut,* Kamille, Knoblauch, Kümmel, Lavendel, Myrtenheide, Pfefferminze, Terpentin-Essenz, Thuja, Thymian, Thymol, *Wurmsamen,* Ysop, Zimt, Zitrone, Zwiebel

– *Bandwurm:* Knoblauch, *Terpentin-Essenz, Thymian,* Thymol
– *Fadenwurm:* Wurmsamen
– *Hakenwurm:* Thymian, Thymol, Wurmsamen
– *Madenwurm: Eukalyptus,* Heiligenkraut, Kamille, Knoblauch
– *Peitschenwurm:* Thymol
– *Spulwurm: Eukalyptus,* Heiligenkraut, Kamille, Knoblauch, *Thymian, Thymol, Wurmsamen*

Darmschmerzen: siehe Darmkrämpfe

Depressionen, nervöse: Borneol, Kamille, Lavendel, Thymian

Desinfizierung des Trinkwassers: Myrtenheide, Zitrone

Desinfizierung von Wohnräumen: Eukalyptus, Lavendel, Salbei, Wacholder und *Od'aroma* (S. 52)

Diabetes, einfacher: Eukalyptus, Geranium, Wacholder, Zwiebel

Dickdarmentzündung: siehe Darm

Durchfall: Bergbohnenkraut, Bitterorange, Geranium, Gewürznelke, Ingwer, Kamille, Knoblauch, Lavendel, Muskatnuß, Pfefferminze, Rosmarin, Salbei, Sandelholz, Thymol, Wacholder, Zimt, Zitrone

Durchfall bei Kindern: Kamille, Salbei

Durchfall, tuberkulöser: Salbei

Eierstockbeschwerden: Salbei, Zypresse

Eiterungen von Zahnfleischtaschen: siehe Zahnfleischtaschen

Eiweiß im Harn: Wacholder

Ekzeme: Kamille, Salbei, Ysop

Ekzeme, feuchte: Wacholder

Ekzeme, trockene: Geranium, Lavendel

Epidemien (Vorbeugung): Eukalyptus, Knoblauch, Myrtenheide, Wacholder, Zitrone und *Od'aroma* (S. 52)

Epilepsie: Basilikum, Cajeput, *Rosmarin,* Terpentin-Essenz, Thymian

Erbrechen: Pfefferminze, Zitrone

Erbrechen, nervöses: Anis, Cajeput, Fenchel, Pfefferminze

Erkältungskrankheiten (siehe auch Grippe): *Thymian*

Erschöpfung: siehe Schwächezustände

Fadenwurm: siehe Darmparasiten

Feigwarzen: Thuja

Fettsucht: Zitrone, Zwiebel

Fieber: Eukalyptus, Zitrone

Fieberausschläge: Eukalyptus, Lavendel, Ysop und *Od'aroma* (S. 52)

Filzläuse: siehe Läusebefall

Fisteln, anale: Lavendel, Myrtenheide

Flechten: Geranium, Kamille, Zitrone

Flöhe: siehe Läusebefall

Frigidität: siehe Impotenz

Frostbeulen: Zitrone, Zwiebel

Furunkel und Furunkulose: Kamille, Thymian, Zitrone, Zwiebel

Füße, empfindliche: Zitrone

Fuß- und Achselschweiß (übelriechender): Fichte, Zypresse und *Od'aroma* (S. 52)

Gärungen, übelriechende: *Bergbohnenkraut, Estragon, Gewürznelke,* Kümmel, Thymian, Wacholder, Zimt, Zwiebel

Gallenblasenentzündung: Fichte, Rosmarin

Gallensteine: Fichte, Macis, Muskatnuß, Rosmarin, Terpentin-Essenz, Zitrone, Zwiebel

Gebärmutterkrebs: Geranium, Wacholder (?)

Geburtsvorbereitung: Gewürznelke, *Salbei*

Gedächtnisschwäche: Basilikum, Gewürznelke, Rosmarin

Gefäßkrämpfe: Knoblauch, Zypresse

Geistige Überbeanspruchung: Basilikum, Bergbohnenkraut, Gewürznelke, Rosmarin, Thymian, Zwiebel

Gelbsucht: Geranium, Rosmarin, Thymian, Zitrone

Gesichtsneuralgien: Geranium, Kamille

Gesichtspflege: Zitrone

Gicht: Basilikum, Cajeput, Fenchel, Fichte, Kamille, Knoblauch, Rosmarin, Sassafras, Terpentin-Essenz, Thymian, *Wacholder*

Gliedersteife (in Folge von Fieber): Thymian, Zimt

Gliedersteife (muskelbedingte): Rosmarin, Thymian

Gliederschwäche: Rosmarin

Grippe: Borneol, *Eukalyptus,* Fenchel (Vorbeugung), Fichte, Kamille, *Knoblauch* (Vorbeugung), *Lavendel,* Myrtenheide, Pfefferminze, Rosmarin, Salbei, *Thymian,* Ysop, *Zitrone* und *Od'aroma* (S. 52)

Schwächezustände bei Grippe: Salbei, Thymian, Zimt aus Ceylon, Zitrone

Gürtelrose: Citral, Magnesium und *Tégarome* (S. 298)

Haarausfall: Salbei, Thymian

Haarpflege: Thymian

Hämorrhoiden: weißer Gänsefuß, Knoblauch, Zwiebel, *Zypresse*

Hakenwurm: siehe Darmparasiten

Handpflege: Zitrone

Harnproduktion (ungenügende): Anis, Fenchel, Knoblauch, Lavendel, Salbei, Terpentin-Essenz, Wacholder, *Zwiebel*

Harnröhrenentzündung: Cajeput, Myrtenheide, Terpentin-Essenz

Harnsäureüberschuß: Zitrone

Harnsteine: Fenchel, *Geranium, Knoblauch, Wacholder, Ysop,* Zitrone

Harntreibende Mittel: Rosmarin, Salbei, Terpentin, Wacholder, *Zwiebel,* Zypresse

Harnwegsinfektionen: Cajeput, Eukalyptus, Fenchel, Fichte, Geranium, Lavendel, Myrtenheide, Salbei, Sandelholz, Terpentin-Essenz, *Thymian,* Wacholder, Zitrone, Zwiebel

Haut, rissige: Lavendel, Zitrone, Zwiebel und *Tégarome* (S. 298)

Hautkrankheiten: Cajeput, Geranium, Kamille, Salbei, *Sassafras,* Thymian, Wacholder, Ysop (siehe auch Ekzeme, Flechten, Runzeln, etc.)

Hautpflege: Zitrone

Hauttuberkulose: Gewürznelke

Heiserkeit (bis zum Verlust der Stimme): Thymian, Zitrone, Zypresse

Herpes der Schleimhäute: Zitrone

Herz (nervöse Herzbeschwerden): Rosmarin

Herz, anregend: siehe unter anregend

Herzbeutelentzündung: Zwiebel

Herzklopfen: Anis, Bitterorange, Kümmel, Pfefferminze, Rosmarin

Herzschwäche: grüner Anis, Borneol, Knoblauch

Heuschnupfen: Ysop, Zypresse

Hornhautflecken im Auge: Gewürznelke (?)

Hüftschmerzen: Terpentin-Essenz

Hühneraugen: Knoblauch

Hundekrätze: Kümmel, Wacholder

Husten: Anis, Algerien-Essenz, Eukalyptus, Terpin, Ysop

Hysterie: Cajeput, Lavendel, Rosmarin

Impotenz: Anis (?), *Bergbohnenkraut,* Fichte, Gewürznelke, Ingwer, Pfefferminze, Rosmarin, Sandelholz, Thymian, Wacholder, *Ylang-Ylang,* Zimt (siehe italienische Essenz), *Zwiebel*

Infektionen, allgemein: *Borneol,* Eukalyptus, *Fichte,* Gewürznelke, Knoblauch, Zitrone, Zwiebel – im Grunde sind alle Essenzen bakterienabtötend

Infektionen des Darmes: siehe Darm

Infektionen des Urogenitaltraktes: Lavendel, Myrtenheide, Terpentin, Thymian, Wacholder, Zwiebel

Infektionen im Wochenbett: siehe unter Wochenbettinfektionen

Insektenabwehr: Stop' Insectes (siehe auch unter Ameisen-, Motten- und Mückenabwehr)

Insektenstiche: Bergbohnenkraut, Knoblauch, Lavendel, Salbei, Sassafras, Zitrone, Zwiebel und *Tégarome* (S. 298)

Juckreiz: Essig, Menthol, Zitrone

Juckreiz in der Genitalzone: *Kamille, Thymian*

Kapillarbrüchigkeit: Zitrone

Katarrh: siehe Bronchitis, Erkältungskrankheiten, Grippe

Kehlkopfentzündung: Myrtenheide, Zwiebel

Kehlkopfentzündung, chronische: Cajeput, Salbei

Keuchhusten: Basilikum, Knoblauch, Lavendel, Myrtenheide, Origano, Rosmarin, Terpentin-Essenz, Thymian, Thymol, *Zypresse*

Kopfschmerzen: Lavendel, Menthol, Pfefferminze, Zitrone

Krampfadern: Knoblauch, Zitrone, *Zypresse*

Krämpfe: Heiligenkraut, *Koriander,* Lavendel, Majoran, Terpentin, Zypresse

Krampfhusten oder Reizhusten: Eukalyptus, Lavendel, Origano, Terpin, *Thymian,* Ysop, *Zypresse* und *Climarome* (S. 297)

Krampflösende Mittel: siehe Beruhigungsmittel

Krankheiten, ansteckende (Vorbeugung und Behandlung): Eukalyptus, Gewürznelke, Ingwer, Knoblauch, Wacholder, Zimt und *Climarome* (S. 297), *Od'aroma* (S. 52)

Krankheiten, infektiöse (Vorbeugung und Behandlung): *Borneol,* Eukalyptus, Gewürznelke, *Knoblauch,* Lavendel, *Thymian,* Zitrone und *Od'aroma* (S. 52)

Krätze: Gewürznelke, Knoblauch, Kümmel, Lavendel, Pfefferminze, Rosmarin, Senf, Terpentin-Essenz, Thymian, Zimt, Zitrone

Krebs (Vorbeugung und Behandlung): Estragon, Geranium, Gewürznelke, Knoblauch, Salbei, Ysop, Zwiebel, Zypresse

Krebsgeschwüre: Lavendel

Kreislauf, anregend: siehe unter anregend

Kreislaufstörungen: Knoblauch, Thymian, Zypresse und Badezusatz ›*Alg-Essences*‹ (S. 99)

Kreuzschmerzen bei Grippe: Kamille

Kropf: Knoblauch, Zwiebel

Lähmungen: Basilikum, Pfefferminze, Salbei

Lähmungen, Folgeerscheinungen: *Lavendel, Rosmarin, Wacholder*

Läusebefall (auch Filzläuse und Flöhe): Eukalyptus, Geranium, Gewürznelke, Lavendel, Origano, Rosmarin, Senf, Terpentin-Essenz, Thymian, Zimt, Zitrone, Zitronengras

Leberkrankheiten: Pfefferminze, Rosmarin, Salbei, Thymian, Zitrone

Leberstauungen: Kamille, Rosmarin, Thymian, Zitrone

Lidentzündung: siehe Augenlidentzündung

Luftröhrenentzündung: Fichte, Terpin

Luftschlucken: Anis, *Estragon,* Fenchel, Koriander, *Kümmel, Majoran,* Origano, Pfefferminze, *Zitrone*

Lungenblutungen: siehe Bluthusten

Lungenemphysem: *Knoblauch,* Thymian, Ysop, Zypresse

Lungenentzündung: Eukalyptus, Fichte, Lavendel, Myrtenheide, Zitrone

Lungengangrän: Eukalyptus, Knoblauch und *Climarome* (S. 297)

Lungeninfektionen: siehe Lungenkrankheiten, Bronchitis und Asthma

Lungenkrankheiten: Cajeput, *Eukalyptus,* Fenchel, Fichte, Gewürznelke, Knoblauch, Lavendel, Myrtenheide, Pfefferminze, Salbei, Sandelholz, Terpentin-Essenz, *Thymian,* Thymol, Ysop, Zwiebel, Zypresse und *Climarome* (S. 297)

Lungentuberkulose: Cajeput, *Eukalyptus,* Fichte, Gewürznelke, *Knoblauch,* Lavendel, *Myrtenheide,* Salbei, *Terpentin-Essenz,* Ysop, *Zitrone* und *Climarome* (S. 297)

Lymphknotenentzündung (akute oder chronische): Fichte, Knoblauch, Rosmarin, Salbei, Zwiebel

Lymphsystem, Erkrankungen des: Lavendel, Rosmarin, Salbei, Zwiebel und Badezusatz *›Alg-Essences‹* (S. 99)

Madenwurm: siehe Darmparasiten

Magenbeschwerden, allgemein: Pfefferminze, Rosmarin

Magenkrämpfe: Basilikum, Cajeput, Kümmel, Pfefferminze

Magen- und Darmkrämpfe bei Kindern: Kamille

Magengeschwüre: Kamille, Zitrone

Magenschleimhautentzündung (Gastritis): Zitrone

Magenschmerzen: Bergbohnenkraut, Estragon, Fenchel, Fichte, Geranium, Pfefferminze, Rosmarin, Ysop, Zimt

Magenschwäche: Bergbohnenkraut, Lavendel, Origano, *Salbei,* Zimt, Zitronengras

Magenübersäuerung: Pfefferminze, Zitrone

Malaria: Eukalyptus

Masern: Eukalyptus und *Od'aroma* (S. 52)

Menstruation: siehe Monatsblutungen

Migräne: Basilikum, *Eukalyptus,* Kamille, *Lavendel,* Majoran, Pfefferminze, *Rosmarin,* Terpentin, Zitrone, Zwiebel

Milchmangel: siehe Stillen

Mineralstoffmangel: Zitrone

Monatsblutungen, ausbleibende: Kamille, Origano, Pfefferminze, Salbei, Thymian, Zypresse

Monatsblutungen, schmerzhafte: grüner Anis, Cajeput, Estragon, Kamille, Pfefferminze, Rosmarin, *Salbei,* Wacholder, *Zypresse*

Monatsblutungen, schwierige: Heiligenkraut, Kümmel, Sassafras, Wacholder

Monatsblutungen, ungenügende: Basilikum, Fenchel, Heiligenkraut, Lavendel, Minze, Muskatnuß, Salbei

Mottenabwehr: Gewürznelke, Lavendel, Zitrone

Mückenabwehr: *Eukalyptus,* Geranium, Gewürznelke, Pfefferminze, Zwiebel und *Stop'Insectes*

Mundflora: Ysop, Thuja

Mundschleimhautentzündungen: Geranium, *Salbei,* Zitrone und Tégarome (S. 298)

Muttermilch: siehe Stillen

Nagelbrüchigkeit: Zitrone

Nagelgeschwür: Zwiebel

Nasenbluten: Terpentin-Essenz, Zitrone

Nasenkatarrh: Myrtenheide, *Thymian* und *Climarome* (S. 297)

Nebennierenrinde, anregend: siehe unter anregend

Nervenkrisen: Kamille, Lavendel, Thymian

Nervenschwäche: Basilikum

Nervensystem, anregend: siehe unter anregend

Nervensystem (zur Schaffung oder Wiederherstellung des Gleichgewichts): Majoran, Rosmarin, großer Speik, Zypresse

Nervöse Erschöpfungszustände: Lavendel, Majoran, Salbei, Thymian

Nervosität: Lavendel, Majoran, Orange

Neurovegetative Dystonie: Estragon, Origano, Rosmarin, Zitronengras

Nieren: siehe Harnwege

Nierenbeckenentzündungen: Fichte, Terpentin-Essenz, Thymian

Ödeme: Knoblauch, Zwiebel

Ohrenentzündung: Myrtenheide, Zitrone und *Climarome* (S. 297)

Ohrensausen: Zwiebel

Ohrenschmerzen: Cajeput, Knoblauch

Papillar-Geschwulst: Thuja (siehe auch Warzen)

Peitschenwurm: siehe Darmparasiten

Polypen: Thuja

Post-Menopause: Kamille, Salbei, Zypresse

Prellungen: Salbei, Zimt (in aromatischer Arnika-Essenz) und *Tégarome* (S. 298)

Prostata (vergrößerte): Zwiebel

Prostataentzündung: Fichte

Prostataleiden allgemein: Thuja, Zwiebel

Psychische Störungen: Majoran, Thymian

Pubertät: Fichte, Knoblauch, Thymian, Zwiebel, Zypresse

Rachenentzündung, chronische: Cajeput

Rachitis: Fichte, Salbei, Thymian, Zwiebel

Reizbarkeit: Kamille, Lavendel, Majoran, Zypresse

Rekonvaleszenz: Borneol, Salbei, Thymian, Zitrone

Rheuma, chronisches: Cajeput, *Eukalyptus,* Estragon, Fichte, Kamille, Knoblauch, Lavendel, Myrtenheide, Origano, Rosmarin, *Sassafras, Terpentin-Essenz,* Thymian, Ysop, *Wacholder, Zitrone,* Zwiebel, Zypresse und Badezusatz ›Alg-Essences‹ (S. 99)

Rheumatische Schmerzen: Cajeput, Estragon, Eukalyptus, Ingwer, Kamille, Knoblauch, Koriander, Lavendel, Majoran, Muskatnuß, Sassafras, Terpentin-Essenz

Rippenschmerzen: Menthol

Ruhr: Cajeput, Knoblauch, Myrtenheide, Thymol, Zitrone

Runzeln: Zitrone

Scharlach: Eukalyptus und *Od'aroma* (S. 52)

Schlaflosigkeit: Basilikum, Bitterorange, Kamille, Lavendel, Majoran, Thymian

Schlangenbiß: Antiseren und zusätzlich Basilikum, Lavendel, Thymian, Zimt, Zitrone und *Tégarome* (S. 298)

Schluckauf: Estragon

Schnittwunden: siehe Wunden

Schnupfen: Majoran, Myrtenheide

Schnupfen, chronischer: Basilikum

Schürfungen: siehe Wunden

Schwächezustände, allgemeine: Bergbohnenkraut, *Borneol,* Fichte, Geranium, Gewürznelke, Knoblauch, Ingwer, Lavendel, Macis, Majoran, Muskatnuß, Pfefferminze, *Rosmarin, Salbei, Thymian* (geistige und körperliche), Wacholder, Ysop, ceylonesischer Zimt, Zitrone, Zwiebel

Schwächezustände bei Grippe: siehe Grippe

Schwächezustände von Kindern: Fichte, Lavendel, Majoran, Rosmarin, Salbei

Schwächezustände des Magens: siehe Magenschwäche

Schwächezustände, nervöse: siehe Nervenschwäche

Schwächezustände, sexuelle: siehe Impotenz

Schwächezustände bei intellektueller Überanstrengung: Basilikum, Bergbohnenkraut, Gewürznelke, Rosmarin, Thymian, Zwiebel

Schweißausbrüche bei Tuberkulosekranken und Rekonvaleszenten: *Salbei*

Schweißdrüsenentzündung: Fichte, Zypresse und *Tégarome* (S. 298) (siehe auch unter Fußschweiß)

Schweißtreibende Mittel: Wacholder, Zypresse

Schwerhörigkeit: Bergbohnenkraut, Fenchel, Knoblauch, Zwiebel

Schwielen: Knoblauch

Schwindelanfälle: Basilikum, Kamille, Kümmel, *Lavendel,* Pfefferminze, Rosmarin, Salbei, Thymian

Sehschwäche: Rosmarin

Sexualprobleme: siehe Impotenz und genitale Spannungen

Skorbut: Zitrone, Zwiebel

Skrofulose: Lavendel, Salbei, Zwiebel

Sommersprossen: Zitrone, Zwiebel

Sonnenbrand: Tégarome (S. 298) (siehe auch Brandwunden)

Spannungen, genitale: Majoran

Spannungen der Gefäße: Anis, Kümmel

Spinnen: siehe Insektenstiche

Spulwurm: siehe Darmparasiten

Star, grauer: Ingwer (?)

Sterilität: Geranium, *Wacholder, Salbei*

Stillen: Ungenügende Muttermilchproduktion: Anis, Fenchel, Kümmel, Zitronengras
Um abzustillen: Pfefferminze, Salbei

Stimmlosigkeit; Stimmversagen: siehe unter Heiserkeit

Stirnhöhlenvereiterung: Eukalyptus, Fichte, Lavendel, Myrtenheide, Pfefferminze, Thymian, Zitrone, *Climarome* (S. 297)

Sumpffieber: Eukalyptus, Zitrone

Sympathikusstörungen: siehe neurovegetative Dystonie

Syphilis: Sassafras, *Zitrone*

Taumel: siehe Schwindelanfälle

Typhus: Knoblauch, Lavendel, Thymian, Thymol, Zimt, Zitrone

Tripper: Knoblauch, *Lavendel, Sandelholz,* Sassafras, Ysop

Tripper, chronischer: Sassafras

Unterleibsstauungen: Thuja

Venenentzündungen: Zitrone

Verbrennungen: siehe Brandwunden

Verdauungskrämpfe: Anis, *Koriander,* Majoran, *Zimt*

Verdauungsbeschwerden, allgemeine: Anis, Basilikum, Bergamotte, Bergbohnenkraut, *Estragon,* Fenchel, Gewürznelke, Ingwer, *Kamille,* Knoblauch, *Koriander,* Kümmel, Lavendel, Muskatnuß, Pfefferminze, Rosmarin, Salbei, Thymian, Wacholder, Ysop, Zimt, Zitrone, Zitronengras, Zwiebel

Verdauungsbeschwerden, nervöse: Anis, Bergbohnenkraut, Bitterorange, Estragon, Gewürznelke, Koriander, *Kümmel*

Verdauungsschwäche: Bergamotte, Fenchel, Ingwer, Knoblauch, Lavendel, Muskatnuß, Origano, Pfefferminze, *Rosmarin,* Salbei, Thymian, Wacholder, Ysop, Zimt, Zwiebel

Zahnpflege: Gewürznelke, Thymian, Zitrone

Zahnschmerzen: Cajeput, Gewürznelke, Knoblauch, Muskatnuß, Pfefferminze, Salbei, Wacholder (Cade-Öl), Zwiebel

Zellulitis, schmerzhafte: Origano, Zypresse

Zirrhose: Rosmarin, Wacholder, Zwiebel

Zuckungen: Kamille

Zungenentzündung: Geranium, Salbei, Zitrone

7

Einige Verschreibungen für die Praxis

Hinweis:

ä. Ö. bedeutet ätherisches Öl
g. f. bedeutet genügend für
Tr. bedeutet Tropfen

Hier einige persönlich entwickelte Verschreibungen für Krankheiten, bei denen die Aromatherapie sinnvoll eingesetzt werden kann. Selbstverständlich handelt es sich nur um Beispiele; der Arzt sollte immer die individuelle Konstitution seiner Kranken berücksichtigen und die Verschreibungen dementsprechend abändern.

1. für *Lungenkrankheiten* (Erkältung, Grippe, Bronchitis, Tuberkulose usw.):
ä. Ö. Thymian 1 g, ä. Ö. Myrtenheide 1 g, ä. Ö. Fichtennadeln 1 g, ä. Ö. Pfefferminze 0,50 g, Alkohol zu 90% g. f. 60 ml
25 Tr. in ½ Glas lauwarmes Wasser dreimal täglich 10 Minuten vor den Mahlzeiten. *Kinder* je nach Alter 3 bis 10 Tr. dreimal täglich.

Denken Sie auch an die verschiedenen Aromastoffe zum Verräuchern und an das erst kürzlich entwickelte Produkt *Climarome* (S. 297).
Pomade zum Einreiben der Brust:
Senf 0,025 g, Kampfer 1 g, Chloroform 5 g, ä. Ö. Eukalyptus 5 g, ä. Ö. Fichte 10 g, Glyzerin 20 g, Alkohol zu 90% g. f. 90 ml, morgens und abends die Brust damit einreiben (für Kinder unter zehn Jahren ziehe ich Senfpflaster und das Einpinseln mit Jod-Tinktur vor).

2. für *Darmkrankheiten* (Dünn- und Dickdarmentzündungen, Parasitenbefall)
ä. Ö. Lavendel 0,75 g, ä. Ö. Bergbohnenkraut 0,75 g, ä. Ö. Basilikum 0,75 g, ä. Ö. Kümmel 0,75 g, Alkohol zu 90% g. f. 60 ml
25 bis 40 Tr. dreimal täglich 10 Minuten vor den Hauptmahlzeiten in ½ Glas lauwarmes Wasser. Für Kinder verschreibe ich Heiltees aus den entsprechenden Pflanzen.

Denken Sie auch an Kohle, an Heidelbeeren, an trinkbare, im Handel erhältliche Pflanzenauszüge und an *Pollen.* In den Kapiteln 5 und 6 finden meine Leser viele zusätzliche Hinweise.

3. für *Kreislaufbeschwerden*
ä. Ö. Lavendel 0,75 g, ä. Ö. Salbei 0,75 g, ä. Ö. Thymian 0,75 g, ä. Ö. Zypresse 1 g, Alkohol zu 90% g. f. 60 ml
Einnehmen wie unter 2. beschrieben

Denken Sie auch an Hydrastis, Hamamelis, Roßkastanie, die Bestandteil vieler fertiger Produkte sind, und an den Badezusatz ›Alg-Essences‹ (S. 99).

4. für *Harnwegsinfektionen:*
ä. Ö. Cajeput 0,75 g, ä. Ö. Lavendel 0,75 g, ä. Ö. Wacholder 0,75 g, ä. Ö. Myrtenheide 0,75 g, Alkohol zu 90% g. f. 60 ml
Einnehmen wie unter 2. beschrieben

Denken Sie auch an Sandelholz, Methylen-Blau, an trinkbare, im Handel erhältliche Pflanzenauszüge und an Magnesium.

5. für *rheumatische Beschwerden:*
ä. Ö. Terpentin 0,50 g, ä. Ö. Wacholder 1 g, ä. Ö. Thymian 0,50 g, ä. Ö. Zypresse 0,50 g, ä. Ö. Sassafras 1 g, Alkohol zu 90% g. f. 60 ml
Einnehmen wie unter 2. beschrieben

Denken Sie bei Arthrose auch an Jod und Schwefel, an die Zäpfchen ›Cartilage-Parathyroide‹, an den Badezusatz ›Alg-Essences‹ (S. 99)

6. für *Schmerzen aller Art,* Rheuma- oder Muskelschmerzen, folgende Lösung zum Einreiben:
Ingwer-Tinktur 180 g, ä. Ö. Origano 6 g, ä. Ö. Wacholder 6 g, ä. Ö. Kamille 2 g, ä. Ö. Terpentin 15 g, Rosmarin-Geist g. f.

500 ml, morgens und abends (oder auch öfters) die schmerzenden Stellen damit einreiben.

7. bei *Altersschwäche, Gedächtnisstörungen usw.:*
ä. Ö. Salbei 0,50 g, ä. Ö. Bergbohnenkraut 0,50 g, ä. Ö. Basilikum 0,50 g, ä. Ö. Ingwer 0,50 g, ä. Ö. Rosmarin 1 g, Alkohol zu 90% g. f. 60 ml, 25 bis 40 Tr. dreimal täglich vor den Hauptmahlzeiten in ½ Glas lauwarmes Wasser

Denken Sie auch an Weizenkeime, Phosphor, Magnesium, Pollen, Gelee royale und die Zäpfchen ›Cerveau-Moelle‹.

8. bei *Schulschwierigkeiten Heranwachsender:*
ä. Ö. Basilikum 0,50 g, ä. Ö. Bergbohnenkraut 0,50 g, ä. Ö. Thymian 0,50 g, ä. Ö. Majoran 0,50 g, ä. Ö. Rosmarin 0,50 g, Alkohol zu 90% g. f. 60 ml
10 Tr. in etwas lauwarmes Wasser dreimal täglich vor den Mahlzeiten

Denken Sie auch an Lezithin, Phosphor, Magnesium und die Zäpfchen ›Cerveau-Moelle‹.

Diese Verschreibungen dürfen natürlich nur mit möglichst reinen Essenzen ausgeführt werden, was heutzutage leider nicht selbstverständlich ist! Und natürlich dürfen die einzelnen Bestandteile nicht einfach ausgetauscht oder durch andere ersetzt werden, so z. B. Eukalyptus-Essenz durch Eukalyptol oder Pfefferminz-Essenz durch Menthol. Für diejenigen, die das Buch gelesen haben, eine Selbstverständlichkeit. Trotzdem möchte ich für Schnelleser noch einmal darauf hinweisen.

8

Krankengeschichten

Ambroise Paré hat einmal gesagt, daß »in der Medizin alle Dinge, alle Maßnahmen nur von ihrer Wirkung und ihrem Sinn her zu beurteilen sind«. Wirkung und Sinn – in diesem Kapitel finden Sie einige Krankengeschichten, bei denen die Behandlung mit Pflanzen und aromatischen Essenzen als Basis durchgeführt wurde, kombiniert mit biologischen Behandlungsmethoden.

Natürlich kann nicht jede Behandlung nach dieser Methode so glänzende Erfolge erzielen wie die hier geschilderten; darauf habe ich nicht nur in diesem Buch, sondern auch aus anderen Anlässen wiederholt hingewiesen.

Doch ich meine, daß die bei schweren Fällen erzielten Erfolge – und natürlich habe ich meine Auswahl dementsprechend getroffen – Anlaß sein sollten, über die Methode überhaupt nachzudenken.

Der erste Fall behandelt eine fünfundzwanzigjährige Frau, die seit 1953 an einer hartnäckigen, immer wiederkehrenden Blasenentzündung litt. Die Harnanalysen wiesen ständig Kolibakterien, Staphylokokken und Blut in mehr oder weniger großen Mengen nach. Sieben Jahre lang, das heißt bis 1960, war die Frau in ständiger Behandlung, doch alle Bemühungen waren umsonst.

Der Gesundheitszustand der Frau, die bei 1,69 m 48 kg wog, war allgemein gesehen mittelmäßig bis schlecht. Sie beklagte sich über ständige Erschöpfungszustände, verbunden mit einer übersteigerten Nervosität, Appetitlosigkeit, Migräne, Übelkeit, Verstopfung und regelmäßige Störungen des Sympathikus-Systems (Schlaflosigkeit, Herzklopfen). Ihr Behandlungsplan umfaßte aromatische Essenzen, Pflanzenauszüge in Form von

Tinkturen und einen Sirup auf Phosphorsäure-Basis *(Phosarome).* Gleichzeitig wurden ihr verschiedene Heiltees für ihre Kreislaufschwierigkeiten verschrieben und ein Ernährungsplan aufgestellt.

Im August 1960, zwei Monate nach Behandlungsbeginn, teilte mir meine Patientin mit, daß *am Tag nach dem Beginn der Behandlung die Symptome der Blasenentzündung verschwunden waren.* Auch die anderen Krankheitserscheinungen waren fast vollständig abgeklungen. Sie beklagte sich nur noch über leichte Erschöpfungszustände und zeitweiliges Herzklopfen.

Im Januar 1961 war ihr allgemeiner Gesundheitszustand nach einer ausschließlich auf der Phyto- und Aromatherapie beruhenden Behandlung, die in Intervallen durchgeführt wurde, ausgezeichnet, und die Blasenentzündung ist nie wieder ausgebrochen.

Eine andere Krankengeschichte verdient es, *aufgrund ihrer schweren Symptome,* hier festgehalten zu werden. Im Juli 1957 kam eine siebenundfünfzigjährige Frau zum erstenmal in meine Praxis. Seit einigen Jahren litt sie an täglichem Erbrechen, verbunden mit schmerzhaftem Magenbrennen; und an Blasenschmerzen, die durch Blasensteine hervorgerufen wurden. Ihr Allgemeinzustand war sehr schlecht. Die Untersuchungen, die ich anordnete, bestätigten diesen Eindruck und wiesen viele Anomalien auf (Anzahl der roten und Art der weißen Blutkörperchen, Blutsenkungsgeschwindigkeit, der Kalzium- und Phosphorgehalt des Blutes, der Eiweißgehalt des Blutes usw.). Auf den Röntgenaufnahmen ihres Magens war ein Hiatus-Bruch zu erkennen, der den Übertritt von saurem Magensaft in die Speiseröhre verursachte.

Die Kranke hatte sich in den vergangenen siebzehn Jahren zahlreichen Operationen unterziehen müssen und lehnte deshalb jede weitere Operation ab.

Ich schlug ihr einen Behandlungsplan vor, der ausschließlich auf aromatischen Essenzen beruhte, ergänzt durch einige Pflanzen in Form von Pulvern, Tinkturen und Aufgüssen: Splintholz von wilder Linde (Gravelline), Schachtelhalmpulver und schwarzer Rettich (Raphanus). Zur Bekämpfung des heftigen Brennens in Magen und Speiseröhre, das das Leben der Kranken besonders unerträglich machte, verschrieb ich ihr zusätzlich Heilerde (1 TL auf ½ Glas Wasser, morgens nüchtern). Ratschläge für eine ihrem Krankheitsbild angepaßte Ernährungsweise schlossen die Beratung ab.

Zehn Tage später hatte sich der Allgemeinzustand ganz offensichtlich gebessert; die Frau mußte nicht mehr brechen, und auch die brennenden Schmerzen waren verschwunden. Zwei Monate später waren die anderen Symptome um ca. 50% abgeklungen.

Acht Monate später bestätigten die Kontrollanalyse: Die Krankheitssymptome waren verschwunden.

Im September 1963, also vier Jahre nach Behandlungsbeginn, war der Gesundheitszustand unverändert gut; in der Zwischenzeit war in regelmäßigen Abständen eine Phyto- und Aromatherapie durchgeführt worden.

Die *dritte Krankengeschichte* betrifft ein zehnjähriges Kind, das im Dezember 1953 an einem brandigen *Blinddarm* operiert worden war. Drei Tage war der postoperative Zustand normal, dann verschlechterte er sich zusehends. Das Fieber stieg auf 39° und das kleine Becken schwoll an. 48 Stunden später wurde die rechte Fossa ilica (flache Mulde an der Innenseite der Darmbeinschaufel) drainiert: Die austretende, übelriechende Flüssigkeit wies auf einen Abszeß hin. Das Kind begann Galle zu erbrechen. Gleichzeitig stellte sein Körper die Stuhl- und Gasproduktion vollständig ein. Trotz bester Pflege hielt das Erbrechen an; das Erbrochene wurde schwärzlich. Selbst die Behandlung mit Penicillin und anderen Antibiotika, verbunden mit Leberextrakten, konnte nicht verhindern, daß das Kind am 17. Tag nach der Operation eine rechtsseitige, eitrige Rippenfellentzündung bekam (›starke Flora aus verschiedenen Mikroben). Der Allgemeinzustand war höchst bedenklich: Transfusionen wurden unumgänglich.

Drei Tage später war das Krankheitsbild in höchstem Grade alarmierend; man entschloß sich zu einer Behandlung mit aromatischen Essenzen und Pflanzen, zum Teil oral, zum Teil rektal verabreicht. Zwei Tage darauf mußte eine neue Drainage gelegt werden: Im kleinen Becken hatte sich übelriechende Flüssigkeit gestaut.

Einige Tage später – man war zu zwei neuen Transfusionen gezwungen gewesen – verbesserte sich endlich das Bild. *Ohne weitere Rückfälle erfolgte eine normale Rekonvaleszenz bis zur vollständigen Heilung.*

Die Behandlung mit aromatischen Essenzen hatte insgesamt 1½ Monate gedauert (Dr. G. in St.-P., Allier).

1959 veröffentlichte ich in der Zeitschrift *Hôpital* einen Aufsatz über die Erfolge, die mit der Aromatherapie bei bestimmten Fällen von *Gallen- oder Harnsteinen* erzielt werden können. Hier zwei Beispiele:

Das erste bezieht sich auf eine achtunddreißigjährige Frau, die seit einigen Monaten an heftigen Schmerzen der Gallenblase litt. Sie erbrach häufig Galle und hatte den Appetit verloren: In den letzten sechs Monaten hatte sie acht Kilo abgenommen. Darüber hinaus war sie ständig verstopft, fühlte sich müde und schwach, und ihr Gesicht hatte eine ungesunde, gelbe Farbe. Auf der Röntgenaufnahme war eine beträchtliche Anzahl von Gallensteinen sichtbar.

Ich schlug eine Behandlung auf der Basis der Aromatherapie vor. Sechs Wochen nach Behandlungsbeginn gingen die Gallensteine ab: Die Ausscheidung, die kaum Schmerzen bereitete, dauerte ungefähr eine Stunde.

In den darauffolgenden zwei Monaten nahm meine Patientin fünf Kilo zu. Sie fühlte sich wieder kräftig und gesund. Die sechs Monate später erfolgte Röntgenkontrollaufnahme zeigte eine normale, gesunde Gallenblase. Während der sechs folgenden Jahre hatte die Patientin keinen Rückfall und erfreute sich bester Gesundheit.

Auch *das zweite Beispiel* stellt eine Frau, die an Gallensteinen litt, vor. Eine akute, sehr schmerzhafte Krise ließ eine Operation angezeigt erscheinen. Doch die Patientin, vierundvierzig Jahre alt, bestand darauf, vor einer Operation erst einmal die Möglichkeiten der Aromatherapie auszuschöpfen.

Einige Tage darauf schied sie fünf haselnußgroße Gallensteine aus, später dann schwärzlichen Gallenschleim, in dem sich ein sechster, zylinderförmiger Stein befand. Die zwei Tage später erfolgte klinische Untersuchung ergab Schmerzfreiheit.

Die Patientin war in der Folgezeit von neuen Krisen verschont und erfreute sich bester Gesundheit.

Trotz dieser beiden positiven Beispiele möchte ich betonen, daß bei Krankheiten dieser Art mit der Aromatherapie keine hundertprozentigen Erfolge erzielt werden können. Es kann durchaus vorkommen, daß manche Steine auf Pflanzen und Essenzen nicht reagieren. Aber, und das ist sicher für die

Betroffenen sehr positiv, die Patienten leiden in der Regel nicht mehr unter ihren Gallen- oder Nierensteinen, wenn eine Behandlung mit ätherischen Ölen durchgeführt wird. Ihr Appetit kehrt zurück, und in vielen Fällen kann sogar auf einschränkende Diäten verzichtet werden. Das Leben der Patienten wird entscheidend zum Positiven hin verändert. Auch die Blutbilder belegen, daß sich der Allgemeinzustand erheblich verbessert.

Wenn die Steine auch nicht immer ausgeschieden werden, so doch in der Regel beträchtliche Mengen an Gries oder Schleim. So erholt sich die Gallenblase, funktioniert nahezu normal und, meine medizinisch gebildeten Leser mögen verzeihen, ›arrangiert‹ sich mit den verbleibenden Steinen. Natürlich profitiert der gesamte Organismus von dieser Verbesserung.

Aber es gibt auch Fälle, bei denen natürliche Behandlungsmethoden die Lage der Kranken nicht spürbar verbessern. Dann ist eine Operation unvermeidbar, bei der die Chirurgen in der Regel auf größere Verletzungen und Entzündungen im Bereich der Gallenblase und der benachbarten Organe stoßen. Die Gallenblase war folglich gar nicht mehr in der Lage, die Steine auszustoßen, und in solchen Fällen sehen sich die Chirurgen häufig gezwungen, nicht nur die Steine, sondern die gesamte Gallenblase zu entfernen, da sie als nahezu totes Organ eher eine Gefahr für den Körper darstellt und keinen Nutzen mehr bringen kann.

*

Wir haben die Pflicht,
und folglich auch das Recht,
beim Menschen dann Versuche zu unternehmen,
wenn ihm dies das Leben retten kann.

Claude Bernard

Wenn man sich die unendliche Vielzahl
von Menschen vor Augen führt, dann wird klar,
daß jeder therapeutische Eingriff
zu einem Experiment wird.

Georges Duhamel

Die Pflanzen und ihre aromatischen Essenzen sind in der Lage, bei vielen Krankheiten oft überraschende und unvergleichliche Erfolge zu erzielen; so ist es nur vernünftig, Schwerkranken die größtmöglichen Chancen zu geben und die Aromatherapie mit anderen, vorzugsweise natürlichen und biologischen Therapien zu verbinden. Voraussetzung ist, daß die verschiedenen Therapieformen in die gleiche Richtung zielen und sich nicht gegenseitig behindern oder gar widersprechen.

Folgende natürliche Behandlungen scheinen mir für ein kombiniertes Vorgehen besonders vielversprechend zu sein: Meerwasser, Spurenelemente, Heilerde, zahlreiche Mineralien und Metalloide (nichtmetallische Grundstoffe), trinkbare oder injizierbare Vakzide (Impfstoffe), Weizenkeime, Hefen, Pollen, Zelltherapie ...

Ein besonderes Gewicht liegt dabei natürlich auf der Ernährung, denn mehrmals täglich unterstützt oder zerstört man seine Gesundheit, je nachdem, was man zu sich nimmt. »Es gibt Krankheiten, die sich nur durch die Ernährung heilen lassen«, schrieb bereits Hippokrates. In diesem Zusammenhang möchte ich noch Jean Rostand zitieren, der einmal sagte: »Jedes Menü ersetzt einen Apothekenbesuch.«

Das ganze Buch handelt von den zahlreichen und außergewöhnlichen Eigenschaften von Pflanzen und deren aromatischen Essenzen. Eine weitere, nicht zu unterschätzende Eigenschaft habe ich bisher nur am Rande gestreift: Sie unterstützen andere Therapieformen und helfen ihnen, besser ›anzuschlagen‹. Das Gewebe wird durch die Aromatherapie sozusagen ›gereinigt‹, von Schlacken und Giftstoffen befreit und ist natürlich so besser in der Lage, auf Behandlungen anzusprechen.

Diese Eigenschaft scheint mir logisch zu sein. Auf alle Fälle kann man sie nur bestätigen und bekräftigen, wenn man sich einmal die Mühe macht, das Problem durchzudenken.

Wie viele andere habe auch ich mich aus den verschiedensten Gründen auf unorthodoxe Weise mit dem Krebsproblem beschäftigt.

Es war mir vergönnt, einige spektakuläre Heilungen oder entscheidende Verbesserungen bei bestimmten Krebserkrankungen zu verfolgen. Die Kranken waren alle als hoffnungslose Fälle von denjenigen aufgegeben worden, die es für richtig halten, Behandlungsformen, die noch nicht den offiziellen

Segen unserer Epoche bekommen haben, jeden therapeutischen Nutzen abzusprechen. Ein Problem, das nicht neu ist. 1846 schrieb F. Dorvault in *L'Officine:* »Sind wir verpflichtet, Heilmittel, deren positive Wirkungen wir aus der Praxis kennen, nur deshalb zu verwerfen, weil die therapeutischen Wirkungen nicht offiziell festgehalten sind? Weil ihnen, wenn mir dieser Ausdruck erlaubt ist, der wissenschaftliche Segen fehlt? Ich glaube nicht.«*

Seit Jahrhunderten sind Eigenschaften bestimmter Pflanzen und Essenzen bekannt, die Krebs und Tumore bekämpfen können. Es war mein Wunsch, dieses alte Wissen anhand der heutigen wissenschaftlichen Kenntnisse zu überprüfen.

Die Ergebnisse waren zum Teil überraschend; sie bestätigten in vielen Fällen die Erkenntnisse aus vergangenen Zeiten.

Ein weiterer Grund, mich mit Krebs zu beschäftigen, war: In der Literatur sind einige Fälle *spontaner* Heilungen oder entscheidender Rückbildung von Tumoren erwähnt. Der Fall eines Magenkrebses z. B., bei dem nach Öffnung der Bauchdecke festgestellt wurde, daß er nicht mehr zu operieren sei. Als einige Monate später aus einem ganz anderen Grund der Patient operiert werden mußte, sah man, daß der Magenkrebs verschwunden war. Aus solchen Ereignissen, die immer wieder vorkommen, sollten wir eine Lehre ziehen: Es gibt, auch wenn das Problem ›Krebs‹ sehr komplex ist, keinen Fall, der die resignierte Feststellung ›hoffnungslos‹ rechtfertigt. Wir müssen immer eine mögliche Heilung im Auge behalten und die Behandlung danach richten.

Verfährt man auf diese Weise, erzielt man tatsächlich hin und wieder überraschende und unerklärliche Ergebnisse. In diesem Zusammenhang muß ich leider auch auf das Gegenteil hin-

---

* F. Dorvault (geb. 1815) wurde »ohne Hilfe und ohne Beziehungen, nur aufgrund seiner Arbeit, seiner Hartnäckigkeit und seiner Energie« Apotheker; seine Veröffentlichungen machten ihn schnell in Frankreich und im Ausland berühmt. Seine *›Officine‹* oder *›Répertoire général de pharmacie pratique‹* (allgemeines Repertorium der praktischen Arzneimittellehre), das erschien, als er gerade neunundzwanzig Jahre alt geworden war, gilt als Meisterwerk. 1945 erschien die achtzehnte Auflage. Der unermüdliche Arbeiter und eminente Geist gründete – als Zeuge des Niedergangs des Apothekerstandes in seiner Zeit – mit 37 Jahren die Pharmacie Centrale de France, die aus eigenen Mitteln ihren Berufsstand regenerieren sollte. Dorvault war Mitglied zahlreicher französischer und internationaler wissenschaftlicher Gremien.

weisen: Auch bei Früherkennung des Krebses, bei sofortigem Beginn der Behandlung und einem befriedigenden Allgemeinzustand des Patienten kann es vorkommen, daß der Patient die Krankheit nicht überlebt. Dies ist genauso unverständlich wie die Fälle von Todkranken, bei denen sich der Tumor zurückbildet und die sich einige Jahre nach ihrer Erkrankung bester Gesundheit erfreuen. »Wir lassen nicht zu, daß ein Arzt untätiger Zuschauer bleibt, auch wenn es sich um Fälle handelt, in denen seine Kunst scheinbar zum Scheitern verurteilt ist.« Auch dieser Satz stammt von Dorvault. *»Denn«,* fährt er fort, *»das würde nichts anderes bedeuten, als daß es in der Medizin nichts mehr zu entdecken gibt, daß jede Forschungsarbeit, alle Versuche sinnlos sind.«* Genau diese Haltung, die heute ebenso verbreitet ist wie in vergangenen Zeiten, treibt die Kranken in die Hände von Wunderheilern und Magnetisopathen, in die Hände von denjenigen, die zu allen Zeiten und in allen Ländern versucht haben und heute versuchen, in die Lücken vorzustoßen, die die Medizin nicht ausfüllen kann. Erstaunlicherweise haben diese Leute in bestimmten Fällen sogar Erfolg.

Doch Tatsachen bleiben immer Tatsachen. In der Absicht, berechtigte Hoffnungen zu erwecken, möchte ich die Krankengeschichten von einigen Fällen erzählen, die als hoffnungslos aufgegeben waren und sich einige Zeit später bester Gesundheit erfreuten.

Bei den vier folgenden Fällen bildete die *Phyto- und Aromatherapie immer die Basis der Behandlung.*

Die *erste Krankengeschichte* betrifft ein neunzehnjähriges Mädchen, das zu Beginn des Jahres 1958 *am linken Arm eine bösartige Geschwulst aufwies.* Der Chirurg, ein Freund der Familie, operierte den Tumor, der die Größe einer Orange hatte. »Ich mußte«, schrieb er, die Nerven und Arterien herausschälen, die die betroffene Stelle durchliefen; es war unvermeidbar, daß krebsbefallenes Gewebe an ihnen hängenblieb. So steht zu befürchten, daß sich der Krebs zum Schulterblatt und zum Unterarm hin ausbreiten wird.«

Die Aussichten waren schlecht, zumal zur damaligen Zeit. Natürlich wurden Bestrahlungen mit der Kobaltbombe angeordnet und alles getan, was man damals tun konnte, doch im Grunde waren die behandelnden Ärzte überzeugt, daß das Mädchen nur noch einige Monate zu leben hatte.

Zwei Monate nach der Operation kam das Mädchen zum ersten Mal in meine Praxis. Die Operationswunde war gut verheilt, und es waren keine Anzeichen für Metastasen zu erkennen. Der Allgemeinzustand allerdings war denkbar schlecht; das Mädchen hatte stark abgenommen und konnte seine linke Hand kaum bewegen. Die zwei äußeren Finger waren fast völlig steif und wie eine Klaue gebogen. Außerdem war die Funktionsfähigkeit des Ellbogens stark eingeschränkt.

Meine Behandlung basierte auf aromatischen Essenzen, Phosphorsäue und Magnesium. Gleichzeitig verschrieb ich Darmantibiotika auf natürlicher Basis, die bei den meisten chronischen Erkrankungen unerläßlich sind, sowie verschiedene andere Produkte, die bei Krebs empfohlen werden und in Form von Spritzen verabreicht wurden.

Aufgrund der Schwere des Falles entschloß ich mich, obwohl ich kein Homöopath bin, zusätzlich das Milieu mit Vaccinum toxinum, Kupfer, Thuja, Linolsäure und Kaliumkarbonat zu beinflussen.

Selbstverständlich bestand ich auf einer *gesunden Ernährung* mit giftfreien Nahrungsmitteln (rohem Gemüse), Sonnenblumenöl, Sauerteigbrot, naturbelassenem Wein usw.

Im September 1958, vier Monate nach Behandlungsbeginn, hatte die Patientin wieder Appetit, und ihr Allgemeinzustand war ausgezeichnet. Sie hatte 3 kg zugenommen und fühlte sich vital. Ellbogen, Hand und Finger ließen sich wieder problemlos bewegen.

Die Behandlung mit aromatischen Essenzen wurde *ohne Unterbrechung* fortgesetzt und 15 Sitzungen mit *elektrischer Negativation** angeordnet, die später wiederholt wurden.

In der zweiten Behandlungsphase wurden neben aromatischen Essenzen, die weiterhin die Basis bildeten, Spurenelemente, verschiedene Mineralien, Magnesium und einige Frischzelleninjektionen verordnet.

---

* Diese Behandlungsmethode verdanken wir den Arbeiten von Charles Laville. Ihr Ziel ist es, dem Organismus die normale negative elektrische Ladung wiederzugeben, die er verloren hat. Auf diese Weise versucht man, die überstarke positive elektrische Aufladung, die bei bestimmten Krankheiten, vor allem bei Krebs, auftritt, zu neutralisieren. (Siehe auch mein Buch: *Docteur Nature* [Doktor Natur], Verlag Maloine, Paris 1980.) Das zu diesem Zweck notwendige Gerät wird von der Firma Marion, 175 rue Lecourbe, 75015 Paris, hergestellt.

Im Februar 1959, also zehn Monate nach Behandlungsbeginn, erlitt die Patientin einen spontanen, linksseitigen Pneumothorax (Ansammlung von Luft in einem Brustfellspaltraum) mit einem Erguß in die Pleurahöhle. Die Blutanalysen waren schlecht, vor allem die Blutsenkungsgeschwindigkeit. Bei der Punktion trat ½ l verdächtige Flüssigkeit aus, doch die Laboruntersuchung ergab, daß sie steril war.

Der Patientin wurden weiter aromatische Essenzen, natürliche Vitamine und konzentriertes Calciumchlorid als Getränk verabreicht.

Aufgrund des schlechten Allgemeinzustandes und der Bitten der Familie wurde eine bereits angesetzte Operation wieder zurückgestellt; ich hätte die Notwendigkeit einer Operation auch nicht so ohne weiteres begründen können.

Drei Monate später war der Allgemeinzustand der Patientin wieder hervorragend; alle Kontrollanalysen brachten normale Ergebnisse. Röntgenologisch war der Erguß nicht mehr feststellbar. Die Lungenteile, die zusammengefallen waren, nahmen wieder ihren vollen Platz ein.

September 1975: Die Patientin erfreut sich bester Gesundheit. Die jährlich durchgeführten Analysen sind regelmäßig zufriedenstellend. Vor *achtzehn Jahren war sie operiert worden,* und damals hatte man ihr nur einige Monate zum Überleben eingeräumt.

Die zweite Krankengeschichte betrifft einen jungen, zweiundzwanzigjährigen Mann, der an einer bösartigen Geschwulst an der Außenseite des rechten Fußes litt, die im November 1957 entdeckt wurde. Zwei durchgeführte Biopsien* wiesen fibroblastischen Krebs nach**. Ein Kollege riet im Mai 1958 zur Amputation des Beines unterhalb der Hüfte.

Am Tag, an dem die Operation stattfinden sollte, war der Gesundheitszustand des Patienten schlecht. Bei 1,83 m Größe wog er nur noch 57 kg; sein Gesicht war wachsbleich. Die Narben, die von den Biopsien stammten, hatten sich geöffnet und wucherten. Sie waren sehr druckschmerzempfindlich, der Kranke konnte nur hinkend gehen.

---

* Entnahme von Organ- oder Gewebematerial beim Lebenden zum Zweck mikroskopischer Untersuchungen.

** Fibroblasten: Zellen im Bindegewebe, die die Vorstufe von Fibrozyten darstellen.

Ich verschrieb Aromatherapie oral, dazu Phosphorsäure, Magnesium und Leberextrakte. Als Ergänzung 15 Sitzungen mit *elektrischer Negativation* und natürliche Ernährung.

Drei Monate später war der Allgemeinzustand erheblich besser; lokal hatte sich nichts geändert.

Die Behandlung auf der Basis von aromatischen Essenzen wurde fortgesetzt und durch Spurenelemente ergänzt. 30 Sitzungen mit elektrischer Negativation wurden angeordnet.

Die Ergebnisse der laufend durchgeführten Analysen wurden von mir in anderen Publikationen veröffentlicht.

Im Rahmen dieses Buches reicht wohl die Information, daß ab 1961 auf weitere Behandlung des Kranken verzichtet werden konnte; die Werte der Analysen blieben normal, und der Patient hatte 19 kg zugenommen. Heute leitet er eine bedeutende Handelsgesellschaft. Die Behandlung umfaßte neben Citral, das intramuskulär gespritzt wurde, Trypanosa, zeitweilig verschriebene Spurenelemente und Frischzellen. Natürlich bildeten aromatische Essenzen und Pflanzen die Basis.

Im Dezember 1983, sechsundzwanzig Jahre nach der Entdekkung der Geschwulst, erfreut sich der Patient bester Gesundheit.

Die dritte Krankengeschichte betrifft einen einundfünfzigjährigen Mann, der im Juli 1959 aufgrund eines *Mastdarmkrebses* in meine Praxis kam. Die ersten Anzeichen hatte er im April 1959 verspürt. Er litt an Mastdarmblutungen und heftigen Bauchschmerzen. Mindestens zwölfmal täglich mußte er seinen Darm entleeren.

Eine Spülung mit Barium-Oxyd ergab im mittleren Teil des Mastdarms ein ›Hindernis‹ und eine 5 cm lange Verengung. Die Blutanalysen bestätigten eine Veränderung der Eiweiß-, besonders der Globulinstrukturen.

Die Basis der Behandlung bestand wiederum aus Pflanzen und aromatischen Essenzen, ergänzt durch Magnesium, Phosphorsäure, Mittel zur Wiederherstellung einer ausgeglichenen Darmflora und aromatischen Spülungen, dazu Spurenelemente und elektrische Negativation. Von einigen geringen Varianten abgesehen, wurde diese Behandlung achtzehn Monate lang fortgesetzt, das heißt, bis Dezember 1960.

Die drei Röntgenbilder, die während dieser Zeit angefertigt wurden, zeigten keine Veränderungen; im Juli 1960 hatte sich eine hartnäckige Verstopfung eingestellt, die teilweise von blutigem Stuhl begleitet war. Im Dezember 1960 drohte ein Darmverschluß; eine Operation wurde unvermeidlich. Der Chirurg sah sich gezwungen, einen künstlichen Anus im linken Unterbauch anzulegen.

Die Gewebeuntersuchung erbrachte, daß es sich um einen gutartigen Tumor des Darmgewebes handelte, der in den Mastdarm eingedrungen war und sich dort ausgebreitet hatte; das Zellgewebe an den beiden äußeren Enden des entnommenen Darmes war *frei von Krebszellen* und die Nervenknoten *frei von Metastasen.*

Die Operation war lebensnotwendig gewesen; darüber hinaus erbrachte sie den erfreulichen Beweis, daß das Krebsgeschwür sich nicht ausgebreitet hatte.

In November 1967, also acht Jahre nach den ersten Krankheitserscheinungen, erfreute sich der Patient einer ausgezeichneten Gesundheit. Er arbeitet körperlich schwer, und manche seiner dreißigjährigen Kollegen haben Mühe, da mitzuhalten. Die regelmäßig durchgeführten Analysen blieben normal.

Doch genau diese Krankengeschichte beweist wieder einmal, daß wir über den Krebs nicht sehr viel wissen: Im Dezember 1968 werden Metastasen in der Leber entdeckt. Im Dezember 1970 stirbt der Kranke.

Diesen Krankengeschichten, die bereits in verschiedenen medizinischen Publikationen und in den vorausgegangenen Auflagen dieses Buches veröffentlicht wurden, möchte ich noch zwei weitere hinzufügen. Viele Kollegen haben mir vorgeworfen, zu lange damit gewartet zu haben.

Die Krankengeschichte von Frau G.V.:
Die Patientin ist 1957 66 Jahre alt. Vor ein oder zwei Jahren hatte sie bereits eine Verdickung in der linken Brust festgestellt, bevor sie zu mir in die Praxis kam. Der Tumor hat die Größe eines kleinen Hühnereis. Ich kann weder oberflächliche noch tiefersitzende Verwachsungen feststellen. Der Allgemeinzustand ist ausgezeichnet.

Die Blutbilder allerdings sind sehr schlecht. Ich frage mich, ob ich ohne Operation überhaupt irgendwelche Besserungen erzielen kann, doch in solchen Fällen zögere ich in der Regel, bevor ich einer Brustoperation das Wort rede. Die Patientin widersetzt sich auch heftig einer möglichen Operation.

Wir sind uns einig. Die Behandlung umfaßt die phyto- und aromatherapeutischen Möglichkeiten, dazu Schachtelhalm (aufgrund des Silizium-Gehaltes), Karzodelan, Spurenelemente und *elektrische Negativation.*

Die Behandlung zieht sich über ein Jahr hin, mit verschiedenen kleinen Änderungen im Behandlungsplan.

Die Laborbefunde normalisieren sich. Zusammenfassend sei hier gesagt, daß die Laborergebnisse und der Allgemeinzustand hervorragend waren, während der Tumor sich laufend vergrößerte und sich zu einem regelrechten Geschwür entwickelte. 1962 plädiere ich für eine ›einfache‹ Brustoperation ohne die Verstümmelungen nach der Halstedt-Methode. Die Kranke widersetzt sich.

Die bisherige Behandlungsform wird fortgesetzt; zusätzlich verordne ich Verbände, die die Wundheilung fördern und den Verfall aufhalten sollen.

Zehn Jahre sind verstrichen. Der Allgemeinzustand ist ausgezeichnet und die Laborbefunde normal.

Eines Nachts beginnt der Tumor heftig zu bluten; die Patientin wird sofort ins Krankenhaus eingeliefert. Der Chirurg informiert mich. Am nächsten Tag fahre ich in das 400 km entfernte Krankenhaus.

Mit meinem Einverständnis wird eine einfache Entfernung der Brust vorgenommen ohne anschließende Röntgen- oder Kobaltbestrahlung.

Anschließend setzen wir die Behandlung auf der Basis der Phyto- und Aromatherapie fort, mit zusätzlichen Magnesiumgaben, Katalysen und *elektrischer Negativation.*

Dezember 1972, *siebzehn Jahre nach der Entdeckung des Tumors.* Madame V. geht es sehr gut: Die Laborergebnisse sind normal und ihr allgemeines Befinden zufriedenstellend. Die Zweiundachtzigjährige führt ein normales Leben.

Im August 1974 tauchen erstmals Metastasen im Brustkorbbereich auf. Der Allgemeinzustand der Patientin verschlechtert sich zusehends. Zwei Monate später stirbt die Vierundachtzigjährige, *18½ Jahre,* nachdem der Tumor entdeckt worden war.

Ich möchte folgendes festhalten:

Die von mir entwickelte Behandlungsmethode zeitigt nicht immer so herausragende Ergebnisse – das wäre zu schön. Die

Tatsache, daß Kranke auch bei bester Pflege sterben, kann von niemandem bestritten werden. Und bei Krebserkrankungen muß der behandelnde Arzt mit allem rechnen.

Doch was soll man zu der Ansicht eines der großen ›Medizinmänner‹ sagen, der mir 1965 in einem Ton erklärte, der keinen Widerspruch zuließ, ein Patient sei eben sehr schlecht behandelt worden und man könne nichts mehr für ihn tun? Die von ihm in diesem Fall halbherzig angeordnete Behandlung hatte bei dem Patienten Venenentzündungen hervorgerufen. Die Behandlung mußte also unbedingt abgeändert werden. Erfreulicherweise waren andere Ärzte bereit, dies zu tun und meine Ratschläge dabei zu befolgen.

Geniale Behandlung von unserer Seite? Jedermann sollte sich hüten, dies zu glauben; vielleicht aber doch Beispiele dafür, was man tun kann, wenn man wirklich alles, auch das Unmögliche, versucht.

Die *zweite Krankengeschichte* betrifft Monsieur F. *Es ist zwölf Jahre her,* daß der Patient zum erstenmal zu mir kam. Professor N. von einem großen Pariser Krankenhaus hatte ihn wegen Krebs an der rechten Niere operieren wollen.

Nach Öffnen der Bauchhöhle hatte er den Patienten wieder zugenäht, *ohne irgend etwas anzutasten.* Eine niederschmetternde Diagnose.

Ich schlage bei ihm die gleiche Behandlung vor, wie in den hier vorangegangenen Fällen.

1974 geht es dem Patienten relativ gut. Er übernimmt eine wichtige Stellung.

Die Lehre, die wir daraus ziehen sollten und die von immer mehr Ärzten gezogen wird, ist einfach: Bevor wir einen Patienten ›zum Tod verurteilen‹, *gibt es immer noch etwas zu unternehmen.*

Zum zweiten: Die Patienten, die sich erholten, besaßen Widerstandskräfte, die mobilisierbar waren. Professor Hartmann schrieb zu Recht: »Wir können den Kranken nur helfen, sich selbst zu verteidigen.«

Um den Umfang dieses Buches nicht allzu zu erweitern, werde ich mich ab jetzt auf zwei Krankengeschichten pro Themenkreis beschränken.

Erste Krankengeschichte: Herr D., 31 Jahre alt.

Beidseitige Lungentuberkulose, die bis auf das Jahr 1948 zurückgeht. Viele Rückschläge. Im März 1959 wird eine Rippenresektion (operative Entfernung von Rippen) ins Auge gefaßt. Behandlung durch Aromatherapie (auch des Umfeldes). Innerhalb von wenigen Monaten ausgezeichnete Ergebnisse. Zwölf Jahre später der gleiche Zustand (September 1970).

Vorgeschichte:
1949 ist der Patient 19 Jahre alt und erbricht zum erstenmal Blut; in der linken Lungenspitze wird eine Kaverne entdeckt. Pneumothorax; in der Folge lösen sich Verwachsungsstränge. Zweijähriger Sanatoriumsaufenthalt.

1951 Wiederaufnahme der Arbeit; Pneumothorax bis 1954 existent.

1956 und 1957: jeweils an Gelbsucht erkrankt mit Gesamtgewichtsverlust von 12 kg.

August 1957: Bildung einer Kaverne in der rechten Lungenspitze.

Der Patient wird in verschiedenen Häusern sechs Monate lang mit Para-Aminosalicylsäure, Streptomycin und Rimifon behandelt. Während dieser Zeit tritt ein Pneumoperitoneum* auf.

Im März 1958 wird eine *Rippenresektion vorgeschlagen, die der Patient jedoch ablehnt.*

Der Allgemeinzustand ist schlecht: Der Patient wiegt bei einer Körpergröße von 1,83 m 68 kg. Häufige Leber- und Verdauungsbeschwerden mit Übelkeit, wiederholtem Erbrechen und Störungen bei der Nahrungsverwertung.

Neue Behandlungsformen: Aromatherapie, Phosphorsäure, tägliche aromatische Waschungen, Verdampfen von ätherischen Ölen. Dazu Desinfizierung des Magen-Darm-Traktes mit natürlichen Mitteln, Spurenelemente ...

Es versteht sich von selbst, daß eine gesunde und natürliche Ernährung in solchen Fällen Voraussetzung zur Heilung ist.

Die Behandlung wird sechs Monate lang fortgesetzt.

---

* Luftansammlung in der Bauchhöhle.

Resultate am 20. September 1958: Gewichtszunahme von 7 kg; das Blutbild ist normal geworden (Anzahl und Art der weißen und roten Blutkörperchen und besonders die Blutsenkungsgeschwindigkeit).

Keine Temperatur; der Appetit, die Verdauung und die Darmpassage der Nahrung sind ausgezeichnet.

Der Patient hat seine Arbeit als Publizist seit zwei Monaten wiederaufgenommen.

Im Dezember 1958, neun Monate nach Behandlungsbeginn, ist der Allgemeinzustand ausgezeichnet, und der Patient sprüht vor Vitalität. Inzwischen wiegt er 88 kg (Gesamtgewichtszunahme innerhalb von neun Monaten: 20 kg).

Im Juni 1959 erklärt der Patient, »sich schon morgens beim Aufstehen ausgezeichnet zu fühlen«, und das bereits seit mehreren Monaten.

Wir überspringen 15 Monate. Der Allgemeinzustand – Vitalität, Appetit, Schlaf – ist weiterhin mehr als zufriedenstellend. Das Gewicht hat sich auf 87 kg eingependelt. Eine Einschränkung: Der Patient klagt über Magenschmerzen. Die Röntgenaufnahmen sind nicht klar; vielleicht liegt ein Geschwür hinter dem ersten kurzen Abschnitt des Zwölffingerdarms.

Übliche Geschwürsbehandlung, verbunden mit einer Leberdrainage.

Im September 1970, also zwölf Jahre nach Behandlungsbeginn, ist der Allgemeinzustand nach wie vor ausgezeichnet.

Neben der Aromatherapie, die in unregelmäßigen Abständen durchgeführt wurde, bekam der Patient Spurenelemente, Heilerde, Mineralien auf Pflanzenbasis und Frischzellen.

Zweite Krankengeschichte: Herr P., 46 Jahre alt

Lungentuberkulose, ins Jahr 1941 zurückreichend, 1943 als 100% arbeitsunfähig pensioniert. Zahlreiche Sanatoriumsaufenthalte. 1953 werden fünf Rippen entfernt.

Erster Kontakt mit dem Patienten im März 1959: schlechter Allgemeinzustand (62 kg Gewicht bei 1,76 m Körpergröße), physische und intellektuelle Erschöpfung, Appetitlosigkeit, schweres Leberleiden, das den Patienten seit Jahren zu einer drakonischen Diät zwingt, Niedergeschlagenheit, Angstzustände, ständige Kopfschmerzen.

Behandlungsbeginn mit Phyto- und Aromatherapie, Phosphor, Vitamin D_2, Spurenelementen.

Innerhalb eines Monats nimmt Herr P. 5 kg zu. Vom ersten Behandlungstag an waren die Kopfschmerzen verschwunden. Der Patient wird wieder aktiv. Eine relativ reichhaltige ›Versuchsmahlzeit‹ mit viel Butter, Schokolade und Alkohol wird ohne Verdauungsprobleme überstanden.

Im Juni 1959 sind die Laborbefunde normal geworden.

Im September 1959 kann man den Allgemeinzustand nur als ausgezeichnet betrachten. Der Patient klagt über keine Beschwerden mehr. Auch das psychische Befinden ist gut. Herr P. muß keine Diät mehr einhalten. Das Gewicht beträgt 68,5 kg (Gesamtzunahme innerhalb von sechs Monaten: 6,5 kg).

Die Behandlung wird unverändert fortgesetzt.

Im Juli 1960 sind die Resultate weiterhin ausgezeichnet. Ein Zwischenfall beweist, daß der Patient sich wieder völlig gesund fühlt: Als er von einem Metzger gehänselt wird, stürzt er sich auf ihn und schlägt auf ihn ein. Der Metzger muß mit einem Jochbeinbruch und aufgeplatzter Oberlippe in ein Krankenhaus eingeliefert werden.

Zusätzlicher Beweis: Herr P., Vater eines dreiundzwanzigjährigen Sohnes, teilt mir mit, daß seine Frau wieder schwanger geworden ist.

Im Mai 1965 sind die Resultate immer noch unverändert positiv. Herr P. ist inzwischen Vater einer prachtvollen Tochter geworden.

Altersbeschwerden

Erste Krankengeschichte: Herr L., 68 Jahre alt.

Altersfettsucht: 85 kg Gewicht bei 1,67 m Größe. Seit fünf Jahren psychisch und physisch völlig erschöpft. Der Kranke kann nicht die geringste Tätigkeit ausüben und verbringt seine Tage weinend in einem Sessel. Ausgeprägte Arthrose; entzündete Vorsteherdrüse; überhöhter Blutzuckergehalt (150 mg%); ausgeprägter Bluthochdruck.

Im Januar 1960 Aufnahme der Phyto- und Aromatherapie (Ziel: Körperentgiftung, Senkung des Blutzuckers, Stabilisierung des Kreislaufs), kombiniert mit Meerwasser, Phosphor, Magnesium und einer gesunden Ernährung.

Zwei Monate später ist Herr L. völlig verändert. Ohne zu ermüden läuft er 5 km zu Fuß, trägt Lasten, hilft seiner Frau im Geschäft.

Die Prostata-Entzündung geht zurück (die Inkontinenzen sind verschwunden, das heißt, der spontane Abgang von Prostata-Sekret stellte sich ein). Er ist wieder fröhlich geworden und hat 5 kg Gewicht verloren.

Die Ergebnisse der Laboruntersuchungen vier Monate nach Behandlungsbeginn:
Blutzucker: 120 mg % anstatt 158 mg % (gemessener Höchstswert)
Cholesterin: 202 mg % anstatt 230 mg %
Calciumgehalt: 91 mg statt 66 mg
Phosphorgehalt: unverändert 44 mg (normal)
der Blutdruck hat sich weitgehend normalisiert

Die Behandlung wird acht Monate lang unverändert fortgesetzt.

Februar 1962: der Allgemeinzustand ist ausgezeichnet.

Der Patient wird alle drei Monate untersucht; im Februar 1963 sind die Ergebnisse unverändert gut.

Zweite Krankengeschichte: Herr S., 65 Jahre alt.

Fettsucht im Alter: bei 1,72 m wiegt der Patient 95 kg. Seit einem Jahr, nach einem seelischen Schockerlebnis, ausgeprägter physischer und psychischer Erschöpfungszustand, der sich in Nervenschwäche, Beklemmungszuständen, Schlaflosigkeit, Verlust des Erinnerungsvermögens und Reizbarkeit äußert. Der Industrielle sieht sich nicht in der Lage, weiterhin sein bedeutendes Londoner Unternehmen zu leiten und denkt bereits an Verkauf.

Seit zehn Jahren leidet der Patient auch an Gichtanfällen, deutlich ausgeprägter Arthrose und Gliederkrämpfen.

Die Laboruntersuchungen ergeben einen überhöhten Blutzucker- und Cholesteringehalt (270 mg%), erhöhte Viskosität (innere ›Reibung‹) des Blutes, verbunden mit einem niedrigen Blutdruck und einer überhöhten Anzahl der Blutkörperchen

Alpha 2 (Hämogliase*). Außerdem arbeitet die Leber nicht in ausreichendem Maße. Das Elektrokardiogramm ist normal.

Im Februar 1959 wird die Phyto- und Aromatherapie aufgenommen (Ziel: Entgiftung des Körpers, Bekämpfung der Gicht und Herstellung eines allgemeinen inneren Gleichgewichtes) und durch Phosphor und Spurenelemente ergänzt.

Im April 1959 hat sich der Allgemeinzustand erheblich verbessert.

Ich beschließe, zur *Zelltherapie* zu greifen, die bei einem dermaßen gestörten Milieu die besten Erfolgsaussichten hat: Plazenta, Leber, Milz, Herz, Hypothalamus (Teil des Zwischenhirns), Hoden (am 4. April 1959).

Nach einer starken Gichtreaktion in beiden Knien, die mit Phytotherapie und Heilerdeumschlägen behandelt wird, verläuft die Genesung erwartungsgemäß gut.

Im Juni 1959 ist der Allgemeinzustand bereits ausgezeichnet. Der Industrielle hat seine außergewöhnliche Arbeitskraft, die ihn sein Leben lang ausgezeichnet hatte, wiedergefunden.

Mit Pausen wird die Phyto- und Aromatherapie fortgesetzt. Im April 1961 ist der Zustand unverändert gut. In den zwei vergangenen Jahren hatte der Patient nur drei unbedeutende Gichtanfälle im großen Zeh erlitten.

Juni 1962: Kontrolluntersuchung mit den gleichen positiven Resultaten.

Juni 1963: dto.

Im Jahr 1965 kommt der Patient bei einem Unfall ums Leben.

Andere Fälle

Erste Krankengeschichte: *Arteriosklerose, Hämogliase*

Es handelt sich um einen vierundsechzigjährigen Mann, der im April 1962 mit ausgeprägten Seh-, Sprach- und Gedächtnisstörungen in meine Praxis kam. Der Patient ist übergewichtig

---

* Der Ausdruck stammt von Dr. de Larebeyrette, der damit ein von ihm entdecktes und beschriebenes Symptom benennt. Die Krankheit hat Ähnlichkeit mit dem Leiden, das früher als ›dickes Blut‹ benannt wurde: Die Hämogliase wird durch Störungen der Blutzusammensetzung charakterisiert, verbunden mit einem mehr oder weniger ausgeprägten allgemeinen Schwächezustand, Geschwürbildungen, Gedächtnisschwierigkeiten und in der Regel zu niedrigem Blutdruck.

(80 kg bei 1,70 m) und klagt seit einigen Monaten über andauernde Erschöpfungszustände.

Die Analysen ergeben eine zu hohe Blutviskosität, die Fähigkeit, Cholesterin abzubauen, ist negativ, die Anzahl der Globuline deutlich überhöht – all diese Anzeichen lassen auf eine Hämogliase schließen.

Der Kranke wird mit Phyto- und Aromatherapie behandelt, mit Meerwasser, Leberextrakten, den Oligokrinen aus der Schilddrüse und Jod.

Fünf Monate später ist der Cholesteringehalt von 230 mg% auf 220 mg% gesunken. Die Prozentzahl der Globuline ist von 20 auf 13 gesunken. Physisch und psychisch hat sich der Patient gut erholt.

Im November 1965 ist der Allgemeinzustand ausgezeichnet.

Zweite Krankengeschichte: *Folgen einer halbseitigen Lähmung*

Frau B., 68 Jahre alt, die im Juni 1959 eine linksseitige Lähmung erlitt, wird mir im September 1960 anvertraut. Der linke Arm ist immer noch leicht gelähmt, ihr geistiger Zustand beklagenswert: Sie findet keine Worte und kann sich an nichts erinnern; jede geistige Betätigung ist ausgeschlossen. Ein kürzlich durchgeführtes Elektroenzephalogramm (Aufzeichnung der Gehirnströme) zeigt ›Spuren einer allgemeinen Beeinträchtigung der Gehirnzellen, Typ Arteriosklerose‹.

Die augenärztliche Untersuchung ergibt ›Sklerose der kleinen Adern‹. Die Kranke wird mit Phyto- und Aromatherapie, Phosphorsäure, Magnesium, Spurenelementen, Quinton-Plasma und Frischzellen behandelt.

Vier Monate später sind die Lähmungserscheinungen im linken Arm verschwunden; die Kranke beginnt wieder zu lesen, ihr Allgemeinzustand verbessert sich zusehends.

Regelmäßige Kontrolluntersuchungen finden monatlich bis zweimonatlich statt; die eingeschlagene Behandlung wird fortgesetzt.

Die Patientin gewinnt einen Großteil ihrer geistigen und körperlichen Fähigkeiten wieder; seit zwei Jahren (wir befinden uns im Mai 1963) fährt sie zum großen Erstaunen ihrer Familie wieder regelmäßig allein mit dem Zug in das Elsaß, um sich dort um ihre Geschäfte zu kümmern.

Das Kontrollelektroenzephalogramm bestätigt den allgemeinen Eindruck: der Befund ist altersgemäß normal. Weder vorübergehende noch dauerhafte Schädigungen sind feststellbar. Der Behandlungserfolg ist eindeutig dokumentiert.

Juli 1965: die Resultate der Behandlung werden wiederum bestätigt.

Dritte Krankengeschichte: *Übergewicht bei einem Heranwachsenden*

Der sechzehnjährige B. wiegt bei 1,62 m Körpergröße 85 kg. Sein Grundumsatz ist geringfügig verringert (−6%).

Verschiedene bereits durchgeführte Behandlungen sind fehlgeschlagen, und der junge Mann und seine Familie sind verzweifelt.

Im Juli 1961 beginnen wir mit der Phyto- und Aromatherapie, verbunden mit dem Schilddrüsenextrakt J. Roy (insgesamt 3 Packungen mit je 20 Ampullen) und Meerwasser. Natürlich sind Brot, Nudeln, Backwaren und Wurst verboten.

Im September 1961: zusätzliche Zelltherapie.

Drei Monate später beträgt der Gewichtsverlust 17 kg. Der junge B. wiegt jetzt 68 kg.

Ohne weitere Behandlung und ohne Beibehaltung einer Diät wiegt der Fünfundzwanzigjährige bei einer Kontrolluntersuchung im September 1970 74 kg (bei inzwischen 1,73 m). Er ist völlig gesund, kräftig und sportlich.

Vierte Krankengeschichte: *Knochenentzündung*

Herr B., 48 Jahre alt, leidet 1956 an einer kleinen Wunde an der Außenseite des linken großen Zehs; der eingewachsene Nagel wird entfernt; eine Fistel entsteht.

Die darauffolgende Knochenentzündung wird ausgekratzt; eine zweite Fistel entsteht.

Im Mai 1958 wird das erste Zehenglied amputiert; die Fistel bleibt bestehen.

Im Februar 1959 Amputation des zweiten Zehengliedes; die Wunde eitert und schließt sich nicht.

Professor S. schlägt eine operative Entfernung des Lenden-Sympathikus vor.*

Im September 1959 sucht mich der Patient auf.

Befund: Eiternde Wunde am Operationsstumpf der linken großen Zehe; die Röntgenbilder zeigen eine leichte Veränderung des vorderen inneren Knorpels des Mittelfußes.

Urin, Blutzucker, Cholesterinspiegel, Blutsenkungsgeschwindigkeit, Prothrombin-Gehalt, Heparintoleranz, Keto- und Hydroxysteroide und Elektrokardiogramm sind normal.

Blut- und Harneiweiß dagegen sind auffallend.

Innerlich wird eine Phyto- und Aromatherapie begonnen, verbunden mit Spurenelementen und Magnesium; äußerlich verschreibe ich Kompressen mit reiner, natürlicher Lavendel-Essenz.

Im Januar 1960, fünf Monate nach Beginn der Behandlung, die unverändert beibehalten wurde, *ist die Wunde vollständig verheilt.* Einen Monat zuvor hatte der Patient zum erstenmal wieder Schuhe anziehen können. Inzwischen tanzt er wieder und fährt Ski.

Im Mai 1961 werden die Resultate bestätigt; seit knapp einem Jahr war auf jede Behandlung verzichtet worden.

November 1965: Resultate unverändert.

Juni 1970: Resultate unverändert, ohne daß in der Zwischenzeit eine Behandlung unternommen worden wäre.

Fünfte Krankengeschichte: *Diabetes*

Ein dreiundsiebzigjähriger Mann, der bis dahin völlig gesund gewesen war, erkrankte im Jahre 1959 an Diabetes (Blutzuckergehalt 198 mg%).

Ich stelle Bluthochdruck fest. Die Röntgenaufnahmen zeigen eine ausgeprägte Arthrose der Wirbelsäule, verbunden mit verschobenen Rückenwirbeln und eingeklemmten Bandscheiben.

---

* In diesem Fall wollte man einen Teil des Sympathikus-Nervengeflechts vor und entlang der Lendenwirbel entfernen.

Da der Sympathikus die Gefäße zusammenzieht, wollte man durch seine operative Entfernung erreichen, daß sich diese erweitern und so eine bessere Durchblutung ermöglichen.

Der Patient klagt über physische und sexuelle Schwäche.

Erbliche Vorbelastung: Vater und Mutter waren an Lungentuberkulose gestorben.

Im Februar 1960 beginnen wir mit Phyto- und Aromatherapie, verbunden mit Phosphorgaben und einer entsprechenden Diät.

Zwei Monate später ist der Blutzucker auf 111 mg% gefallen und der Blutdruck normal.

Die Behandlung wird fortgesetzt und durch die Spurenelemente Zink, Nickel und Kobalt ergänzt.

Entwicklung des Blutzuckergehaltes:

Juni 141 mg%, Juli 122 mg%, September 130 mg%, November 124 mg%, Januar 1961 109 mg%.

Seit einigen Monaten hat der Patient eine erstaunliche Vitalität zurückgewonnen und ist auch sexuell wieder aktiv, woran ihm sehr viel liegt. Der Blutdruck ist normal.

Juni 1963: Blutzucker bei 1,12 g; der Patient erfreut sich bester Gesundheit.

Dezember 1962: Mit 86 Jahren zieht sich Herr B. von den Geschäften zurück, kann aber weiter sein Amt als Bürgermeister seines Dorfes ausüben.

Sechste Krankheitsgeschichte: *Depression*

Frau P. fällt im März 1958, nachdem ihr Enkel als Soldat nach Algerien geschickt wurde, in eine tiefe Depression. Innerhalb von wenigen Wochen ist die Frau, die bis dahin fröhlich und aufgeschlossen gewesen war, nur noch der Schatten ihrer selbst. Sie erinnert sich an nichts mehr und verliert bald darauf, um es einmal volkstümlich auszudrücken, den Verstand: im Glauben, das Haus zu verlassen, schließt sie sich in einen Wandschrank ein und bleibt dort; wenn sie den Tisch abdeckt, trägt sie das schmutzige Geschirr ins Badezimmer usw.

Ihr Schwiegersohn kümmert sich rührend um sie.

Ich behandle sie mit Phyto- und Aromatherapie, Phosphor und Spurenelementen, und lasse sie nach Paris kommen, um eine Frischzellenkur aus der Plazenta, der Leber, der Milz, dem vorderen Zwischenhirn und der Hirnanhangsdrüse durchzuführen.

Zwei Monate später ist Frau B. um zehn Jahre jünger geworden und hat vollständig ihre geistigen und körperlichen Fähigkeiten wiedererlangt.

Zweieinhalb Jahre ist ihr Zustand unverändert gut, bis sie im Dezember 1960, als sie zu Fuß nach Hause geht, in einen Graben mit eisigem Wasser fällt. Ein Bauer, der ihre Schreie hört, zieht sie aus dem Wasser und bringt sie nach Hause. Der psychische Schock durch die Angst vor dem Ertrinken hat schlimme Folgen.

Am gleichen Abend stellen sich die alten Krankheitssymptome wieder ein.

Ich bitte die Frau für eine zweite Frischzellentherapie nach Paris zu kommen. Die Behandlung wird durch Pflanzen und Essenzen vervollständigt.

Eineinhalb Monate später ist sie völlig geheilt, 1970, also zehn Jahre nach der Frischzellenkur, geht es der Frau trotz ihrer 83 Jahre bestens. Ab und zu trinkt sie einen Heiltee, den ich ihr verschrieben habe, und greift auch aus eigener Initiative zu den Pflanzen, denn sie gehört zu den Bäuerinnen, die Pflanzen und deren Heilwirkungen noch kennen.

Siebte Krankengeschichte: *Bleichsucht*

Die Bleichsucht ist eine Krankheit, die zu den Anämien zählt (Blutarmut). Seit einiger Zeit schon ist die Krankheit stark im Rückschritt begriffen.

1962 hatte ich die Gelegenheit, einen der seltenen Fälle zu behandeln. Es handelte sich um ein bleiches, mageres und ständig erschöpftes junges Mädchen, dessen Monatsblutungen seit einem halben Jahr ausgeblieben waren. Die Analysen zeigten keine Auffälligkeiten, von den roten Blutkörperchen abgesehen, die die Zahl von 3 900 000 aufwiesen.

Mein Behandlungsplan umfaßte Pflanzen (als Tinktur oder in Pulverform), aromatische Essenzen (Fichtennadeln, Thymian, Lavendel, Geranium, Gewürznelke, Eukalyptus, Zitrone), Phosphorsäure und Jod. Da die Kranke zu einem Haushalt gehörte, in dem die Wichtigkeit einer gesunden Ernährung bekannt war, mußte ich diesen Punkt nicht berücksichtigen.

Zwei Monate nach Behandlungsbeginn setzten die Monatsblutungen wieder ein; weitere zwei Monate später war die Zahl der roten Blutkörperchen auf 4760000 gestiegen, und die Kranke hatte 6 kg zugenommen.

1970 heiratete die Patientin und bekam danach ein Kind. Die natürlichen Hormone hatten die Krankheit jetzt vollständig besiegt.

Achte Krankengeschichte: *Körperlicher Verfall*

Frau H., 50 Jahre alt, hatte das Konzentrationslager Ravensbrück überlebt, war dort medizinischen Versuchen unterworfen gewesen – Einspritzungen von unbekannten Produkten – und hatte auch Bekanntschaft mit dem Ochsenziemer gemacht ... über die Nazigreuel ist ja ausführlich berichtet worden.

Als sie 1960 in meine Praxis kam, befand sie sich in einem erbärmlichen Zustand: Sie sah aus wie eine Greisin (gebückter Gang, schlaffe Haut) und wog bei einer Körpergröße von 1,58 m nur 47 kg.

Sie beklagte sich über Schwächezustände, die bereits 1944 nach ihrer Entlassung aus dem Konzentrationslager begonnen hatten, Schlaflosigkeit und Appetitmangel.

Dazu kamen Schmerzen der Wirbelsäule; die Röntgenaufnahmen belegten den Schwund von Knochenmasse im Bereich des Rückgrats, eine seitliche Verkrümmung der Wirbelsäule und zahlreiche Verschiebungen der Hals-, Rücken- und Lendenwirbel.

Außerdem stellte man eine Verkleinerung des Unterkiefers und ein Schrumpfen des Fußskeletts fest (die Frau, die früher Schuhgröße 37 hatte, trug jetzt Schuhe der Größe 35).

Frau H. beklagte sich über heftige Knochenschmerzen und konnte schon seit Jahren keine richtigen Schuhe mehr tragen. Seit dem Jahre 1944, als sie medizinischen Versuchen ausgeliefert war, hatte sie keine Monatsblutung mehr gehabt.

Der psychische Zustand entsprach dem physischen: Instabilität, Angstzustände, Unruhezustände, Verzweiflung und totaler Gedächtnisverlust.

Die zahlreichen vorausgegangenen Behandlungen waren erfolglos geblieben.

Ich beginne mit Phyto- und Aromatherapie, verbunden mit Magnesium und Frischzellen.

Einen Monat nach Behandlungsbeginn waren Appetit und Schlaf wiederhergestellt. Die Gesichtshaut hatte sich verjüngt. Die Rückenschmerzen klangen ab und die Gedächtnisfähigkeit kam teilweise wieder zurück. Zum ersten Mal seit langer Zeit konnte die Patientin wieder ohne Brille lesen. Auch der psychische Zustand hat sich entscheidend gebessert: Die Kranke war ruhig geworden, konnte sich wieder freuen und litt nicht mehr unter Alpträumen.

Die Analysen, die *fünf Monate nach Behandlungsbeginn* durchgeführt wurden, zeigten entscheidende Verbesserungen. Auf vielen Gebieten wurden die Normalwerte erreicht.

Die Patientin hatte 6 kg zugenommen. Zum ersten Mal seit vielen Jahren konnte sie Schuhe mit hohen Absätzen tragen und ihren Wagen steuern.

Im September 1961 sind die Laborergebnisse nach dreimonatiger Unterbrechung der Behandlung gleichbleibend zufriedenstellend.

September 1974: Der Allgemeinzustand ist unverändert gut; in der Zwischenzeit wurde sporadisch die Phyto- und Aromatherapie eingesetzt.

Seit der ersten Auflage dieses Buches im Jahr 1964 konnten viele Kollegen ähnliche Krankenbeobachtungen machen wie ich. Einer von ihnen hat sich vor allem mit den Auswirkungen der Phyto- und Aromatherapie bei der Behandlung von Allgemeinerkrankungen innerhalb der *Psychiatrie* beschäftigt. Einige Krankengeschichten möchte ich meinen Lesern jedoch nicht vorenthalten. Das Besondere an der Arbeit meines Kollegen ist die Tatsache, daß er einerseits mit *chronisch Geisteskranken* arbeitete, die seit Jahren in Krankenhäusern untergebracht waren, andererseits aber auch mit nur *leicht Erkrankten;* in beiden Fällen werden normalerweise synthetisch hergestellte Medikamente verabreicht.

Alle diese Kranken hatten viele Behandlungen bei wechselnden Ärzten hinter sich; Behandlungen, die fast immer ›klassisch‹ durchgeführt wurden und die Kranken nicht heilten, sondern oft zu Unzufriedenheit führten.

In beiden Fällen sind die Reaktionen auf natürliche Behandlungsmethoden durchaus mit denen sogenannter ›normaler‹ Patienten zu vergleichen.

Erste Krankengeschichte:

Frau B., 49 Jahre alt. Schwere Depression, Selbstmordabsichten. Sprang aus dem Fenster: Bruch des Beckens und der Handgelenke.

Im Oktober 1969 ist die Kranke bettlägerig. Beginnende Gelenkversteifung, Unbeweglichkeit des Halses und des rechten Arms, Wund an den Fersen und dem Gesäß.

Die psychiatrische Behandlung verbessert die Stimmungslage, bleibt aber ohne Auswirkungen auf die körperliche Verfassung.

Im Januar 1970 wird die Behandlung begonnen, um die Verkrampfungen zu beheben: Dreimal wöchentlich erhält die Kranke subkutane Spritzen mit zweifach destilliertem Wasser um die blockierten Gelenke herum und in die Muskeln.

In wenigen Tagen sind die Symptome fast völlig verschwunden, und die Patientin glaubt an ein Wunder. Sie kann sich fast normal bewegen.

Die weitere Behandlung besteht aus Spülungen und Mineralienzufuhr auf aromatischer Pflanzenbasis (Tinkturen, Schachtelhalmpulver, einer Mischung aus den Essenzen von Thymian, Lavendel, Salbei, Wacholder, Rosmarin), Magnesium, Einreibungen mit Aromastoffen und Bädern, denen Algen und Essenzen zugesetzt wurden (Badezusatz ›Alg-Essences‹).

Drei Monate später ist die Patientin psychisch und physisch wieder völlig gesund. Zum Erstaunen des Chirurgen kann sie ihre Glieder völlig normal bewegen. Sie nimmt ihre Arbeit wieder auf.

Zweite Krankengeschichte:

Frau C., 36 Jahre alt. Dementia praecox (Jugendirresein) seit 6 Jahren hospitalisiert. Die gewalttätige und gefährliche Patientin leidet darüber hinaus an einer chronischen Lungen- und zeitweiligen Harnwegsinfektion. Regelmäßige Abmagerungsperioden mit erhöhter Temperatur.

Im Dezember 1969 wird sie mit ›Kupfer-Gold-Silber‹, mit ›Mangan-Kupfer‹ und mit Phyto- und Aromatherapie behandelt.

Innerhalb von zehn Tagen Stabilisierung der Körpertemperatur auf 37°. Progressive Wiederherstellung eines normalen Allgemeinzustandes mit Gewichtszunahme und Erwachen der Aktivität. Auch der psychische Zustand wird günstig beeinflußt.

Die Behandlung wird fortgesetzt. Nach neun Monaten weitere positive Ergebnisse.

Dritte Krankengeschichte:

Frau F., 56 Jahre alt, schwere Wahnvorstellungen. Seit mehreren Jahren hospitalisiert.

Die ehemals Tuberkulosekranke leidet an einer chronischen Nasen-Rachen-Infektion und Bronchitis, verbunden mit hartnäckigem Fieber. Antibiotika erweisen sich seit drei Jahren als wirkungslos. Der Allgemeinzustand ist schlecht.

Im Oktober 1969 Behandlungsbeginn mit Spurenelementen und Aromatherapie, innerlich oder als Zäpfchen verabreicht.

Normalisierung der Temperatur innerhalb von drei Wochen. Die Behandlung wird sechs Monate lang fortgesetzt (20 Tage Behandlung, 10 Tage Pause usw.), die Resultate sind günstig und bleiben stabil.

Vierte Krankengeschichte:

Frau M., 55 Jahre alt, Geistesstörungen mit Unruhezuständen, seit 5 Jahren hospitalisiert.

Post-operative Vaginalblutungen (Entfernung einer gutartigen Zyste) mit Fieber zwischen 38° und 38,5°, das auf Antibiotika nicht anspricht. Die Untersuchungen und Analysen bleiben ergebnislos, von einigen Anzeichen abgesehen, die für eine Blutinfektion sprechen.

Innerhalb der Psychiatrie stößt man häufiger auf unerklärliche, meist schwankende Fieberzustände. Vielleicht ist die dauernde medikamentöse Vergiftung der chronisch Kranken daran schuld, die zu einem Abbau der natürlichen Abwehrkräfte führt. Der so geschwächte Organismus wird dann von zahlreichen kleinen Infektionen befallen, die lokalisierbar (Lunge, Harntrakt, Genitalien, Verdauungstrakt) oder kaum lokalisierbar sind.

Innerhalb von zwei Wochen normalisiert sich die Temperatur nach einer anti-infektiösen Behandlung mit Aromatherapie (Dezember 1968).

Drei Monate später akutes Fieber aufgrund einer ausbrechenden Bronchitis. Die Aromatherapie (Thymian, Rosmarin, Salbei, Zimt, Eukalyptus, Kamille, intramuskulär und oral verabreicht), die durch die gleichzeitige Gabe von Spurenelementen unterstützt wird, führt innerhalb von einer Woche zur Heilung der Kranken.

Der Beobachtungszeitraum erstreckt sich über 14 Monate; die Ergebnisse, unterstützt durch zeitweilige Behandlung nach dem oben aufgeführten Schema, sind seitdem jedoch gleichbleibend gut.

Fünfte Krankengeschichte:

Fräulein H., 55 Jahre alt, schwachsinnig.

Seit einigen Jahren chronische Infektion der Harnwege, Blut im Urin und eine äußerst schmerzhafte Blasenentzündung.

Im März 1970 akuter Schub mit Fieber; Allgemeinzustand schlecht, schwerer Erschöpfungszustand.

Behandlung mit Phyto- und Aromatherapie und Phosphorsäure. Die Symptome klingen innerhalb von zwei Wochen ab. Die Patientin kann wieder aufstehen.

Vier Monate lang leichte Unterstützungsbehandlung; die Resultate bleiben gut.

Sechste Krankengeschichte:

Frau P., 66 Jahre alt, Psychose mit Halluzinationen

Im Januar 1970 Grippe, verbunden mit viel Auswurf, schlechtes Blutbild.

Drei Tage lang Antibiotika, dann Aromatherapie (Thymian-, Fichten-, Wacholder-, Rosmarin- und Eukalyptus-Essenz), ›Kupfer-Gold-Silber‹, Magnesium, Schachtelhalmpulver.

Wiederherstellung eines zufriedenstellenden Allgemeinzustandes und Wiederaufnahme der Arbeit nach Ablauf von 2 Wochen.

Siebte Krankengeschichte:

Frau R., 36 Jahre, nervöse Depression. Die Frau hat bereits eine ganze Reihe schwerer Krankheiten hinter sich: Gehirnerschütterung, Entfernung der Gebärmutter ...

Die bettlägrige Patientin klagt über Schmerzen der Wirbelsäule, vor allem in der Lendengegend, und in der rechten Schulter. Außerdem leidet sie an einer hartnäckigen Blasenentzündung.

Behandlung (November 1969): Phyto- und Aromatherapie, injizierbare Extrakte aus gefriergetrockneten Nieren, trinkbare Vakzine.

Äußerlich: Massage mit aromatischen Mitteln und Bäder mit dem Badezusatz ›Alg-Essences‹.

Nach sechs Tagen geht es der Kranken spürbar besser; sie kann wieder aufstehen.

Zwei Monate später kann die Kranke die Station verlassen; die innerliche wie äußerliche Behandlung mit Aromastoffen wird aufrechterhalten, ebenfalls eine Entschlackung auf Pflanzenbasis (Artischocke, Eschenblätter, Blätter von schwarzen Johannisbeeren, Schachtelhalm ...) und Schwefel.

Die Harnanalysen sind unauffällig.

Bei Kranken mit *tiefgreifenden psychischen Veränderungen* können wir jeden Verdacht auf Simulation ausschließen. Sie sind geheilt worden, ohne daß sie wissen und begreifen, warum und wie. Doch ihre Familienangehörigen und das Pflegepersonal waren angesichts der erzielten Erfolge überrascht.

Ich möchte noch einmal darauf hinweisen, daß der Organismus dieser psychisch kranken Menschen durch die jahrelange Chemotherapie, die aufgrund der komplexen psychischen Symptome oft nicht vermeidbar ist, geschwächt und ihr Stoffwechsel häufig gestört ist.

Aber auch unter diesen Bedingungen haben die natürlichen Therapien ihre Erfolge unter Beweis gestellt.

Ich möchte hier die Aufzählung der Krankengeschichten beenden; nach dreißigjähriger Arbeit als Phyto- und Aromatherapeut wäre es mir ein leichtes, sie fortzusetzen ...

Ich habe immer betont, daß die Aromatherapie *kein Wunderheilmittel* ist. So kann man mit ihr weder verschobene Wirbel zurechtrücken noch Hohlfüße korrigieren. Auch bei tuberkulöser Hirnhautentzündung, bei Wundstarrkrampf und einigen anderen Krankheiten ist sie machtlos, zumindest heute noch. Vielleicht gelingt es unseren Nachfolgern, hier weiter vorzustoßen.

Doch bevor ich dieses Kapitel abschließe, möchte ich gerne noch auf Dr. Alain Raynaùd zu sprechen kommen, der für eine Station mit mehreren hundert Betten verantwortlich ist, auf der alte Menschen mit chronischen Krankheiten gepflegt werden. Alle Krankheiten sind hier vertreten, besonders aber die Infektionskrankheiten.

Alain Raynaud, den ich behandelte, als er noch nicht einmal ein Jahr alt war, interessiert sich für die verschiedensten medizinischen Gebiete, und seine Kenntnisse sind dementsprechend breit. So beschäftigt er sich auch, neben anderen Behandlungsformen, mit der Phyto- und Aromatherapie und läßt deren Segnungen seinen Bettlägrigen vor allem bei Gefäßerkrankungen, Arthrosen und Infektionen aller Art zugute kommen ...

Einige dieser Kranken können nicht mehr aufstehen und leiden, wie fast immer in solchen Fällen, an eiterndem Wundliegen.

Die Pyozyaneus-Bakterie, die zu allen Zeiten gefürchtet war, gehört zu den Keimen, die bei solchen, allen Behandlungen trotzenden Wunden gefunden wurde.

Während unseres Kongresses in Lyon im April 1979 konnte ich die bemerkenswerten Resultate vorstellen, die Raynaud bei der Behandlung solcher Wunden mit einem von mir vorgeschlagenen Verfahren erzielt hatte: zwei- bis dreimal täglich Kompressen mit *Tégarome* (50 bis 100 Tr. in einem Glas mit lauwarmem Wasser aufgelöst), zwischen den Kompressen ein mit Vaseline getränkter Mullverband.

Diese Erfolge bestätigen wieder einmal die Vielseitigkeit der Aromatherapie, falls man sich ihrer zu bedienen weiß.

Die Ärzte täten oft besser daran, zu Beginn einer Behandlung zu natürlichen Medikamenten zu greifen und diese Verschreibungen erst dann, wenn es sich als notwendig herausstellt, durch synthetisch hergestellte Produkte zu ergänzen. Die Chemotherapie verhilft in bestimmten Fällen zu Erfolgen, die die Aromatherapie nicht leisten kann, aber umgekehrt ist der Satz ebenfalls richtig: Die Tatsachen belegen es in überreichlichem Maße.

9

Die Zusammensetzung von einigen medizinischen Weinen, medizinischen Essigen, Elixieren und Pflanzenmischungen

Es erscheint mir durchaus interessant, zu Dokumentationszwekken im Rahmen dieses Buches die Zusammensetzung einiger medizinischer Weine anzugeben. Es handelt sich natürlich nicht darum, ein vollständiges Verzeichnis aufzustellen, sondern den Lesern einen Eindruck zu geben, über welche Waffen unsere Vorfahren in ihrem Kampf gegen die Krankheiten verfügten.

Einige medizinische Weine

Zimtwein oder ›Cordiat‹
Zimt 30 g, Malaga 500 g, 6 Tage stehen lassen, filtern.

Der ›Hypocras‹ (Vinum hippocraticum) in der Antike war nichts anderes als ein mit Zimt aromatisierter Wein.

Auf die gleiche Weise kann man auch Wacholder- und Ingwer-Weine herstellen.

Bitterer, harntreibender Wein (nach Corvisart)
Zerstoßene Chinarinde 30 g, echte Seidenpflanze 30 g, Engelwurz 30 g, Scilla 30 g, Wacholder 10 g, Macis 10 g, Wermut 2 g, Melisse 2 g, Zitronenschale 60 g, Birkenrinde 60 g, Alkohol zu 34% 60 g, Weißwein 4 l

Die zerstoßenen Pflanzen im Wein 24 Stunden stehen lassen, danach durch ein Sieb gießen, dabei ausdrücken. Filtern. Bei Schwäche der Verdauungsorgane mit 4 EL täglich beginnen, dann steigern.

Wein gegen Weißfluß
Chinin 180 g, Kalmus 45 g, Quassiaholzbaum 24 g, Zimt 24 g, Holunder 24 g, Alkohol 1500 g, reines Wasser 9 l

nach 1 Tag abgießen und folgendes hinzufügen:
Mars-Tinktur 375 g, Orangenblütenwasser 750 g, Zuckersirup 180 g, bei *Weißfluß* 60 g morgens nüchtern.

Aromatischer Wein:
Aromatische Kräuter 100 g, Wundklee-Tinktur 100 g, Rotwein 875 g
Zehn Tage stehen lassen, durchsieben, dabei die Kräuter ausdrücken, filtern, dann Wundkleegeist 125 g, hinzufügen, 2 Tage stehen lassen, wieder filtern.

Bitterer aromatischer Wein (Wermut-Wein, kräftigender Wein):
1. Enzian 85 g, Tausendgüldenkraut 56 g, Orangenschale 42 g, Wermut 56 g
2. Kalmus 85 g, echter Alant 85 g, Galgantwurzel 42 g, kleiner Wermut 28 g, Scharlachkraut 28 g, Schwertlilie 28 g
3. gelbes Chinin 28 g
4. Koriander 85 g, Zimt 14 g, Gewürznelke 7 g, Muskatnuß 3 Stück,

in vier Säckchen füllen; diese Säckchen auf den Boden eines 50-l-Fasses legen und mit Traubenmost auffüllen. Nach der Gärung auf Flaschen ziehen.

Früher als magen- und verdauungsstärkendes Mittel für *kränkelnde* Menschen verwendet.

Zimtwein (Hypocras, Cordiat, der Wein des Hippokrates):
Süße Mandeln 125 g, Zimt 45 g, Zucker 900 g, Schnaps 360 g, Madeirawein 720 g

Einige Tage stehen lassen, filtern und folgendes hinzufügen:
Moschus 0,09 g, graues Ambra 0,09 g

Andere Zusammenstellung:
Zimt 7,50 g, Ingwer 1,00 g, Muskatnuß 0,50 g, Gewürznelke 0,50 g, kleines Schaumkraut 0,25 g, Bitterorangenschale 0,25 g, Alkohol 25,00 g, einfacher Sirup 150 g, kräftiger Rotwein 1 l

Sennes-Wein
Sennes 120 g, Koriander (Samen) 8 g, Fenchel (Samen) 8 g, Sherry 1 l

Die zerstoßenen Pflanzen und Gewürze 3 Tage stehen lassen, filtern, 90 g Rosinen hinzufügen, weitere 24 Stunden ziehen lassen, wieder filtern.

Morgens nüchtern 60 bis 100 g als abführendes und blähungsbekämpfendes Mittel bei *Verdauungsstörungen mit Blähungen.*

Abführender und stärkender Wein:
Sennesschoten 30 g, zerquetschter Rhabarber 24 g, Gewürznelke 4 g, Safran 4 g, Sherry 1 l
6 Tage stehen lassen, dabei häufig schütteln. Filtern. 2 bis 3 EL wirken stärkend, 5 bis 6 EL abführend.

Einige medizinische Essige

Antiseptischer Essig oder der ›Essig der vier Diebe‹:
Großer Wermut 40 g, kleiner Wermut 40 g, Rosmarin 40 g, Salbei 40 g, Pfefferminze 40 g, Raute 40 g, Lavendel 40 g, Rotangpalme 5 g, Zimt 5 g, Gewürznelke 5 g, Muskatnuß 5 g, Knoblauch 5 g, Kampfer 10 g, kristallisierte Essigsäure 40 g, weißer Essig 2500 g

ungefähr 10 Tage ziehen lassen. Durchsieben, dabei ausdrükken, dann den in der Essigsäure aufgelösten Kampfer hinzugeben und filtern.

Dieser Essig dient als Vorbeugemittel gegen *ansteckende Krankheiten.* Man reibt sich Hände und Gesicht damit ein oder läßt ihn in Wohnungen verdunsten. In kleine Flakons abgefüllt, dient er als ›Riechmittel‹ bei Ohnmachtsanfällen.

Es wird berichtet, daß dieser Essig im 17. Jahrhundert von vier Leichenfledderern während der großen Pest-Epidemie in Toulouse von 1628–1631 als Schutzmittel benutzt wurde. Die Mißachtung der Ansteckungsgefahr hatte die Richter erstaunt. In den Toulouser Archiven heißt es: »Vier Diebe wurden überführt, die während der vergangenen großen Pest in das Haus der Pestkranken gingen, diese in ihrem Bett erwürgten und dann die

Häuser ausräumten: Aus diesem Grund wurden sie verurteilt, bei lebendigem Leibe verbrannt zu werden. Damit ihre Strafe weniger hart ausfiel, verrieten sie ihr Geheimnis; daraufhin wurden sie gehenkt.«

Das Originalrezept soll folgendermaßen gelautet haben: 3 Pinten starker Weißwein-Essig, 1 Handvoll Wermut, Mädesüß, Wacholderbeeren, wilder Majoran und Salbei, 50 Gewürznelken, 2 Unzen Alant-Wurzeln, 2 Unzen Engelwurz, 2 Unzen Rosmarin, 2 Unzen Andorn, 3 g Kampfer.

Aromatischer und antiseptischer Essig:
Melissengeist 15 g, Gewürznelken-Essenz 4 g, Zitronen-Essenz 10 g, Lavendel-Essenz 10 g, Weißwein-Essig 60 g
Miteinander vermischen und filtrieren. Mit Wasser verdünnt wird er als Einreibemittel bei Juckreiz verwendet, der mit bestimmten Hautkrankheiten verbunden ist.

Essig zur Zahnpflege:
Pyrethrum-Wurzel 60 g, feiner Zimt 8 g, Gewürznelke 8 g, Löffelkrautgeist 60 g, rotes Wundkleewasser 125 g, Guajakharz 8 g, Weißwein-Essig 2 l
Die Pflanzen und Aromen zerreiben und in dem Essig ziehen lassen. Das Guajakharz in dem Wundkleewasser und Löffelkrautgeist auflösen. Den Essig filtern, das aufgelöste Harz untermischen. Der Essig wird zuerst trübe, klärt sich aber nach einigen Tagen.

Jungfrauen-Essig:
Alkohol, stark säurehaltiger Essig und Benzoeharz zu gleichen Teilen mischen, ziehen lassen, filtern. Einige Tropfen davon ins Wasser geben; das Wasser wird milchig, bekommt einen angenehmen Geruch und wirkt *stärkend* auf die Haut.

Englischer aromatischer Essig (Riechsalz):
Essigsäure-Salz 250 g, Kampfer 60 g, Lavendel-Essenz 0,50 g, Gewürznelken-Essenz 2 g, Zimt-Essenz 1 g.

Tafelessig (das alte Rezept der berühmten Firma Maille):
Holunderblüten 250 g, Estragon 375 g, Wasserminze 125 g, Basilikum 100 g, Marguitain 100 g, Bohnenkraut 100 g, Thy-

mian 1 Prise, Lorbeerblätter 4–5 Stück, Schalotten 125 g, Knoblauch 31 g, Gewürznelke 40 g, Zimt 40 g, reife spanische Pfefferschoten 6 Stück, Kerbel 180 g, zerstoßene Pfefferkörner 60 g, Salz und kleine Zwiebeln ausreichend, der stärkste Orléan-Essig 3 l
6 Wochen die Mischung in einem Tontopf, der mit einem Pergamentpapier verschlossen wurde, der Sonne aussetzen. Filtern, auf Flaschen abziehen, verkorken.

Einige Elixiere

Elixier gegen Gicht:
Graues Chinin 125 g, Klatschmohn 60 g, Sassafras 30 g, Rum 5 l
2 Wochen ziehen lassen, filtern und folgendes hinzufügen:
Guajakwurzeln 60 g

Noch einmal 2 Wochen stehen lassen und mit folgendem Sirup vermischen:
Sassaparille 125 g, Zucker 1250 g
1 bis 2 EL zwei- bis dreimal täglich.

Antiseptisches Elixier nach Chaussier:
Chinin 64 g, Cascarilla-Rinde 16 g, Safran 2 g, spanischer Wein 500 g, Zimt 12 g, Schnaps 500 g

einige Tage ziehen lassen, filtern und dann folgendes hinzufügen:
Zucker 150 g, geschwefelter Äther 6 g
Dieses Elixier wurde während der großen Typhus-Epidemie 1814/15 benutzt.

Elixier gegen Geschlechtskrankheiten:
Guajakharz 220 g, Sassafras 155 g, Peru-Balsam 15 g, Alkohol 1250 g
1 TL in einem Glas Zuckerwasser (*Syphilis,* Gicht)

Elixier zur Zahnreinigung:
Essenz aus ceylonesischem Zimt 1 g, Sternanis-Essenz 2 g, Gewürznelken-Essenz 2 g, Pfefferminz-Essenz 8 g, Benzoe-

Harz-Tinktur 20 g, Koschenille-Tinktur 20 g, Guajak-Tinktur 8 g, Pyrethrum-Tinktur 8 g, Alkohol zu 80% 1000 g
miteinander mischen und nach 24 Stunden filtern. ½ TL in einem Glas lauwarmes Wasser.

Ein weiteres Elixier zur Zahnreinigung:
Guajak-Geist 187 g, Kampfer-Geist 4 g, Pfefferminz-Essenz 6 Tr., Löffelkraut-Essenz 6 Tr., Rosmarin-Essenz 6 Tr.

Elixier gegen Zahnschmerzen:
Guajak 15 g, Pyrethrum 4 g, Muskatnuß 4 g, Gewürznelke 4 g, Rosmarin-Essenz 10 Tr., Bergamotte-Essenz 4 Tr., Alkohol zu 70% 100 g
8 Tage ziehen lassen, filtern. 1 TL in einem Glas Wasser zur Mundspülung (Zahnschmerzen).

Elixier des Klosters La Grande Chartreuse:
Frische Melisse 640 g, frischer Ysop 640 g, frischer Engelwurz 320 g, Zimt 160 g, Safran 40 g, Macis 10 g, Alkohol 10 l
8 Tage stehen lassen, durchsieben, die Pflanzen auspressen, auf einer bestimmten Menge frischer Pflanzen (Melisse und Ysop) destillieren, danach 1,25 kg Zucker unterrühren und filtern.

Anderes Rezept:
Zitronenmelissen-Essenz 2 g, Ysop-Essenz 2 g, Engelwurz-Essenz 10 g, Englische Pfefferminz-Essenz 20 g, Muskatnuß-Essenz 2 g, Gewürznelken-Essenz 2 g, Alkohol zu 80% 2 l, Zucker nach Belieben
mit einigen Tropfen Safran-Tinktur gelb oder einigen Tropfen Holunderblättergeist oder aufgelöstem Indigo grün färben.

Einige Pflanzenmischungen

Bei diesen Mischungen werden getrocknete, zerriebene oder zerstoßene Pflanzen oder Pflanzenteile für Heiltees und Sude für innerlichen wie äußerlichen Gebrauch miteinander vermengt.

Krampflösende Pflanzenmischung:
Baldrian 90 g, Orangenbaumblätter 60 g, Schafgarbe 30 g

Ein anderes Rezept:
Lavendel 50 g, Melisse 100 g, Basilikum 100 g, gemeine Katzenminze 100 g
als Heiltee bei Keuchhusten.

Aromatische Kräutermischung:
Salbei, Thymian, Quendel, Rosmarin, Ysop, Origano, Wermut, Pfefferminze, jeweils die Blätter zu gleichen Teilen als Badezusatz oder als Lotion: 50 g auf 1 l.

Blähungsverhindernde Mischung:
Anis, Fenchel, Koriander und Kümmel, Samen oder Körner jeweils zu gleichen Teilen.

Harntreibende Pflanzenmischung:
Fenchel, kleine Stechpalme, Eppich, Petersilie und Spargel, jeweils die getrockneten Wurzeln zu gleichen Teilen. Als Heiltee: 20 g auf 1 l. Dient auch zur Herstellung des ›Fünf-Wurzel-Sirups‹ (3 bis 5 EL täglich).

Pflanzenmischung zum Räuchern (laut Trousseau):
Stechapfel 30 g, Salbei 15 g
bei *Asthma;* auf 20 Zigaretten aufteilen oder in der Pfeife rauchen.

Wurmtreibende Pflanzenmischung für Spülungen:
Wermut 30 g, Baldrian 30 g, Rainfarn-Samen 15 g, Orangen-Schale 15 g
2 EL auf ½ l kochendes Wasser. 10 Minuten ziehen lassen, durchsieben. Die Menge reicht für zwei Spülungen aus (jeweils 1 EL Öl beifügen). Wirksam bei Maden- und Peitschenwürmern.

Einige nützliche Präparate

Climarome (Hygieneprodukt)
Eine Mischung aus Lavendel-, Myrtenheide-, Fichte-, Pfefferminz- und Thymian-Essenzen.

Dieses erst seit kurzer Zeit sich auf dem Markt befindende Produkt ist kein eigentliches Medikament. Doch aufgrund der

Zusammensetzung hat es eine starke *antiseptische, balsamische und schützende* Wirkung auf die Atemwege.

20 Tropfen auf ein Taschentuch geben und mehrmals am Tag tief einatmen.

Tégarome (Hygieneprodukt)
Eine Mischung aus Lavendel-, Thymian-, Salbei-, Eukalyptus-, Rosmarin-, Zypressen-, Myrtenheide- und Geranium-Essenzen.

Lindernd bei Sonnenbrand, Verbrennungen ersten und zweiten Grades, die oberflächlich und begrenzt sind, bei Insektenstichen (Wespen-, Spinnen- und Mückenstiche), Schnittwunden, bestimmten Pickeln, Verstauchungen; eignet sich vorzüglich zur Mundhygiene.

Je nach Erkrankung wird *Tégarome* rein oder mit lauwarmem Wasser verdünnt für Kompressen (50 Tr. auf 1 Glas Wasser) und Mundspülungen oder zum Gurgeln (20 Tr. auf 1 Glas Wasser) verwendet.

Die Erfahrung hat gezeigt, daß dieses Produkt bei Gürtelrose, unverdünnt als Kompresse lokal angewendet, einen günstigen Einfluß ausübt. Wir haben bisher kein einziges Mal zu einem anderen Mittel greifen müssen, vorausgesetzt, daß es möglichst früh und dann 15 bis 20 Tage lang eingesetzt wurde. Nur zur Sicherheit verschreibe ich zusätzlich oral einzunehmendes Magnesium.

Sicher spielen dabei die virusbekämpfenden und wundheilenden Eigenschaften gewisser in *Tégarome* enthaltener Essenzen eine wichtige Rolle.

Bekannte Präparate, die man nicht fertig im Handel bekommt

Aromatische Arnika-Tinktur:
Arnika-Blüten 50 g, Gewürznelke 10 g, Zimt 10 g, Ingwer 10 g, Anis 100 g, Alkohol 1 l, 8 Tage ziehen lassen, filtern.

1 TL in ½ Glas Zuckerwasser, zwei- bis dreimal täglich, bei *Verstauchungen* und *Prellungen.* Gutes *Zahnschmerzmittel.*

Wunderwirkender Weingeist:
Engelwurz 30 g, Rosmarin 30 g, Majoran 30 g, Gartenbalsam 30 g, Ysop 30 g, Wermut 30 g, Thymian 30 g, Pfefferminze 30 g, Salbei 45 g, Weingeist oder Schnaps 2,5 l, in einem

lichtdurchlässigen Gefäß luftdicht abgeschlossen 2 Wochen der Sonne aussetzen. Filtern, in Flaschen füllen und verkorken.

Bei Verdauungsschwierigkeiten, Verstopfungen, Darminfektionen, allgemeinen Schwächezuständen, Schwindelanfällen: 1 TL jeden Morgen.

Bei Wunden und Abszessen zwei bis dreimal täglich erneuerte Kompressen.

Opodeldoch-Balsam:
Geriebene Tierseife 30 g, Alkohol zu 90% 250 g

in einem Glasgefäß im Wasserbad zerlaufen lassen, dann folgendes hinzufügen:

pulverisierter Kampfer 24 g, Thymian-Essenz 2 g, Rosmarin-Essenz 6 g, heiß in Flakons einfüllen; die Mischung erstarrt zu einem Gelee (zum Einreiben bei Rheumaschmerzen).

Fioravanti-Balsam oder Terpentin-Geist
Lärchen-Terpentin 500, Elemi-Harz 100, flüssiges Styrax-Harz 100, Galbanum 100, Myrrhe 100, Aloe 50, Lorbeerbeeren 100, Galgant 50, Zittwerwurzel 50, Ingwer 50, ceylonesischer Zimt 50, Gewürznelke 50, Muskatnuß 50, kretischer Diptam 50, Alkohol zu 80% 3000, wurde früher bei Nierenkoliken benutzt; heute dient es als Einreibemittel bei Rheuma und Gicht.

•

Diejenigen, die sexuell nicht mehr auf der Höhe sind, können immerhin einmal folgende Mischung probieren:

Italienische Essenz:
Zimt 90 g, großer Kardamon 60 g, Galgant 60 g, Gewürznelke 15 g, Pfefferschoten 12 g, Muskat 8 g, graues Ambra 0,2 g, Moschus 0,2 g, Alkohol zu 90% 1 l, einen Monat ziehen lassen, filtern (als aphrodisisches Mittel 20 bis 30 Tr. auf Zucker).

10

Eine Auswahl künstlicher Frucht-Essenzen, die von der Nahrungsmittelindustrie verwendet werden

Ich bin mir sicher, daß sich die Leser für die Zusammensetzung bestimmter künstlich hergestellter Essenzen interessieren, die in der Nahrungsmittelindustrie, vor allem im *Konditorhandwerk,* und bei der Herstellung von Parfüm Verwendung finden. Hier einige Formeln:

Auf hundert Teile Alkohol kommen bei der:

Ananas-Essenz: 1 Teil Aldehyd, 1 T. Chloroform, 10 T. Amylbutyläther, 5 T. Butyläther, 3 T. Glyzerin
Erdbeer-Essenz: 5 Teile Äthersäure, 3 T. Amyläthersäure, 2 T. Amylbutyläther, 5 T. Butyläther, 1 T. Formaläther, 1 T. Methylsalicyläther, 1 T. Nitratäther, 2 T. Glyzerin
Kirsch-Essenz: 1 T. Benzolsäure, 5 T. Äthersäure, 5 T. Benzoläther, 5 T. Rebendoldenäther, 3 T. Glyzerin
Cognac-Essenz erhält man durch die Ätherisierung von flüchtigen Fettsäuren, die bei der Verseifung von Fetten entstehen.

Im allgemeinen rechnet man 10 bis 15 g künstliche Essenz auf 100 kg gekochten Zucker.

Die chemische Industrie hat inzwischen künstliche Aromen für folgende Geschmacksrichtungen entwickelt: unter anderem für Banane, Pfirsich, Apfel, Traube, Mandel, Nuß, Haselnuß, Aprikose, Pflaume, Birne, Quitte, Johannisbeere, schwarze Johannisbeere, Kokosnuß, Orange, Zitrone, Grapefruit, Mandarine, Kaffee, Butter, Vanille, Rum ...

Die *natürlichen Essenzen aus Früchten,* die hauptsächlich von qualitätsbewußten Konditoren verwendet werden, gewinnt man durch die Destillierung einer beträchtlichen Menge von Früchten erster Qualität, wobei der Ertrag zuweilen nicht einmal ein Zwanzigstel der destillierten Früchte ausmacht.

Maiglöckchen-Parfüm:
Rosenalkohol aus den Blüten 70, Narzissenalkohol aus dem Öl 3, Veilchenalkohol aus den Blättern 3, Nachthyazinthenalkohol aus dem Öl 3, Methylheptincarbonat 3, reines Jasminwasser 15, Methylionon 100, Anisaldehyd 50, Manila-Ylang 60, Phenylacetataldehyd 25, Bergamottenschale 120, Moschus-Ambrettenkörner 10, Rosenholzlinalol 150, Heliotropin 5, Amberharz 5, Terpineol 343, Methylcinnamat 35 = 1000

11

Vergleichstabelle alter und neuer Maße und Gewichte

Während der Arbeit an diesem Buch habe ich mich bemüht, die Gewichtsmaße alter Rezepte in heute verwendeten Maßeinheiten auszudrücken. Vielleicht ist es für die Leser interessant, die wichtigsten alten Maße kennenzulernen:

1 Pinte	= 2 Schoppen	= 1 Liter
1 Schoppen	= 1 Sester	= ½ Liter
½ Sester		= ¼ Liter
1 Pfund	= 16 Unzen	= 500 g
½ Pfund	= 8 Unzen	= 250 g
1 Unze	= 8 Quentchen	= 32 g
1 Quentchen	= 72 Gran	= 4 g
1 Skrupel	= 26 Gran	= 1,3 g

Es ist sicher nützlich, im Rahmen dieses Buches einige allgemeine Hinweise zur Ernte und Konservierung der Pflanzen sowie zu deren Dosierung für Heiltees und Sude zu geben.

Ernte und Aufbewahrung von Pflanzen

Von der Ernte und der Aufbewahrung hängt die Wirksamkeit von Pflanzen ab, die bei unsachgemäßer Behandlung einen Teil ihrer Wirkstoffe verlieren können.

Getrocknet werden sie an der Sonne, im Ofen oder in besonders dafür eingerichteten Trocknungsanlagen.

Blüten müssen in der Regel vor Licht, Hitze und Feuchtigkeit geschützt werden. Vor dem Trocknen werden fremde, abgestorbene oder beschädigte Teile entfernt. Man lagert die Pflanzen auf Rosten oder hängt sie, zu Sträußchen verschnürt, auf.

Wurzeln werden normalerweise an der Luft getrocknet und vor Feuchtigkeit geschützt. Schleimhaltige Wurzeln trocknet man in Öfen. Rinde und Holz werden an der Sonne oder in Trocknungsanlagen getrocknet und vor Feuchtigkeit geschützt aufbewahrt.

Häufig werden Blüten, Blätter und Samen auch auf Dachböden getrocknet. Zur Aufbewahrung eignen sich Blechschachteln. Der Raum, in dem sie aufbewahrt werden, muß trocken sein.

Am besten ist es, die Pflanzen an einem sonnigen Tag morgens nach dem Frühtau zu ernten.

Blätter sollten geerntet werden, bevor sie ihre volle Größe erreicht haben, spätestens in dem Augenblick, in dem sich die Blütenknospen bilden (von den Pflanzen abgesehen, bei denen die Blätter isoliert oder die Blütenspitzen verwendet werden, zum Beispiel bei den Lippenblütlern).

Blüten und Knospen sammelt man im Frühjahr, die Beeren im Herbst, die Wurzeln im Frühjahr oder Herbst, die Rinden von Bäumen im Winter, die von Sträuchern im Herbst und harzhaltige Rinden im Frühjahr.

Die Mißachtung dieser elementaren Regeln hat viel zu der bedauerlichen Tatsache beigetragen, daß die Pflanzen in Mißkredit geraten sind.

Verwendung von Pflanzen als Tee oder als Sud

Frische und getrocknete Pflanzen werden in gleicher Dosierung verwendet; frische Pflanzen sind schwerer, ihre Wirkstoffe dagegen aktiver.

1 Prise entspricht 2 bis 3 g
1 TL 5 g
1 EL 10 g
1 Handvoll 30 bis 40 g

Alle Mengenangaben gelten, falls nicht anders angegeben, für Erwachsene. Für Kinder werden Tees und Sude in der gleichen Weise zubereitet und dann mit Wasser verdünnt:

1 Jahr:	1 Teil Tee auf 4 Teile Wasser
1–3 Jahre:	2 T. Tee auf 3 T. Wasser
3–5 Jahre:	3 T. Tee auf 2 T. Wasser
5–10 Jahre:	4 T. Tee auf 1 T. Wasser

Es ist zuweilen notwendig, die individuellen Reaktionen zu erforschen; dies gilt für Erwachsene, in stärkerem Maße natürlich für Kinder.

Sollen Pflanzen gekocht werden, setzt man sie mit kaltem Wasser auf und bringt es zum Kochen.

Besser ist es, die Tees nicht zu zuckern; notfalls kann man sich mit Honig behelfen.

›Einmal aufkochen lassen‹ bedeutet: die ersten großen Blasen abzuwarten, dann den Topf vom Feuer zu nehmen und den Tee die angegebene Zeit ziehen zu lassen.

Im allgemeinen werden Wurzeln, Stengel oder Rinden 5 bis 10 Minuten gekocht.

Ganze Pflanzen, Blätter, Samen und Blütenspitzen läßt man in der Regel einmal aufkochen und dann ziehen.

Wenn nur ›ziehen lassen‹ angegeben ist, hauptsächlich bei Blüten, bedeutet dies, daß man mit kochendem Wasser die Blüten überbrüht.

Es ist empfehlenswert, emaillierte Kochtöpfe und keine aus reinem Metall zu verwenden.

Die verschiedenen Formen, unter denen Pflanzen in der Heilkunde Anwendung finden

Alkohol-Extrakt: Wird durch das Einlegen der Pflanze in Alkohol gewonnen.

Aromatische Bäder: 500 g (bei Kindern 250 g) Aromastoffe in einen Beutel geben, mit 3 bis 4 Liter kochendem Wasser überbrühen, 10 bis 15 Minuten zugedeckt ziehen lassen, dem Badewasser zusetzen.

1. *Fichtennadeln:* stärkend. Auch bei Rheuma und Gicht empfohlen; Fußbäder bei starkem Fußschweiß.

2. *Lavendel:* beruhigend (bei Schlaflosigkeit und nervöser Unruhe). Auch für schwache oder empfindliche Kinder empfehlenswert. Mit Fichtennadeln-, Rosmarin- und Algenbädern abwechseln.

3. *Majoran:* stärkend (wie Thymian)

4. *Rosmarin:* stärkend, hauptsächlich für Kinder. Auch bei Rheuma empfohlen. Hilft bei Sehschwäche.

5. *Salbei:* stärkend, für schwächliche, rachitische oder an Skrofulose leidende Kinder. Bei Rheuma empfohlen.

6. *Terpentin:* bei Rheuma.

7. *Thymian:* stärkend; bei Arthritis, Rheuma, Gicht und chronischen Lungenkrankheiten.

8. *Wacholder:* bei Arthritis und Rheuma.

Bäder mit Essenzen und Algen:
Die Verbindung von bestimmten Meeresalgen mit aromatischen Essenzen ermöglicht es, Bäder heute zahlreicher anzuwenden als früher. Hier die wichtigsten Indikationen: Übergewicht, Zellulitis, Erkrankungen des Lymphdrüsensystems, zögernde Rekonvaleszenz, Blutarmut, chronischer Rheumatismus, Kreislaufbeschwerden, Mineralmangel, frühzeitiges Altern, Beschwerden in der Post-Menopause, gewisse Hautkrankheiten (›Alg-Essences‹, siehe Seite 99 und die Kapitel im Anhang).
Destilliertes aromatisiertes Wasser: zum Beispiel Orangenblüten- oder Rosenwasser
Dicksaft: schweißtreibender Sirup zur Blutreinigung
Einreibungen: mit Salben (siehe dort) oder Flüssigkeiten, mittels der Hand, einem Schwamm, einer Bürste oder einem Tuch
Extrakt: Substanz, die durch Verdampfen einer wasser-, alkohol- oder ätherhaltigen Flüssigkeit gewonnen wird
flüssiger Extrakt: wie oben; in diesem Fall wird die Verdampfung relativ frühzeitig beendet.
weicher Extrakt: siehe oben; in diesem Fall wird die Verdampfung beendet, sobald die Substanz die Konsistenz von Honig erreicht hat
Intrakt: Extrakt, der nur von der Pflanze in ihrer ursprünglichen Form (nicht von flüssigen Auszügen) gewonnen werden kann

Kräutersäfte:
Bitterer Kräutersaft, gleichzeitig Aperitif (Gallenleiden):

Engelwurz (grüne Stengel)	1 kleine Handvoll
Erdrauch	2 große Handvoll
wilde Stiefmütterchen	2 große Handvoll
Wegwarte	2 große Handvoll
Löwenzahn	2 große Handvoll

Bitterer und stärkender Kräutersaft (Schwächezustände):

Pfefferminze	1 kleine Handvoll
Ehrenpreis	2 große Handvoll
kleines Tausendgüldenkraut	2 große Handvoll
Bitterklee	2 große Handvoll
Hopfen (grüne Stengel)	2 große Handvoll

Kräutersaft gegen Skorbut (auch bei Mundgeschwüren):

Löffelkraut	3 Handvoll
Hirtentäschel	2 Handvoll
Brunnenkresse	3 Handvoll

Erfrischender Kräutersaft (harntreibend):

Portulak	1 Handvoll
Sauerampfer	1 Handvoll
Lattich	1 Handvoll
Lauch	1 Handvoll
Schwarzwurzel	1 Handvoll
Löwenzahn	1 Handvoll

Laudanum: Alkoholtinktur aus Opium und Safran; das Sydenham-Laudanum enthält 10% Opium und 1% Morphium (20 Tropfen entsprechen 5 Hundertstel Gramm Opium; eine Mohnkapsel enthält 5 bis 6 Hundertstel Gramm).

Lotion: Die Pflanzen werden in Wasser gekocht und dann durch ein feines Tuch gefiltert; für Waschungen.

Mazeration: Die Pflanzen werden für kürzere oder längere Zeit in kaltes Wasser, Wein, Alkohol oder Öl eingelegt, um so die löslichen Substanzen zu gewinnen (es kann sich dabei um Stunden, Tage oder auch Wochen handeln).

Öle: Die Hälfte eines Gefäßes mit getrockneten Pflanzen oder kleingehackten Wurzeln auffüllen und mit Öl übergießen. Drei Wochen bei milder Temperatur mazerieren lassen. Von Zeit zu Zeit schütteln. Durch ein Sieb gießen und in dunkle Flaschen füllen. Auf diese Weise gewinnt man medizinische Öle oder Kräuteröle, die sich hervorragend für die Küche eignen. Lorbeer-, Rosmarin- und Thymian-Öl: für gegrilltes Fleisch und gegrillten Fisch.

Johanniskrautöl: bei Schmerzen und Verbrennungen.

Kamillenöl: zum Einreiben bei Schmerzen.

Ölsirup: Mischung aus ätherischen Ölen und Zucker zum Aromatisieren von Flüssigkeiten und Getränken.

Räuchern: Kräuter auf glühender Holzkohle in geschlossenen Räumen verbrennen.

Salben: Präparate, die hauptsächlich aus Fettstoffen bestehen, mit oder ohne Wirkstoffe, zum äußerlichen Gebrauch.

Salbenverband: Salben auf verschiedener Basis, Schmalz, Öl, Wachs, Pech, können als Grundlage dienen; die Verbandsstoffe können kalt oder warm über die Salben, die eingerieben oder nur aufgetragen wurden, gelegt werden.

Senfsalbe: Mischung aus Senfmehl und Wasser, die warm aufgetragen wird und eine gewünschte Hautreizung erzeugt.

Senfpflaster: Mull oder Gaze in Wasser tauchen, auswringen, auf einem Tisch ausbreiten, mit Senfmehl bestäuben. Um die gewünschte Stelle wickeln. Wenn der Kranke ein Prickeln verspürt, noch weitere zehn Minuten wirken lassen.

Sirup, einfacher: 180 g Zucker in 100 g Wasser (kalt oder warm) auflösen, anschließend mit den gewünschten Wirkstoffen vermischen.

Spezien: Unter diesem Wort gruppiert man Essenzen und Pflanzen, die die gleichen Eigenschaften aufweisen (harntreibend, schweißtreibend usw.).

Spülungen, lindernde (Durchfall, Mastdarmentzündung, Hämorrhoiden):

Leinsamen 15 g, kleinblütige Königskerze (Blätter) 150 g, kochendes Wasser 500 g, ziehen lassen, bis das Wasser lauwarm ist, durchsieben, dabei ausdrücken, mit einem Eigelb vermischen. Die Menge reicht für eine zweimalige Anwendung. Oder:

Mohnblüte ohne Samen 20 g, kochendes Wasser 500 g, 2 Stunden ziehen lassen, dann 10 g Stärke in Pulverform einrühren. Oder

5 EL Essig, 400 g lauwarmes Wasser.

Sud: Für einen Sud werden die Pflanzen längere Zeit ausgekocht (möglichst dabei zudecken). Rinden und Wurzeln werden in der Regel länger gekocht als Stengel und Blätter. Die Pflanzen sollten immer kalt aufgesetzt werden.

Tee: Hier werden die Pflanzen kurz gekocht oder nur überbrüht. Sude werden meist für Einreibungen, als Badezusatz etc. verwendet, während Tees in der Regel getrunken werden.

Tinktur: Alkoholischer Auszug aus pflanzlichen oder tierischen Stoffen.

Verdampfung: Eine Pflanze oder Pflanzenmischungen werden in Wasser gekocht, um einen aromatischen Dampf zu erhalten (für Inhalationen, aber auch für Räume, in denen Kranke liegen).

Wäßrige Lösung: Ein Präparat, das durch längeren Kontakt der Pflanze mit Wasser erzielt wurde (siehe unter Mazeration, Sud und Tee).

Wein- oder Kräutergeist: Trinkbare Flüssigkeit, die durch Destillierung von Alkohol zusammen mit einem oder mehreren Kräutern erzielt wird.

12

Schlußfolgerungen

Wissenschaftliche Forschungsarbeiten
sollten immer und einzig darauf abzielen,
das Forschungsobjekt in all seinen Schattierungen
kennenzulernen,
ohne daß der Forscher sich die Frage stellt,
ob er daraus praktischen Nutzen ziehen kann.

Charles Richet

Es gibt immer einen Augenblick, in dem wissenschaftliche Forschungen, so zusammenhanglos sie auch zu sein scheinen, die Ketten sichtbar werden lassen, die sie zusammenhalten, und so Wege aufzeigen, die zu einer glücklichen Entwicklung führen.

Die empirisch nachgewiesenen therapeutischen Werte von Essenzen werden von vielen zeitgenössischen wissenschaftlichen Arbeiten bestätigt; das heißt, sie existieren real, was manchen vielleicht erstaunen mag.

Diese Arbeiten scheinen mir in ausreichendem Maße zu belegen, daß die, wie F. Decaux schreibt*, »Phytotherapie ihren Anspruch auf Vorrang und Adel mit dem nützlicheren verbinden kann, eine moderne Heilmethode zu sein, und zwar sowohl im Hinblick auf die Entdeckung und Verwendung zahlreicher neuer pflanzlicher Drogen, als auch aufgrund der breiten Anwendungsmöglichkeit, die sie uns heute schenkt«.

Allein vom Standpunkt der Antisepsis aus gesehen ist es überraschend und gleichzeitig erschreckend, in welchen Mißkredit die Aromatherapie geraten ist in den hundert Jahren, die

---

* F. Decaux: *Pérennité de la Phytothérapie* (Langlebigkeit der Phytotherapie), in *Gazette médicale* (1963).

uns von den ersten Pionierarbeiten Chamberlands auf diesem Gebiet trennen. Zweifellos kann man diesen Widerspruch nur durch die Konkurrenz der chemisch hergestellten Antiseptika, wie Hypochlorit und mit Sauerstoff angereichertes Wasser, erklären.

An allem zweifeln oder alles glauben, zwei bequeme Lösungen, die uns das Nachdenken abnehmen, schrieb einmal Henri Poincaré. Normalerweise lehnen Menschen das ab, was sie nicht verstehen. Dem ist entgegenzuhalten, daß »eine gesunde Philosophie empfiehlt, Tatsachen nicht abzulehnen, nur weil sie unseren Ideen und Theorien entgegengesetzt sind, sondern zu versuchen, sie kennenzulernen«.*

Genau das aber geschah im Hinblick auf Pflanzen-Essenzen. Übersehen wurde dabei, daß sie dem Arzt eine unendliche Vielzahl von wirksamen und in den meisten Fällen ungiftigen Arzneimitteln in die Hand gibt.

Im übrigen sollte in der Medizin eine anspruchsvolle, wählerische Haltung als Tugend angesehen werden. »Man sollte immer zu den wirkungsvollsten Therapien greifen, gleichgültig, wo sich diese finden lassen.« Besonders dann, wenn sich diese leicht finden lassen und, wie die Behandlung mit ätherischen Ölen, den Vorzug haben, sowohl auf einen Teil des Körpers wie auf den ganzen Körper einzuwirken: auf einen Teil, weil sie grundsätzlich die Fähigkeit haben, auf das Ganze einzuwirken, und auf das Ganze, weil sie gerade einzelne Teile wirksam heilen. »Ein Organismus ist nicht die einfache Zusammenfügung verschiedener Gewebe«, schrieb Paul Foulqué, »er stellt ein Ganzes dar und funktioniert wie ein Ganzes. Ein Organ arbeitet niemals allein ... Ein Organismus ist keine Maschine, bei der die Einzelteile ihre Aufgaben erledigen, ohne sich um die Funktion der anderen Teile zu kümmern: bei lebenden Organismen hat jeder Teil Anteil am Ganzen ... Eine Maschine wird gemacht, ein Organismus macht sich selbst und macht sich immer wieder selbst neu.«

Natürlich bin ich nicht von dem kindlichen Wunsch besessen, die immensen Wohltaten, die andere Behandlungsformen aufweisen, abzuleugnen. Im Gegenteil, ich nehme alles an, was heilen oder erleichtern kann, ohne zu schädigen.

---

* *Gazette médicale* (1833).

Natürlich habe ich auch nicht die Arroganz, behaupten zu wollen, ein komplettes Werk über die ätherischen Öle geschrieben zu haben.

Diejenigen Essenzen, die meine Leser in diesem Buch finden, haben den großen Vorteil, bereits seit undenkbaren Zeiten bekannt zu sein und heute von vielen Ärzten zu Heilzwecken eingesetzt zu werden.

Diese Liste wird in der Zukunft nur wachsen. Doch schon heute haben wir in der Aromatherapie ein kostbares und vielseitiges Werkzeug gegen Krankheiten in den Händen.

Dieses Werkzeug ist um so kostbarer, als sich die Essenzen nicht darauf beschränken, zu heilen oder zu erleichtern. Durch die Milieuveränderungen, die sie auslösen, dienen sie gleichzeitig als hervorragendes Vorbeugungsmittel gegen die verschiedensten Krankheiten.

Ohne näher auf das einzugehen, was zu einer gesunden Ernährungsweise gehört, möchte ich wiederholen, daß die Hausfrau bei der täglichen Essenszubereitung die Würzpflanzen benutzen und so von den in ihnen enthaltenen Essenzen profitieren sollte.

Hippokrates wies darauf hin, daß es nicht ausreicht, Krankheiten zu heilen, sondern daß man den Menschen beibringen muß, wie sie ihre Gesundheit bewahren können. Bei der Bewahrung der Gesundheit aber spielen die Aromen eine ausschlaggebende Rolle. Zum Schluß möchte ich ein französisches Sprichwort zitieren, das vielleicht manchem zu denken geben wird:

»Die Krankheit tritt durch eine Tür ein, die so groß ist wie das Rad eines Ochsenkarrens, und verläßt den Körper durch eine Öffnung, die so klein ist wie ein Nadelöhr.«

13

Anhang

Es gibt einen wichtigen Punkt, den ich in meinen Schriften, Vorträgen, Radio- und Fernsehsendungen immer wieder erwähne und den ich auch hier noch einmal betonen möchte: Pflanzen und aromatische Essenzen sind für die Ärzte, die sich ihrer bedienen, *systematische Grundbehandlungsmittel.* Doch es wäre falsch zu behaupten, daß man mit ihnen allein alle Probleme unter allen Umständen lösen könne. Deshalb verwenden wir sie häufig zusammen mit anderen Arzneimitteln oder Heilverfahren. Bei jedem Krankheitsfall geht es darum, das Problem so eng wie möglich einzukreisen und alle Behandlungsformen, die in die gleiche Richtung zielen, einzusetzen. Dieses Kapitel ist Behandlungsformen gewidmet, die nicht direkt zur Aromatherapie gehören, die mir aber während meiner fünfunddreißigjährigen Tätigkeit zu vielen Erfolgen verhalfen.

Die Medizin ist eine sehr vielseitige Disziplin. Von wenigen chemischen Stoffen wie dem Digitoxin, dem Emetin oder auch dem Kolchizin abgesehen, ist die therapeutische Dosierung weitgehend vom Ermessen des behandelnden Arztes abhängig. Bei Infektionen, die durch Kolibakterien hervorgerufen wurden, verschreiben einige Ärzte 200 Tropfen der Heidelbeermuttertinktur *(Vaccinium myrtillus)* täglich, während andere sich mit der Hälfte begnügen. Das trifft auch auf die Behandlung mit ätherischen Ölen zu, wobei eine Einschränkung zu machen ist: es kann sich immer nur um einige Tropfen, die zudem stark verdünnt werden, handeln, denn die *Aromatherapie ist die atomare Medizin der Phytotherapie.*

Diese Schwankungen in der Dosierung der Medikamente treffen keineswegs nur auf die ›Medizin mit Pflanzen‹ oder Essenzen zu: Bei der Bekämpfung der Rachitis soll ein Säugling nach Aussagen der amerikanischen Akademie für Kinderheilkunde 400 Einheiten des Vitamins D täglich bekommen, während offizielle französische Stellen 1000 bis 1500 Einheiten täglich vorschlagen *(Entretiens de Bichat,* 1978). Bei synthetisch hergestellten Arzneimitteln finden wir auf den Beipackzetteln erheblich schwankende Dosierungen, und die Hersteller, die sich auf den Hinweis beschränken: nach Vorschrift des Arztes einzunehmen, sind sicher nicht nur vorsichtig, sondern auch klug.

Erinnern wir uns mit Dr. René Allendy daran, daß »die Medizin nie den Anspruch erheben sollte, wissenschaftlich zu sein, denn ihr Objekt, der Kranke, läßt sich weder kalkulieren noch exakt vermessen; jeder Versuch in dieser Hinsicht ist künstlich und fragmentarisch«.

»Selbst in abgekochtem Zustand verursacht Wasser bei mir Ekzeme«, schrieb mir am 13. Oktober 1978 Frau B. aus Antibes: »Als Baby wurde ich täglich gebadet; vielleicht war ich deswegen dauernd krank. Ich hab' Ihr Buch ›Aromatherapie‹ gelesen und mir Lavendelauszug gekauft, den ich rein verwende, sehr vorsichtig, vor allem für die Augenlider. Die Wirkung ist großartig; ich habe keine Ekzeme mehr.«

Natürlich erwarten wir eine ›wissenschaftliche‹ Erklärung für solche Phänomene; es gibt im Augenblick keine. Doch die Behandlung ist wirkungsvoll, zumindest in diesem Fall (keine voreiligen Verallgemeinerungen!) und im übrigen seit langem erprobt. Eine kurze Abschweifung: auch wilde Stiefmütterchen helfen bei vielen Hautkrankheiten.

Herr H. M. aus Chardonne (Schweiz) schreibt mir am 9. November 1978: »... Einer unserer Freunde, Herr R. aus Fribourg, leidet seit mehr als drei Jahren an einer hartnäckigen Blasenentzündung, die so schlimm ist, daß er vorzeitig seinen Beruf aufgeben mußte. Auf Empfehlung von Herrn ... beschaffte er sich ihre Bücher und entschloß sich zu einer sechswöchigen Kur mit Heidelbeertinktur. Die Heilung war für ihn ein Wunder. Unser Freund konnte es nicht fassen, verjüngte auffallend und verliebte sich sogar in eine Frau, die zwanzig Jahre jünger ist als er ... Seit mehr als einem Jahr ist er jetzt geheilt; ich habe gestern noch mit ihm darüber gesprochen. Von Zeit zu Zeit nimmt er etwas Heilerde, um sich von den hohen Dosen Antibiotika und anderer Medikamente zu reinigen, die er mehr als drei Jahre nahm. Er ist in ausgezeichneter Verfassung.«

Frau R. R. aus Rambouillet berichtete mir von ihren persönlichen Erlebnissen: »Ihr Buch hat mir bei der Pflege meines Mannes sehr geholfen; er litt an einem Geschwür an der kleinen linken Zehe, das aufgrund einer Arterienentzündung entstanden war. Kein Arzt konnte ihm helfen. Ich konnte ihn mit Kohl völlig ausheilen.«

Ziehen wir daraus aber nicht den Schluß, daß wir mit Kohl, der, wie Cato sagte, den Römern dazu verhalf, sechs Jahrhunderte auf Ärzte verzichten zu können, alle lokalen Auswirkungen von Arterienentzündungen heilen können.

Arterienentzündungen, die auch heute noch, wenn sie nicht behandelt werden, zur Amputation von Gliedmaßen führen können, sprechen auf eine Vielzahl von Behandlungsformen an: Thermalkuren, Bäder mit aromatischen Essenzen oder Algenzusätzen, Überprüfung und Behandlung der Wirbelsäule, intern verabreichte phyto-aromatherapeutische Spülungen mit dem Ziel, die Gefäße zu erweitern, Umstellung der Ernährung, Tabakverbot ...

Wie bei den meisten Krankheiten ist die *Vorbeugung* auch hier das beste Heilmittel: heißt es nicht, das beste Mittel gegen Fettleibigkeit sei die Vorbeugung während der Kindheit?

Aromatische Bäder

Aromatische Bäder sind keineswegs eine Errungenschaft der Neuzeit, wie mancher vielleicht glauben möchte.

Bäder waren zu allen Zeiten bei den Menschen beliebt.

Natürlich gibt es Epochen – ich spreche hier nur von meinem eigenen Land, von Frankreich –, in denen die elementarsten Hygienevorkehrungen unbekannt waren. So z. B. das 14. Jahrhundert, später die Regierungszeit von Henri IV. – der ›Gute König‹ starrte vor Schmutz, und seine Regierung stand unter dem Zeichen von Dreck und Ungeziefer: man ›reinigte sich‹, indem man sich kratzte, und die Schönen des Hofes stanken entsetzlich wie eine Leichengrube, während die edlen Herren Achselschweiß und ›rauchende‹ Füße durchaus als standesgemäß ansahen – und die Zeit des berühmten Ludwig XIV.

Während der Restauration geriet die Badekultur wiederum in Mißkredit. Die Ärzte empfahlen damals, wir wissen nicht, woher sie diese Weisheit hatten, sich nur vorsichtig zu waschen und höchstens einmal pro Monat zu baden.

Doch von diesen wenigen Verwirrungen abgesehen, die vielleicht auf Modeerscheinungen zurückzuführen sind, haben Männer und vor allem Frauen zu allen Zeiten regelmäßig aromatische Bäder genommen, unabhängig von ihrer sozialen Stellung.

So unterzogen sich die schönen Ägypterinnen der Antike täglich einem regelrechten Badekult mit kalten, dann lauwarmen Bädern, auf die Dampfbäder und schließlich die heißen Bäder folgten, denen wohlriechende Stoffe beigesetzt waren. Bei den abschließenden Massagen und Salbungen des Körpers und des Gesichtes fanden wieder aromatische Öle Verwendung.

Jeder kennt die Leidenschaft der alten Römer für Bäder; damals konnte das ganze Volk an diesem Vergnügen teilhaben, denn es gab zahlreiche, gut ausgestattete öffentliche Bäder.

Unter der Herrschaft des heiligen Ludwig nutzten die Adligen, die Bürger, aber auch die einfachen Leute die Wohltaten aromatischer Bäder, diese Quellen der Geschmeidigkeit, Gesundheit, Schönheit und Jugend, sehr häufig.

Um das Jahr 1290 gab es in Paris mehr als dreißig öffentliche Badeanstalten!

Unter Ludwig XVI. entwickelte sich eine Hochkultur des Badens. Seit dieser Zeit gehören Badezusätze selbstverständlich zum Bad.

Männer schätzten an den aromatischen Bädern die Quelle für neue Kräfte, für Geschmeidigkeit und auch für innere Ausgeglichenheit.

Fauen verstanden es seit jeher, die Bäder zur Erhaltung von Jugend, Schönheit und sanfter, makelloser Haut einzusetzen.

Heute endlich wissen wir, warum aromatische Essenzen bei *äußerlichem Gebrauch,* und hier vor allem bei Bädern, so stark wirken: Innerhalb von wenigen Minuten durchdringen sie die Hautschichten und gelangen in den Blutkreislauf, von wo aus sie auf das Gewebe, die Organe, unsere endokrinen Drüsen, in einem Wort, auf unseren Organismus in seiner Gesamtheit wirken.

Seit 1955 beschäftige ich mich mit den Wirkungen von aromatischen Bädern bei den verschiedensten Krankheiten. Alle meine Patienten, die zu Hause über eine Badewanne oder zumindest eine Sitzbadewanne verfügen, wurden beinahe systematisch mit aromatischen Bädern behandelt, zusätzlich zu den sonstigen Verschreibungen.

Viele Versuche haben es mir erlaubt, verschiedene Zusammenstellungen ätherischer Öle auszuarbeiten, die sich gegenseitig ergänzen: Thymian, Rosmarin, Zypresse, Salbei, Fichtennadeln, Wacholder ... in einer neutralen Lösung*.

Ich will meine Leser hier nicht mit einer langen Aufzählung langweilen. Daher nur die wichtigsten Krankheiten, bei denen aromatische Bäder eine ausgezeichnete Wirkung haben: physische und psychische Erschöpfung, nervöse Beschwerden, Schlaflosigkeit, Kreislaufbeschwerden, Durchblutungsmangel und Arterienentzündungen. Oft tritt schon nach dem ersten Bad eine Besserung ein. Auch bei verschiedenen Schmerzzuständen (Rheuma, Muskelschmerzen, nach Verletzungen) und bestimmten Nervenentzündungen sind diese Bäder angebracht.

Im Normalfall muß man mit sechs bis zehn Bädern rechnen, bevor sich wirkliche Erfolge einstellen, wobei ich empfehle, nicht mehr als zwei bis drei Bäder pro Woche zu nehmen.

Muskelverkrampfungen, Verhärtungen im Gewebe, Unfallfolgen und Arthrose-Schmerzen können mit aromatischen Bädern in erstaunlich kurzer Zeit erfolgreich bekämpft werden. Masseure bestätigten mir, daß die Erfolge bei Patienten, die gleichzeitig aromatische Bäder nahmen, erheblich schneller und sicherer eintraten.

Bei Grippe- und anderen Epidemien wirken diese Bäder als *Milieu-Veränderer.* Auf diese Weise kann man den typischen Saison-Krankheiten entkommen. Übrigens bestätigten mir chronisch Lungenkranke, daß sie sich nach Badekuren, die zehn bis zwanzig Bäder umfaßten und je nach Konstitution des Patienten täglich oder dreimal wöchentlich zu nehmen waren, erheblich besser fühlten.

Auch bestimmte Hauterkrankungen lassen sich auf diese Weise bekämpfem.

Auch für *Kinder* gibt es fertige Mischungen, die einzig aus ätherischen Ölen in einem neutralen Lösungsmittel bestehen.

---

* Ich möchte betonen: in einer neutralen Lösung und nicht in diesen schäumenden synthetischen Produkten, die Gott sei Dank nach und nach vom Markt verschwinden, da die Hausfrauen bemerkt haben, daß sie die Beschichtung ihrer Badewannen angreifen ... und damit natürlich auch die Haut.

Algenbäder

Die Meeresalgen sind ein unvergleichlich reicher Schatz der Natur, was diejenigen, die wie P. Gloess annehmen, daß sie »die erste Manifestation des Lebens auf unserem Globus« sind, nicht erstaunen kann.

Sie enthalten Metalle und nichtmetallische Grundstoffe im Übermaß: Jod (bis zu 1 % der getrockneten Algen), Magnesium, Kalium, Kalzium, Eisen, Aluminium, Mangan, Phosphor, Schwefel, Kupfer, Nickel, Gold, Zink, Kobalt, Strontium, Titan, Vanadin, Zinn, Rubidium, Silizium u. a. So werden sie auch mit Recht als ›Meerwasserkonzentrat‹ bezeichnet.

Darüber hinaus enthalten sie Diastasen und Vitamine (A, den B-Komplex, C, D_1, D_2, E, F, K, PP), Aminosäuren (Glutaminsäure, Zysteinsäure, Methioninsäure, Leuzinsäure, Valinsäure, Tyrosinsäure, Lysinsäure, Asparaginsäure ...), Kohlenhydrate, Fettstoffe, reichlich Chlorophyll, Schleimstoffe, antibiotische Substanzen* u. a.

Diese überaus reichhaltige Zusammensetzung der Algen erklärt ihre vielfältigen Eigenschaften. Sie sind anregend, begünstigen den Stoffwechsel, stärken die endokrinen Drüsen und dienen so als Jungbrunnen. Indem sie das Gleichgewicht im Körperhaushalt unterstützen, verstärken sie unsere natürlichen Abwehrkräfte. Sie liefern die unbedingt notwendigen Mineralstoffe und Spurenelemente, stärken den Kreislauf, helfen bei Abmagerungskuren (bei Fettleibigkeit, die nicht auf Krankheit beruht), bekämpfen Rheuma, Infektionen, Skrofulose und Kropf.

Dementsprechend lang fällt die Liste der zahlreichen *Anwendungsgebiete* aus:
- Drüsen- und Lymphknotenentzündungen
- allgemeine Abwehrschwäche
- Mineralstoffmangel, Rachitis, Wachstumsschwierigkeiten
- physische und psychische Erschöpfungszustände
- Blutarmut
- gestörte Drüsenfunktionen
- chronischer Rheumatismus

---

* Das Meerwasser verdankt seine bakterienbekämpfenden und wundheilenden Eigenschaften unter anderem den zahlreichen mikroskopisch kleinen Algen, die es enthält.

- Schmerzen
- Kreislaufschwierigkeiten
- Vorbeugung und Behandlung bei Herz- und Gefäßerkrankungen
- Fettsucht, Zellulitis
- Arteriosklerose, Bluthochdruck
- Alterserscheinungen
- bestimmte Hautkrankheiten
- Infektionen des Nasen- und Rachenraumes
- Lungenkrankheiten
- Folge von Brüchen usw.

Die Wirksamkeit der Algenbäder hängt natürlich von der Qualität der gewählten Algen, dem Trocknungsverfahren und der Lagerung ab.

Die Wirkungen, die man durch Algenbäder erreichen kann, sind seit langem bekannt. Seit 1962 arbeitete ich an einer langen Versuchsreihe mit dem Ziel, bestimmte ätherische Öle mit Algen zu kombinieren und so deren Wirksamkeit zu erhöhen, wobei ich vor allem die Tatsache ausnützen wollte, daß die ätherischen Öle mühelos durch die Haut in den Kreislauf gelangen. Die Erfahrungen haben mir recht gegeben: seit 20 Jahren ist das von mir entwickelte Produkt auf dem Markt, und bisher habe ich nur Zustimmung erhalten.

Das Produkt ›*Alg-Essences*‹, seit 1964 auf dem Markt, trägt aus gesetzlichen Gründen den Zusatznamen ›Hygiene-Produkt‹. Es handelt sich, strenggenommen, um kein Medikament. Trotzdem sind die Erfolge, die mit ›*Alg-Essences*‹ erzielt wurden, verblüffend.

Gegenindikationen bei Bädern:
Aromatische Bäder, Algenbäder sollten bei folgenden Krankheiten vermieden werden:
- Infektionskrankheiten in der kritischen Phase
- Entzündungen in der kritischen Phase
- bestimmte Hautkrankheiten (feuchte Ekzeme, obwohl zuweilen auch da gute Erfolge erzielt wurden)
- Lungentuberkulose
- Lungenabszesse
- Herzdekompensation

– Nierenleiden
– akuter Gefäßrheumatismus
– Basedowsche Krankheit
– Geisteskrankheiten

Die elektrische Negativation

Bei den Krankengeschichten in Kapitel 8 hat der Leser bereits mehrmals Bekanntschaft geschlossen mit dieser bemerkenswerten Heilmethode, die noch viel zu selten eingesetzt wird. Seit 1954, dem Jahr, in dem ich sie regelrecht ausgegraben habe – sie war damals fünfzehn Jahre alt, aber bereits nahezu vollständig vergessen –, benutze ich sie bei den verschiedenartigsten Krankheiten. Der verstorbene Dr. Albert Leprince hat mir auf diesem Weg sehr geholfen. Die Ärzte hätten allen Grund, seine Werke, die den verschiedensten Themen gewidmet und fast alle im Pariser Verlag Dangles erschienen sind, zu lesen.

Hier nun das Wichtigste, was man über diese Methode wissen sollte, denn in Verbindung mit der Phyto- und Aromatherapie wie auch mit anderen natürlichen Behandlungsmethoden erzielt man mit ihr ausgezeichnete Resultate.

Seit einigen Jahren sind verschiedene Werke über die *negativen, lebensnotwendigen Ionen* erschienen. Diese Ionen befinden sich in der Luft. Seit langem ist bekannt, daß vor allem die Bergluft stark mit Ionen angereichert ist. Doch erst in jüngster Zeit ist es uns dank der Entwicklung der elektronischen Technik möglich geworden, ionisierte Luft künstlich zu erzeugen.

Es ist wahrscheinlich, daß Krankheiten, die auf den Wechsel der Jahreszeiten oder klimatische sowie kosmische Beeinflussung zurückzuführen sind, von verschiedenen Faktoren abhängen. Wir wissen, daß Epidemien nicht zufällig irgendwann und irgendwo ausbrechen, und daß man zu gewissen Zeiten häufiger an Infarkten stirbt als zu anderen. Das gleiche trifft auf Hämorrhoiden, Venenentzündungen und Thrombosen zu, die als Krankheitserscheinung oft Epidemiecharakter annahmen.

Zu diesen Faktoren gehören die Luftfeuchtigkeit und -temperatur, atmosphärischer Hoch- bzw. Tiefdruck und viele andere, die Forscher im Augenblick näher zu bestimmen versuchen. Wir wissen, welche Krankheiten der Föhn, dieser trockene und warme Fallwind in Süddeutschland, auslösen kann; in Frankreich hat vor 40 oder 50 Jahren Dr. Mouriquand aus Lyon das ›Syndrom des Windes aus Südfrankreich‹ festgestellt: zu bestimmten Zeiten weinen die Kinder in den Kindergärten, sind unerträglich und haben häufig Fieber. Diese Phänomene verschwinden, sobald der Wind sich gelegt hat.

Die Menge der in der Luft enthaltenen Ionen ist unterschiedlich:

1000–2000 ccm auf dem Lande;
3000–4000 in den Bergen
150–450 in den Städten, 50–60 in geschlossenen Räumen.

Bei der *elektrischen Negativation,* der dieses Kapitel gewidmet ist, handelt es sich nicht um den Ionengehalt der Luft, sondern um etwas ganz anderes.

Das Prinzip:
Es geht darum, den Zellen die negative Aufladung wieder zu verleihen, die sie bei bestimmten Krankheiten verloren haben: bei Degenerationserscheinungen, Herz- und Gefäßkrankheiten, Neurosen, Arthrosen, neurovegetativer Dystonie, Krebs und anderen ...

Tausende von klinischen Untersuchungen von Tieren und Menschen haben gezeigt, daß diese Theorie wohlfundiert ist (zudem wurden zahlreiche Laboruntersuchungen und Radiographien zur Kontrolle durchgeführt).

Es handelt sich um unendlich kleine rhythmische und modulierte Impulse negativer Elektrizität.

In diesem Zusammenhang möchte ich auf die Arbeiten von d'Arsonval über den Muskel (ab 1827) und auf die von Kölliker und Müller (1856) und von Lippmann (1873) über die elektrischen Ströme im Herzen hinweisen.

Charles Laville bestätigte ab 1922 die Arbeiten seiner Vorgänger und lenkte die Aufmerksamkeit auf die Existenz elektrischer Ströme im *Zellmilieu* oder, genauer ausgedrückt, *auf die Verschiebung der elektrischen Ladung.* Die klassische thermodynamische Theorie von Lavoisier wurde durch die elektrodynamische ersetzt.

Wir wissen, daß die Körper aus *Elektronen* geformt werden, diesen unendlich kleinen, negativ aufgeladenen Gebilden, die auf unterschiedliche Weise um den positiv geladenen Kern herumgruppiert sind, der sie anzieht, um den sie kreisen, dessen Anziehungskraft sie allerdings auch entweichen können.

Alle physikalisch-chemischen Prozesse werden von Elektronentransfers begleitet. Das biologische Gleichgewicht ist ein elektrisches Phänomen. Bei der *Oxydation* verstärkt sich die positive Aufladung eines Ions, das heißt, *die negative Aufladung nimmt ab.*

Die menschliche Natur ist biologischen Rhythmen unterworfen: Puls, Atemfrequenz, Monatsblutungen usw., die unser Gleichgewicht regulieren. Diese Kadenzen sind von Natur aus schwingend. Alle *Schocks,* psychische wie physische, haben positive Aufladungen zur Folge. Die Aufgabe des Nervensystems ist es, den Organismus an diese Schocks anzupassen ... solange sie nicht eine gewisse Schwelle überschreiten, die von der individuellen Konstitution abhängig ist.

Ein gesunder Mensch ist gekennzeichnet durch eine negative Aufladung. Der Kranke lädt sich positiv auf und verliert dabei Elektronen (*mit bloßen Füßen* morgens über eine taubenetzte Wiese zu laufen ist ein wirksames Mittel, um sich negativ aufzuladen).

Charles Lavilles Arbeiten haben es erlaubt, einen Apparat zu konstruieren, den sogenannten ›elektrischen Negativator‹. Die in diesem Apparat erzeugte Elektrizität besitzt die gleichen Charakteristiken (Form, Spannung, Intensität) wie die, die unser Zellenleben in seiner Gesamtheit bestimmen. Wir wissen heute, daß es sich um ›Exponential-Formen‹ einer elektrischen Mikro-Energie handelt. Charles Laville war der erste, der dies entdeckt hat und konnte zu seiner großen Befriedigung noch miterleben, daß seine damals sehr fortschrittlichen Arbeiten vor allem von amerikanischen Forschern (K. S. Cole, H. J. Curtiss, A. I. Hodgkin, Lorente de No usw.), aber auch von Bokatichek und anderen bestätigt wurden. Vor mehr als zwanzig Jahren, kurz vor seinem Tod mit 88 Jahren, konnte ich mit ihm noch einen sehr interessanten Briefwechsel über dieses Thema führen.

Der erste Apparat wurde vor mehr als fünfundzwanzig Jahren konstruiert und bei zahlreichen Experimenten mit Tieren und Menschen erprobt (vor allem in Maison-Alfort* und im Hôpital

---

* Berühmteste französische Fakultät für Tiermedizin. Anm. des Übersetzers.

Beaujon). Seit ungefähr zehn Jahren ist die Produktion des ersten Modells eingestellt; die zweite Generation integriert alle modernen Errungenschaften.*

Bei seinen ersten Tierversuchen hatte Charles Laville, der den Tieren keine unnötigen Schmerzen zubereiten wollte, unendlich kleine Dosen an Elektrizität benutzt, sozusagen physiologische Dosen bei niedriger Spannung, die den im Körper herrschenden Verhältnissen möglichst nahekommen sollten (sehr niedrige Spannung zwischen 5 und 7 Volt, Intensität geringer als ein Millionstel Ampere, während die normalerweise verwendeten niedrigsten Spannungen sich im Bereich der Milliampere bewegen).

Auch die heute hergestellten Apparate arbeiten mit diesen Bedingungen. Es handelt sich um eine ›elektrische Homöopathie‹; dieser Ausdruck entspricht den Tatsachen.

In der Praxis:

Der (liegende oder sitzende) Patient spürt überhaupt nichts (normalerweise schläft er während der Behandlung ein). Nur aufgrund des charakteristischen Bip-Bip-Geräusches weiß der Arzt, daß der Strom in den Körper des Patienten eindringt und dort den ganzen Organismus beeinflußt, während der Patient eine zylindrische Elektrode in der Hand hält oder eine kreisförmige Elektrode ihm auf die schmerzende Stelle gelegt wurde.

Da der Zustand des Patienten sich während einer Sitzung *verändern* kann, ist es ratsam, alle fünf Minuten die Bip-Geräusche zu kontrollieren und eventuell die Behandlung zu ändern. Es handelt sich folglich um eine physiologische Behandlung *nach Maß.*

Der Rhythmus der Sitzungen:

drei- bis fünfmal pro Woche 15 bis 30 Minuten (in manchen Fällen auch eine Stunde)

jeweils Serien von 15 bis 25 Sitzungen, die je nach Fall drei- bis viermal jährlich zu wiederholen sind.

1. *Normalfall:* Der Patient hält die zylindrische Elektrode in der Hand.

---

* Hersteller: Appareil de Negativation Marion CP, 175/177 rue Lecourbe, 75015 Paris. Tel.: 45 31 12 50.

2. *Bei Schmerzen:* Eine flache, kreisförmige Elektrode, die auch die Form eines Puffers haben kann, wird direkt auf die schmerzende Stelle aufgelegt oder auf die korrespondierenden Wirbel (siehe die Arbeiten von Abrams und Sambucy).

Eine Tabelle mit den Entsprechungen Wirbel–Organ und genauen Angaben, wo die Elektrode anzubringen ist, um eine größtmögliche Wirkung zu erzielen, ist erarbeitet worden und bei der Firma Marion CP erhältlich.

Hier drei Beispiele:

L1–L2: atone Verstopfung
D 11–D 12: Verstopfung aufgrund von Verkrampfungen
C 7–D 3: Extrasystole

Anwendungsgebiete der elektrischen Negativation:
Die elektrische Negativation wird allein oder in Verbindung mit anderen Behandlungsformen bei folgenden Krankheiten sinnvoll eingesetzt:

- allgemeine Schwächezustände; allgemeine Anfälligkeit für Krankheiten
- neurovegetative Dystonien: Ohrensausen, Schwindelzustände, nervöse Zustände, Angstzustände, Reizbarkeit, Schlaflosigkeit, verschiedenartige Krämpfe (Bauchkrämpfe, Gefäßkrämpfe, Migräne ...)
- Leberkrankheiten, Beschwerden der Gallenblase (schwache oder hypertonische Gallenblase)
- Atembeschwerden: Asthma, spasmischer Schnupfen
- Herz- und Kreislaufbeschwerden: arterieller Hochdruck, anfallsweise auftretendes Herzjagen, Arterienentzündungen
- Beschwerden der endokrinen Drüsen: hervortretender Kropf, schmerzhafte Monatsblutungen, Diabetes
- Hautkrankheiten: Nesselsucht, Juckreiz, bestimmte Ekzeme
- schmerzhafte oder immer wieder aufbrechende Narben
- verschiedene Schmerzen: rheumatische Schmerzen, Schmerzen der Wirbelsäule, Ischias, Rippenschmerzen ...
- Schmerzen nach Verletzungen
- Ödeme nach Unfällen oder Rheumaerkrankungen
- Kopfschmerzen
- bestimmte Neurosen: Angstneurosen, Psychoasthenie, Niedergeschlagenheit, Zwangsvorstellungen

Keinerlei Gegenindikation
In der Regel ist es wünschenswert, die elektrische Negativation mit anderen Behandlungsformen zu verbinden. Doch dabei muß man beachten, daß sie die Wirkung von Medikamenten *verstärkt:* Wenn man also gifthaltige Medikamente verschreibt, sollte man mit der Dosierung äußerst vorsichtig sein.

Neue Krankengeschichten

Zuerst zwei Beispiele von schweren Gürtelrosen, die ihre Besonderheiten aufweisen.

Erste Krankengeschichte:
Herr S., 70 Jahre alt. Gürtelrose im Bereich des 1. Trigeminus-Astes (Augengegend). Diese schwere Krankheit, die die Kranken oft monate-, wenn nicht jahrelang entscheidend behindert, stellt Ärzten, die sich auf klassische Behandlungsmethoden versteifen, oft vor schwere Probleme, denn sie scheitern mit ihrem traditionellen Handwerk weitaus häufiger, als man gemeinhin annimmt.

Obwohl ich zu diesem Thema bereits zahlreiche Artikel in Fachzeitschriften veröffentlicht habe, halte ich es für richtig, noch einmal über meine Behandlungsform zu sprechen, die ... bleiben wir bescheiden, in 95 von 100 Fällen *in wenigen Tagen* zum Erfolg führt und wirklich *kein einziges* der klassischen Elemente enthält.

Diese erste Krankengeschichte hat den Vorzug, nicht aus meiner eigenen Praxis zu stammen; berichtet wird sie von Dr. R., einem jungen und brillanten Klinikchef der Hôpitaux de Paris, der mich am 26. Juli 1973 aufsuchte und mir von seinem Schwiegervater erzählte, der seit einem Monat an einer äußerst schmerzhaften Gesichtsgürtelrose litt. Ich empfahl ihm die Behandlung, die ich selbst seit mehr als zwanzig Jahren in meiner Praxis anwende und die ich in der Zeitschrift *Plantes médicinales et Phytothérapie* (Medizinalpflanzen und Phytotherapie) ausführlich beschrieben habe:
ein fertiges, aus den ätherischen Ölen von Lavendel, Geranium, Rosmarin, Salbei und Thymian gemischtes Präparat, das zweimal täglich lokal angewendet wird;

eine aromatische Mischung aus den ätherischen Ölen von Thymian, Zypresse, Salbei und Majoran, in einer alkoholischen Lösung (1 g von jeder Essenz auf 60 ml Alkohol zu 90%), von der dreimal täglich je 30 Tropfen in lauwarmem Wasser aufgelöst einzunehmen sind
Magnesium.

Hier einen Auszug aus dem Brief von Dr. R., den er mir am 28. Juli 1973, *also zwei Tage nach Behandlungsbeginn,* schrieb:

»Vor genau achtundvierzig Stunden bin ich bei meinem Schwiegervater angekommen; Deine kostbaren Flaschen habe ich mit unendlicher Vorsicht transportiert... *Ohne daran zu glauben!* Die Gürtelrose hatte bereits die Innenwände der Nase befallen, und die Bläschenbildung war weit fortgeschritten. Mein Schwiegervater *schrie vor Schmerzen* trotz der täglichen Einnahme von 3 Tégrétol, 100 mg Nozinan, 1 Palfium und 3 Dolosal. Ich begann mit Deiner Behandlung am 26. um 14 Uhr. Am nächsten Morgen litt mein Schwiegervater bereits erheblich weniger. Am 28., also heute, ist die Gürtelrose bereits weitgehend eingetrocknet, von 3 oder 4 Bläschen im Bereich der Haare abgesehen. Schmerzen: *Keine!* Ich habe *alle Medikamente* abgesetzt. Ich bin völlig sprachlos.«

Zweite Krankengeschichte:
Herr T., 82 Jahre alt. Diabetes, mit 12 Einheiten Insulin-retard täglich behandelt. Ohne sonstige nennenswerte Krankenvorgeschichte. Der Patient kam am 12. April 1973 mit einer *Gürtelrose, die die linke Brustkorbseite* befallen hatte, in meine Praxis. Die Krankheit war vor drei Wochen zum erstenmal aufgetaucht und hatte sich durch unmäßigen Gebrauch von Talk verschlimmert: Der lokale Befund ist ernst: große Flecken mit *Geschwürbildungen und absterbendem Gewebe.* Der Allgemeinzustand des Patienten ist schlecht: Aufgrund der heftigen Schmerzen schläft er nur noch eine Stunde pro Nacht.

Die Blutanalysen ergeben, daß der Blutzucker durch das Insulin nicht mehr gesenkt wird; er beträgt 195 mg%. Die Anzahl der Leukozyten ist auf 12000 gestiegen, 75% davon segmentkernig.

Darüber hinaus klagt der Patient über eine mit Geschwüren bedeckte Wunde in der linken Ohrmuschel, die durch einen

Hörapparat hervorgerufen war. Sie ist bei Berühungen äußerst schmerzhaft. Trotz der Bemühungen zahlreicher Ärzte will sie sich seit drei Jahren nicht schließen (ein Diabetes-Spezialist behauptet, sie sei unheilbar).

Behandlung
a) Innerlich:
eine Mischung der Muttertinkturen von Schachtelhalm, Esche, Artischocke und Löwenzahn
eine Mischung aus den ätherischen Ölen von Thymian, Zypresse und Salbei (1,5 g jeder Essenz in 90 ml Alkohol zu 90%): 30 Tr. von jedem Flakon in einem halben Glas lauwarmem Wasser aufgelöst kurz vor den Mahlzeiten
täglich eine intramuskuläre Spritze mit *Emgé Lumière.*

b) Äußerlich:
alle sechs Stunden ein Verband mit einer fetthaltigen Mullbinde, die mit einer Mischung aus den ätherischen Ölen von Lavendel, Geranium, Rosmarin, Salbei und Thymian in einer pflanzlichen Lösung (*Tégarome,* siehe Seite 298) getränkt wird.

Eine Woche nach Behandlungsbeginn kann der Patient normal schlafen, denn die Brustkorbwunden sind sauber und auf *dem Weg der Vernarbung.*

Ein Ergebnis, mit dem ich keineswegs gerechnet hatte: Die Wunde in der Ohrmuschel ist vollständig verheilt. Ich hatte meinem Patienten empfohlen, sie auf die gleiche Weise zu behandeln wie seine Gürtelrose, die *drei Wochen nach Behandlungsbeginn* vollkommen ausgeheilt ist.

Die Behandlung von Gürtelrosen gehört zu den Aufgaben, die die Phyto- und Aromatherapie problemlos übernehmen kann. Innerhalb von *fünf bis fünfzehn Tagen* zeigen sich in der Regel die Erfolge, unter der Bedingung allerdings, daß zwischen dem Ausbruch der Krankheit und dem Behandlungsbeginn nicht mehr als ein Monat liegt. Nach dieser Frist wird es schwieriger.

Dritte Krankengeschichte:
Herr S., 73 Jahre alt, ehemaliger Häftling von Neuengamme (war im Widerstand tätig gewesen).

Im Februar 1960 besucht mich der damals Sechsundfünfzigjährige zum ersten Mal. Er beklagt sich über dauernde *Schwächezustände, Diabetes, Reizbarkeit* und *Arterienentzündung im rechten Bein.* Ein Jahr zuvor hatte man seine Gallenblase entfernt.

Die Analysen sind relativ gut, von einem überhöhten Cholesterinspiegel (340 mg%) und einem erhöhten Harnsäuregehalt im Blut (78 mg) abgesehen. Außerdem stelle ich eine degenerative Veränderung der Aorta und eine hochgradige Erweiterung und Verlängerung des Dickdarms fest, die auf eine hartnäckige Verstopfung zurückzuführen ist.

Die Röntgenbilder der Wirbelsäule zeigen eine deutlich erkennbare Arthrose und einige Verformungen, die wahrscheinlich auf Schläge zurückzuführen sind.

Blutdruck 120/90, Größe 1,65 m, Gewicht 60 kg (nach der Rückkehr aus der Verschleppung wog der Patient nur 45 kg).

Behandlung: Pflanzenmischung mit dem Ziel, Leber und Kreislauf zu beeinflussen, dazu infektionsbekämpfende und stärkende Essenzen: Muttertinkturen von Artischocke, Brennessel und Löwenzahn und ätherische Öle von Thymian, Rosmarin, Lavendel und Majoran.

Darüber hinaus *Heparin, die Spurenelemente* ›Mangan‹ und ›Mangan-Kobald‹ und *Diastasen* aus der Bauchspeicheldrüse.* Zusätzlich verordne ich Massagen der Wirbelsäule.

Zwei Monate später fühlt sich Herr S. bedeutend besser, obwohl sein Zustand noch nicht gut ist.

Ich verordne eine *Zelltherapie* (Plazenta, Leber, Milz, Zwischenhirn, Herz, Knochemark, April 1960). Dazu weiterhin Phyto- und Aromatherapie als Basisbehandlung mit abwechselnd Jod, Schwefel, Magnesium und Phosphor ... Meine Behandlung zielt auf eine allgemeine Stärkung des Organismus ab, durch die Wiederherstellung eines natürlichen Gleichgewichtes, mit besonderer Betonung der krampflösenden, kreislaufstärkenden und verdauungsfördernden Faktoren.

Innerhalb von drei Monaten ist der Cholesterinspiegel auf 260 mg% gesunken und sinkt in den darauffolgenden drei Monaten weiter auf 220. Der Harnsäuregehalt im Blut ist unverändert, die übrigen analysierten Werte normal.

Der Patient besucht mich zuerst alle zwei, später dann nur noch alle drei Monate. In dieser Zeit wird er wieder erstaunlich aktiv.

---

* Diastasen sind Fermente.

Die Arztbesuche werden immer sporadischer; die jährlichen Analysen werden beibehalten.

Kontrolluntersuchung im Mai 1978, also *acht Jahre nach Behandlungsbeginn.* Ausgezeichneter Allgemeinzustand. Der Patient ist sehr aktiv, hält viele Vorträge und arbeitet mit Erfolg auf dem künstlerischen Sektor. Die Blutanalysen sind normal, abgesehen von dem Gehalt an Harnsäure, der zwar immer noch zu hoch ist (74 mg), doch die Zahl allein ist nicht sehr alarmierend.

Vierte Krankengeschichte:
Herr A., 54 Jahre alt, Professor für Zahn- und Kieferchirurgie. Mit dreizehn Jahren erkrankte er zum erstenmal an *Asthma;* er leidet an Heuschnupfen und an anaphylaktischen Anfällen*, die auf bestimmte Lebensmittel zurückzuführen sind. Seit einigen Jahren nimmt er regelmäßig kortisonhaltige Medikamente, die nur während Kuren abgesetzt werden.

Im *Oktober 1971* erster Besuch in meiner Praxis. Ich verordne eine Mischung aus den ätherischen Ölen von Thymian, Ysop, Zypresse und Majoran und eine Mischung aus den Muttertinkturen von Schachtelhalm, schwarze Johannisbeere und Löwenzahn: je 30 Tropfen in einem ¾ Glas lauwarmen Wassers zehn Minuten vor jeder Mahlzeit (mein gebräuchliches Rezept). Dazu während der beiden Hauptmahlzeiten 2 Dragees *Pancréatinepapaïne* (ein französisches Arzneimittel). Bei Anfällen 1 Tütchen *Asthmosine* (bestehend aus Theobromin, Baldrian, Valerian-Säure, Koffein und rotem Chinin) und dazu ein Heiltee: *Beruhigende Kräutermischung* von Lehning.

Drei Monate später fühlt sich Herr A. besser, weniger schnell erschöpft bei seiner Tätigkeit als Chirurg und Universitätsprofessor. Die Behandlung wird mit geringfügigen Änderungen fortgesetzt; zusätzlich verschreibe ich Magnesiumchlorid und Kola und fünfzehn Wirbelsäulenmassagen – die Wirbelsäule ist etwas steif und von einer leichten Arthrose befallen – mit dem Ziel, den Brustkorb freizubekommen.

Im März 1972, fünf Monate nach Behandlungsbeginn, greift Herr A. nur noch in Ausnahmefällen zu *Asthmosine;* er ist mit dem Behandlungsergebnis sehr zufrieden.

---

* Anaphylaxie ist eine Sonderform der Allergie.

Für die darauffolgenden sechs Monate erstelle ich drei verschiedene Behandlungspläne und verschreibe Erdrauch, kleines Habichtskraut, leberschützende und krampflösende pflanzliche Stoffe, Diastasen, besonders *Realdyme* (ein Getreideauszug in Pulverform, der seit einigen Jahren auf gastroenterologischen Stationen klinisch untersucht wird), das man über die Nahrungsmittel streut. Natürlich werden die Essenzen von Zypresse, Ysop, Thymian, Majoran, Fichtennadeln und Zimt beibehalten.

Im Juli 1973, achtzehn Monate nach Behandlungsbeginn, meint Herr A. selbst, es ginge ihm seit bereits einem Jahr erheblich besser.

Die gleichen Ergebnisse werden 1978 bestätigt.

Viele andere Krankengeschichten könnten hier aufgeführt werden, bei denen so ziemlich alle in der Praxis vorkommenden Symptome, auch die schwerwiegenden und komplexesten, eine Rolle spielen und bei denen die *Phyto-Aroma-Therapie* – allein oder in Verbindung mit anderen Behandlungsformen – Resultate erzielt, die bis heute mit keiner anderen Behandlungsform auf die gleich befriedigende Weise erzielt werden können. Folgendes sollte man sich ständig vor Augen führen: Wenn solche Therapien in der Lage sind, Krankheitssituationen, die durch den Mißbrauch der Chemotherapie dramatisch geworden sind, zu retten, sollten sie dann nicht vor anderen Behandlungsformen angewendet und erst, wenn sie scheitern, durch ›brutale‹ Medikamente ersetzt werden?

Ist das im Grunde nicht eine Frage *des gesunden Menschenverstandes?*

Vorsicht vor Scharlatanen

Im Grunde gibt es keine schlechten Behandlungsformen, sondern nur deren schädliche Anwendung. Die Chemotherapie hätte sicher nicht diesen schlechten Ruf, den sie im Augenblick genießt, hätten die Ärzte sie immer mit reiflicher Überlegung eingesetzt, das heißt, nach sorgfältiger Diagnose, durch genau festgelegte Dosierungen, während genau bestimmter Zeitspannen. Der völlig sinnlose Mißbrauch, der mit Antibiotika und synthetisch hergestellten Produkten getrieben wurde, die völlig wahllosen Verschreibungen haben dieser Behandlungsform auf das schwerste geschadet.

Die Homöopathie, die hervorragende Wirkungen erzielen kann, wenn sie von kompetenten Spezialisten eingesetzt wird, muß hie und da hinnehmen, daß ein Schatten auf ihre reine Weste fällt. Dies verdankt sie den Ignoranten, die glauben, die Materie zu kennen, ohne sie genügend studiert zu haben. Sie halten sie für leicht und gefahrlos. So kann sich niemand wundern, wenn ihre Verordnungen, die eher Phantasiegespinsten gleichen, keinerlei positive Wirkungen auslösen und zum Scheitern verurteilt sind.

In noch höherem Maße verdankt sie dies den ›Schlauen‹, von denen R. Perrey, der Direktor der L.H.F. (homöopathische Labors Frankreichs) spricht. Von der Aureole profitierend, die die Homöopathie umgibt, verschreiben gewisse Ärzte in totaler Anarchie, nur weil es bei Laien Eindruck macht, die verschiedensten Lösungen. Will man eine Heilmethode sabotieren, dann ist dies der erfolgversprechendste Weg.

Eilige Verallgemeinerungen sind an der Tagesordnung. In den Augen des enttäuschten Kranken ist natürlich nicht der Pseudo-Homöopath an dem Scheitern der Behandlung schuld, sondern der gesamte Berufsstand, sprich die Therapieform. In diesem Zusammenhang möchte ich nur darauf hinweisen, daß es in Frankreich im Augenblick ungefähr tausend qualifizierte Homöopathen gibt und dreitausend Praktiker, die mehr oder weniger häufig homöopathische Mittel einsetzen.

Wie nicht anders zu erwarten war, droht auch der Phyto- und der Aromatherapie die gleiche Gefahr.

Mit einem Unterschied allerdings: Ärzte, die die Technik an sich nicht beherrschen, verschreiben in der Regel nur die Pflanzen und Essenzen, deren Eigenschaften ihnen vertraut sind und die sie zu gebrauchen wissen. Ihre Verordnungen sind überlegt und in der Regel einfach. Man kann nicht oft genug wiederholen, daß Verordnungen, die möglichst viele verschiedene Stoffe umfassen, weder besonders wirkungsvoll noch besonders sicher sind.

Die Patienten, die mit einfachen Verordnungen behandelt werden, profitieren davon.

Seit 1972 haben mich Kollegen auf das merkwürdige Treiben eines jungen Arztes hingewiesen, der sich als Mitglied meiner

Forschungsgesellschaft eingetragen hatte. Verschiedene Apotheker schickten mir Verordnungen dieses Arztes, die sie nicht ausführen wollten, da sie völlig unsinnig waren, eher Schaden anrichten würden und zum Teil einfach nicht herstellbar waren. Ich wurde mehrmals gebeten, diesem Treiben ein Ende zu setzen und dem Arzt das Handwerk zu legen. Dieser ›Arzt‹ setzt übrigens alle Werbemittel ein, die erfolgversprechend sind: Rundschreiben, Besuche bei Händlern etc., wobei er natürlich seine Methoden hervorhebt, die angeblich auf den Eigenschaften von Pflanzen und aromatischen Essenzen beruhen.

In der Gefahr, ein Komplize dieses zungenfertigen ›Mediziners‹ zu werden, möchte ich den Zeitpunkt, öffentlich gegen ihn vorzugehen, nicht länger hinausschieben.

Ich drucke zwei Verordnungen des Dr. X ..., der in Paris praktiziert, vollständig ab. Solche Verordnungen werden von ihm im Fließbandverfahren hergestellt.

Erste Verordnung:

Psychosoma-Kapseln
Beladonna-Pulver 0,019 g, Majoran-Pulver 0,019 g, Maiglöckchen-Pulver 0,01 g, Meprobamat 0,019 g, Phenyl Ethyl Malonyl Harnstoff 0,02 g, Ysop-Pulver 0,01 g, für 1 Kapsel Nr. 90
1 Kapsel morgens, mittags und abends. Bei Schläfrigkeit nur 2 oder 1 Kapsel täglich. Das Rezept trug zusätzlich den Stempel:
Nur falls nach Ansicht des Patienten notwendig

Ärzte werden auf Anhieb bestimmte Ungereimtheiten feststellen: Dieses allem Anschein nach ›wissenschaftliche‹ Rezept hat ein einziges Ziel: Zwei dem Patienten unbekannte chemische Stoffe hinter vertrauenerweckenden Mitteln der Phytotherapie zu verstecken. Ein bewußt begangener Betrug am Patienten und darüber hinaus ein Beweis totaler Unkenntnis elementarer Verschreibungsregeln. Dann der merkwürdige Stempel: *Nur falls nach Ansicht des Patienten notwendig.* Wozu werden dann Ärzte überhaupt noch gebraucht? Ein weiterer Hinweis: *Der Name der Kapsel ist eine reine Erfindung.* Es handelt sich keineswegs um eine Standardverschreibung, wie Patienten vielleicht annehmen.

Zweite Verordnung:

Geschweißte Kapseln
Sassafras-Pulver 0,01 g, Kümmel-Pulver 0,01 g, Geranium-Pulver 0,01 g, Eschen-Pulver 0,01 g, Mefenorex 0,04 g, Fenproporex-Lauge 0,01 g, Meprobamat 0,15 g, Phenyl Ethyl Malonyl Harnstoff 0,02 g, Thyroxin 0,00075 g, Pulver aus den Blättern der Digitalis purpurea 0,0075 g, Dehydrocholische Säure 0,30 g, Aloe-Pulver 0,01 g, Sennes-Pulver 0,01 g, Bilsenkraut-Pulver 0,01 g, Sternanis-Pulver 0,01 g, für je 2 Kapseln Nr. 30 (halbierte Kapseln). Apotheker, bitte präzisieren, ob man noch weiter halbieren sollte. Morgens und mittags vor den Mahlzeiten 1 Kapsel.

Sechzehn verschiedene Stoffe, fünf chemische und 11 pflanzliche, sind mit der größten Phantasie miteinander vermischt. Kein einziger Arzt, der sich auf die *Phytotherapie* spezialisiert hat, würde es wagen, solche Verordnungen zu schreiben. Übrigens weiß der verschreibende Arzt wohl nicht so genau, was seine Teufelsmischung bewirkt, denn er bittet den Apotheker um Rat. Und die Bezeichnung *geschweißte Kapsel* gibt es weder in der Medizin noch in der Pharmazie.

Die Apotheker, die sich bereits vor einigen Jahren weigerten, solche Verordnungen durchzuführen, waren ihrer Zeit weit voraus, denn vor kurzem erst haben die *Hautes Instances Pharmaceutiques** die Ärzte aufgrund der hohen Risiken, die Kranke bei solchen Verordnungen eingehen, eindrücklich und offiziell verwarnt und auf die Verantwortung der Ärzteschaft hingewiesen.

Die Apotheker ihrerseits wurden darauf hingewiesen, daß es ihnen *verboten ist, eigenmächtig Medikamente zu mischen, seien es Medikamente untereinander oder mit anderen Substanzen* (es folgt eine genau präzisierte Liste mit chemischen Produkten und solchen biologischen oder pflanzlichen Ursprungs).

B. T. stellte am 11. April 1975 im *Figaro*** die Frage: *»Müssen die Apotheker alle ärztlichen Verordnungen ausführen?«* Die Antwort kann nur lauten: *»Nein!«*

---

* Aufsichtsbehörde über das französische Arzneimittelwesen. Anmerkung des Übersetzers.

** Große Pariser Tageszeitung. Anmerkung des Übersetzers.

Diese von den Hautes Instances Pharmaceutiques ergriffenen Maßnahmen bestätigen auf eindrucksvolle Weise die Forschungen, die Paul Blanié, Apotheker und Direktor des *Institut de Recherches et d'Applications médicales* (I.E.R.A.M., Institut für medizinische Forschungen und deren Anwendung), seit einigen Jahren durchführt.

Dieser große Forscher, der in der ganzen Welt bekannt ist, hat für die Ärzteschaft, die Apotheker, überhaupt für alle, die am Heilwesen interessiert sind, besonders natürlich auch für die Hersteller von Arzneimitteln, ein einfaches System geschaffen, mit dessen Hilfe man förderliche oder schädliche Interaktionen verschiedener Elemente auf einen Blick ablesen kann. Seine Karteikarten sollten ihren festen Platz auf dem Schreibtisch eines jeden Arztes haben, der auf diesem Gebiet Verantwortung zu übernehmen hat.

Wie sieht es nun mit den von Ärzten erstellten Verschreibungen aus, die von den Apothekern erst auszuführen und nicht als Fertigprodukt im Handel erhältlich sind? Es wird allgemein festgestellt, daß diese Art von Verschreibungen einen immer *höheren Anteil* an den Gesamtverschreibungen gewinnen, eine Entwicklung, die im Hinblick auf eine ›maßgerechte‹ Behandlung der Patienten nur begrüßt werden kann, vorausgesetzt natürlich, daß die Ärzte ihr Handwerk verstehen.

»Unterliegen die von Ärzten für ihre Patienten individuell zusammengestellten Verordnungen«, schrieb Geneviève Dupoux im *Quotidien du médecin* (Ärztezeitung) am 12. Juni 1975, »den gleichen Kritiken, die wir soeben geäußert haben? Natürlich nicht, und das ist sehr gut so, denn einige von ihnen haben ein therapeutisches Interesse, das durch nichts ersetzt werden kann. Diese Verordungen, die auf traditionell gebräuchlichen Grundstoffen basieren, sind die Resultate galenischer Forschungen und kodifizierter, das heißt, standardisierter Kontrollen nach dem Arzneimittelrecht, die der praktizierende Apotheker sein Leben lang im Kopf hat und die, für sich allein, bereits als Summe ein wissenschaftliches Potential darstellen: die Unverträglichkeit bestimmter Produkte untereinander, die zulässigen Höchstdosierungen, die Dosierungen bestimmter aktiver Substanzen wie der Alkaloide, die Gesetzgebung, der giftige Stoffe und Substanzen unterliegen, die von einem Arzt in Verbindung mit anderen verschrieben werden usw.«

Die Information des Verbrauchers ist eine Pflicht, der nicht immer nachgekommen wird. Ich möchte meine Leser ganz offen warnen: Vorsicht vor falschen Phytotherapeuten, mißtrauen Sie denen, die unter dem Vorwand, Sie auf die Weise zu behandeln, die Sie selbst bestimmt haben, Ihnen chemische Cocktails verschreiben, bei denen die beigefügten Pflanzen oder Pflanzenauszüge nur die Rolle eines Feigenblattes spielen.

Gut ausgebildete, ehrliche und ihrer Verantwortung bewußte Ärzte sehen sich manchmal zu Recht gezwungen, die klassischen Wege zu verlassen, aber das ist kein Grund, »scharlatanhafte Verordnungen gewisser ›Abmagerungsspezialisten‹ weiterhin zu dulden«, wie die Mannschaft von Professor Simon (Universitätsklinik Pitié-Salpêtrière) im Juni 1975 unverblümt formulierte.

Wir stimmen mit ihm völlig überein: *Vorsicht vor Scharlatanen,* Vorsicht vor Betrügern auf dem Gebiet der Pflanzenmedizin!

Über den Berufsstand der Apotheker

Im Juni 1979 beschloß die französische Regierung, den Verkauf von ungefähr dreißig Heilpflanzen auch außerhalb von Apotheken und Heilkräuterhandlungen* zuzulassen. Hier ein Auszug aus der offiziellen Bekanntmachung *über den Verkauf von Heilpflanzen, die in der französischen Arzneimittelliste festgehalten sind, an die Öffentlichkeit.*

Der Premierminister beschließt:

§ 1. Die Pflanzen und Pflanzenteile, die nachstehend aufgeführt werden und die in die französische Arzneimittelliste aufgenommen sind, können auch von Personen verkauft werden, die weder Apotheker noch Heilkräuterhändler sind: Ackerstiefmütterchen, Bitterklee, Borretsch, Brombeerblätter, Eibisch, Eisenkraut, Enzian, Erika, Esche, Eukalyptus, Fichtenknospen, Glaskraut, Gundermann, Hibiskus, Hollunder, Hopfen, echte Ka-

* Die Inhaber und leitenden Angestellten von Heilkräuterhandlungen müssen in Frankreich eine besondere Ausbildung vorweisen können, bevor sie zum Beruf zugelassen werden. Anmerkung des Übersetzers.

mille, römische Kamille, Kirschstiele, Klette, kleinblütige Königskerze, Lavendel, Lindenblüten, Mädesüß, Malve, Melisse, Olive, Orange, Pfefferminze, Quecke, Rosenblütenblätter, weiße Taubnessel, Veilchen.

§ 2. Mit Ausnahme der nachstehend aufgeführten Pflanzen dürfen keine Pflanzen untereinander oder mit anderen Arten vermischt verkauft werden: Eisenkraut, Hibiskus, Kamille, Lindenblüten, Orange, Pfefferminze.

Wie zu erwarten war, schlugen nicht die Apotheker Alarm, die seit langer Zeit Spezialisten auf dem Gebiet der Phyto- und Aromatherapie sind – ihre Kundschaft ist treu, und ihr durch langjährige Arbeit erworbener Ruf bringt ihnen täglich neue Kunden –, sondern diejenigen unter ihren Kollegen, die bemerkt hatten, daß ein neuer Wind weht, daß hier eine neue Kundschaft heranwächst und daß ihnen vielleicht Umsatz verlorengehen könne ...

Ich halte mich bewußt zurück; gewisse Professoren von pharmazeutischen Fakultäten haben zu diesem Thema ganz anderes geschrieben, und ›Registrierkassen‹ ist noch einer der harmloseren Ausdrücke, mit denen sie diese, ohne jeglichen Idealismus arbeitenden Apotheker bezeichneten ...

Als zusätzlichen Beleg für meine eher negative Einstellung diesem Berufsstand gegenüber hier der Ausschnitt eines vielsagenden Briefes:

Madame X., eine junge Apothekerin, hatte eine alte Pharmazie in der Normandie gekauft. Sie wußte, daß die Phyto- und Aromatherapie von Bedeutung war für ihre Apotheke, denn es befand sich in der näheren Umgebung kein einziges Geschäft mit Heilkräutern. Sie schrieb mir, daß sie beim Aufräumen auf dem Speicher einige Flaschen mit zehn Jahre alten aromatischen Essenzen gefunden habe, und bat mich, ihr die Kranken aus der Gegend zu schicken ...

Ich glaube, meine Leser haben bereits verstanden ... Um ganz deutlich zu werden, möchte ich noch hinzufügen, daß diese junge Apothekerin sich für die Phyto- und Aromatherapie interessierte, aber noch keine Zeit gefunden hatte, sich mit diesem Thema zu beschäftigen.

Wir sind heute davon überzeugt, daß Pflanzen, richtig aufbewahrt, ihre heilenden Eigenschaften ungefähr zwei Jahre bewahren, und daß aromatische Essenzen, vor Licht und Hitze geschützt, drei Jahre lang verwendet werden können. Unter gewissen Umständen kann sich die Frist für Essenzen um ein bis zwei Jahre verlängern. Auf alle Fälle ist es in der Phyto- und Aromatherapie immer besser, mit frischen Produkten zu arbeiten.

In meiner Eigenschaft als Präsident der *Société de Recherches,* die ich 1971 gegründet habe und die es sich in ihren Statuten zum Ziel gesetzt hat, die Verbraucher besser zu schützen, konnte ich die junge Dame nur bitten, mir einige Milliliter jeder Essenz zu Analysezwecken zu schicken, und danach mußte ich sie auffordern, den Rest der Essenzen sofort zu beseitigen.

Auf meinen Brief bekam ich keine Antwort; eine für ihre eventuellen Kunden höchst bedenkliche Einstellung.

Es hat den Anschein, als ob viele junge und progressive Apotheker sehr viel Wert darauf legten, nicht mit ihren andersdenkenden Kollegen in einen Topf geworfen zu werden. Ein 1975 in dem *Quotidien du médecin* (Ärztezeitung) erschienener Artikel von Jacques Degain hat mir große Hoffnungen gemacht. Die jungen Apotheker hatten auf einem Kongreß, der unter der Leitung von Philippe Morel stattfand, gegen den kommerziellen Charakter ihres Berufsstandes protestiert.

»Um unsere Verantwortung zu unterstreichen«, sagte Phillippe Morel, »müssen wir in aller Deutlichkeit der Öffentlichkeit gegenüber klarstellen, daß Medikamente kein x-beliebiges Handelsobjekt sind. Wir dürfen uns nicht hinter dem Namen eines Geschäftes verbergen«.

In den Augen der jungen Studienabgänger ist es schockierend, daß es überall nur heißt: ›Post-Apotheke‹, ›Große Handels-Apotheke‹ oder ›Apotheke am Marktplatz‹, ohne daß die Kunden den Namen des Besitzers und dessen Universitätsdiplome erführen. Der kommerzielle Charakter des Berufsstandes bringt immer mehr junge Apotheker in Harnisch.

Morell stützt seine Argumentation noch auf andere, interessante und fundierte Überlegungen. Aus den verschiedensten Gründen dürfen wir heute hoffen, daß die jungen Apotheker den Weg einschlagen werden, den die Besten unter ihren Vorgängern schon gebahnt haben, und Pflanzen und Essenzen zum Wohl derer, die endlich absolutes Vertrauen in sie haben möchten, in der bestmöglichen Form auf Lager haben werden.

Der Platz der Phyto- und Aromatherapie in der internationalen Pharmakopöe

Allgemein wird angenommen, es dauere dreißig bis fünfzig Jahre, bis sich eine neue Idee durchgesetzt hat. Ich glaube eher, daß dies noch viel länger dauert, wenn die ›neue‹ Idee jahrhunderte-, wenn nicht gar jahrtausendealt ist und die Zeitläufte in einer Art Dauerschlaf überstanden hat.

Das trifft auf die Ernährung zu, die, ausgeglichen und auf gesunden Produkten basierend, viele Beschwerden und Krankheiten heilen kann; Fettsucht ist in den meisten Fällen auf ein humorales* Ungleichgewicht zurückzuführen. Hippokrates war einer der ersten, aber beileibe nicht der einzige, der sagte: »Es gibt Krankheiten, die nur durch die Ernährungsweise geheilt werden können.« Überlegen Sie sich nur einmal, wie sich der größte Teil der westlichen Bevölkerung seit dreißig Jahren ernährt! Es hat lange gedauert, bis eine Reaktion einsetzte, die heute unter den Schlagworten ›neue Küche‹ oder ›Diätküche‹ oder, feiner ausgedrückt, ›neues Eßbewußtsein‹ in aller Munde ist.

Schauen wir uns das einmal näher an. Die ›Neuheit‹ besteht darin, nicht alles wie ein Vielfraß in sich hineinzuschlingen, sondern sich im Winter ›kalorienreicher‹ zu ernähren als im Sommer und Nahrungsmittel zu wählen, die so wenig wie möglich vergiftet sind. Plötzlich erinnert man sich daran, daß Schweine, die mit Kartoffeln und Kastanien ernährt wurden, besser schmecken als diejenigen, die mit Hormonen und Antibiotika künstlich schlachtreif gespritzt werden. Das gleiche trifft natürlich auch auf Kälber und Hühner zu. Übrigens, die Fleischproduzenten, die ihre Tiere im industriellen Stil großziehen, essen ihre eigenen Produkte nicht, da die Exkremente der Tiere, wie sie selbst zugeben, nach dem Tod riechen.

Zu Hippokrates' Zeiten gab es natürlich noch keine synthetisch hergestellten Hormone oder Antibiotika. Doch viele Tiere waren schon damals nicht genießbar; ich spreche von kranken Tieren, die, bevor die Krankheit zu offensichtlich wurde, schnell geschlachtet, in Stücke zerteilt und zwei, drei Meilen entfernt auf dem Markt verkauft wurden, eine ›Verkaufstechnik‹, die sich

---

* humoral = die Körperflüssigkeiten betreffend.

bis heute erhalten hat. Sie brauchen nur einmal die Tageszeitungen durchzublättern.* Und in den Zeitungen steht nicht alles, aus einem einleuchtenden Grund: die Überwachungsstellen sind personell so schwach besetzt, daß nur ein Bruchteil der Verstöße gegen das Gesetz bekannt wird.

»Viele Dinge, die vergessen worden sind, werden zu neuem Leben erweckt. Können wir das Neuheit nennen?« schrieb Horaz.

Genau das könnten wir zu dem aktuellen Stand der Phyto- und Aromatherapie sagen. Die derzeitige Mode hat manche Autoren dazu veranlaßt, ihre Werke ›Erneuerte Phytotherapie‹ oder ›Die neue Phytotherapie‹ zu nennen, irreführende Bezeichnungen, die bedauerlicherweise moderne Werbestrategien übernehmen und die Phytotherapie in die Nähe der ›Super-Nudeln‹ des Lebensmittelhändlers bringen. Medizin als Marktforschungsobjekt! Und dann beklagen sich die Ärzte, wenn sie als Händler angesehen werden ...

Das Augenscheinliche, Offenkundige gehört zu den Raritäten, die man nicht oft genug erwähnen kann. Als die Organisatoren eines Symposiums über die Phytotherapie, das erst kürzlich unter meiner Leitung stattfand, mich baten, meine ›neuen‹ Ideen den Teilnehmern klarzulegen, stimmte ich gerne zu. Hier das Wichtigste:

Im Gegensatz zu dem, was manche Autoren voreilig meinen, ist die Phytotherapie kein neuer Therapie-Star; sie war schon immer die wichtigste Behandlungsform in der ganzen Welt und wird dies auch bleiben.

Entsprechend ihrer Zusammensetzung, sind die Pflanzen mit unvergleichlichen Kräften ausgestattet. Als vorbeugende und heilende Methoden sind die *Phytotherapie* und *die Aromatherapie* aufgrund ihrer antiseptischen und antibiotischen Eigenschaften seit Menschengedenken bekannt.

Wer die Phytotherapie als etwas Exotisches betrachtet, weiß nicht, daß mehr als 50% der französischen Medikamente, wie die aller europäischer Nationen, auf Pflanzen basieren oder zumindest Pflanzenauszüge enthalten. Um die Vielzahl der zu therapeutischen Zwecken eingesetzten Pflanzen kennenzuler-

* In Deutschland nahezu ausgeschlossen, da alles Fleisch, das in den Verkauf gelangt, von einem Tierarzt untersucht wird. Anmerkung des Übersetzers.

nen, muß man Frankreichs Grenzen nicht überschreiten: In Paris gibt es in der Pharmazeutischen Fakultät das größte Museum für Heilpflanzen der Welt. Diese Sammlung, die Dank der Bemühungen von Professor René Paris 1944 und 1945 gerettet werden konnte, zeigt die Reichhaltigkeit der weltweit eingesetzten Phytotherapie.

Die Heilpflanzen sollten allerdings nicht als Museumsobjekte betrachtet werden: Phytotherapeutische Forschungen werden zur Zeit in zahlreichen Ländern durchgeführt, nicht nur im Westen, sondern auch in Peru, Neu-Kaledonien, im Fernen Osten, in Schwarzafrika, auf Madagaskar, im Ostblock ... Dank analytischer Methoden und neuer Experimente erfährt die medizinische Welt in immer stärkerem Maße, wie begründet die empirischen Verschreibungen unserer Vorfahren waren. In der Tat verschreibt der heutige Phytotherapeut bei den gleichen Symptomen noch immer die gleichen Pflanzen – von wenigen Ausnahmen abgesehen –, nur daß er *ab und zu* besser versteht, warum er dies tut.

Forscher gehen alle nach der gleichen Methode vor: Sie versuchen, zuerst die Einzelbestandteile festzustellen und diese dann näher zu untersuchen, eine bei Heilpflanzen sehr komplizierte Aufgabe, denn sie enthalten 50, 100, 250, ja in bestimmten Fällen noch weit mehr einzelne Bestandteile (wie zum Beispiel die Kaffeepflanze, von der wir heute 608 Bestandteile kennen).

Diese analytische Arbeit erlaubt in den meisten Fällen, aber *nicht immer,* die Wirkungsweisen von Pflanzen zu erklären, ob diese nun als Heiltee, Sud, Pulver, Tinktur, Essenz oder verdampft angewendet werden ...

Die Verankerung im Volk

Die wissenschaftliche Betätigung mit der Phytotherapie darf deren traditionelle Verankerung im Volk nicht verdrängen. In Peru zum Beispiel heilt sich die Landbevölkerung im wesentlichen mit Pflanzen; die dazu notwendigen Kenntnisse werden von Generation zu Generation überliefert. In Lima werden in den Straßen Heilpflanzen verkauft, die aus allen Regionen des Landes stammen. Auch in Frankreich gibt es Märkte dieser Art, so in Besançon, Digne oder Vannes ... Auf der ganzen Welt werden von den Völkern Heilpflanzen aufgrund ihrer unzählbaren positiven Eigenschaften zur Bekämpfung von Krankheiten eingesetzt.

Zwei verschiedene Vorgehensweisen

In den entwickelten Ländern kann die Behandlung mit Phyto- und Aromatherapie auf zwei verschiedene Weisen erfolgen: Entweder man benutzt die *ganze Pflanze,* wie H. Leclerc und andere Autoren es empfohlen haben – ich selbst plädiere *ohne Vorbehalt* in den meisten Fällen für dieses Verfahren – oder einen Bestandteil der Pflanze, ein Molekül sozusagen, das allerdings nur bei einer eng begrenzten Anzahl von Krankheiten oder Syndromen eingesetzt werden kann.* Die Eigenschaften der ganzen Pflanze sind *globaler und gleichzeitig sanfter,* was nicht bedeutet, daß man sie intuitiv oder ohne ausreichendes theoretisches Wissen anwenden könnte; noch weniger ohne klinische Erfahrung: Unwirksamkeit, entgegengesetzte Wirkungen oder in bestimmten Fällen sogar schädliche Wirkungen wären die Konsequenzen.

Eine keineswegs immer sanfte Medizin

Phyto- und Aromatherapie sind keine Synonyme für sanfte Medizin. Von den giftigen Pflanzen abgesehen, können auch Pflanzen, die man für ›banal‹ hält, mehr oder weniger ernste Konsequenzen haben: Schwindelzustände, Übelkeit, Kopfschmerzen, Herzstolpern ... Dafür gibt es verschiedene Beispiele, und vor einigen Jahren hatte ich Gelegenheit, einige besonders krasse Fälle zu beschreiben: So können Lindenblüten in

* Es kann nicht einmal mehr die Rede davon sein, die mit bestimmten Produkten dieser Art (Digitalin oder Emetin zum Beispiel) erzielten Erfolge in Frage zu stellen oder die Einfachheit der Verschreibung zu bezweifeln ... Nach den vielen Zwischenfällen, die durch sie verursacht worden sind, ist die Dosierung solcher Produkte heute sehr ›beschränkt‹.

direktem Kontakt mit der Haut Ekzeme verursachen und als Heiltee paradoxerweise Schlaflosigkeit auslösen.*

Diese in der Regel nicht abschätzbaren Nebenwirkungen können bei unterschiedlicher Dosierung auftreten; das hängt von der Konstitution des Individuums ab. So kann die Verordnung einer Mischung aus den Ur-Tinkturen von Artischocke, Brennessel und Löwenzahn (bei Verstopfung und Kreislaufschwierigkeiten) bei bestimmten Menschen selbst in relativ schwachen Dosen Probleme auslösen, während sie bei anderen selbst hoch dosiert keine Nebenwirkungen verursacht. Dieses Beispiel gibt Georges Duhamel recht, der angesichts der unendlichen Verschiedenheit der Menschen meinte, jede Behandlung *sei ein Experiment.*

Gewisse Pflanzen können Allergien auslösen, so zum Beispiel Eukalyptus. Ich selbst habe erlebt, daß Eukalyptus-Essenz oder auch nur der einfache Aufenthalt unter einem Eukalyptusbaum asthmatische Anfälle auslöste.

Selbstbehandlung kann gefährlich werden, vor allem, wenn sie aromatische Essenzen beinhaltet. Bei Patienten, die zu hohe Dosen von Ysop-, Rosmarin- oder Salbei-Essenzen zu sich nahmen, wurden epileptische Anfälle beobachtet. Diese manchmal auch durch ärztliche Verordnungen ausgelösten Zwischenfälle wurden durch Experimente mit Ratten bestätigt. Aber auch bei einer als *ungefährlich eingestuften* Dosierung von Essenzen kann es bei *regelmäßiger* Einnahme, die sich über eine lange Zeit erstreckt, zu Nebenwirkungen kommen.

Ein letztes Beispiel: Kletterefeu oder andere Pflanzen der gleichen Gattung, die in bestimmten Ländern bei Husten verschrieben werden, können, regelmäßig als Heiltee eingenommen, selbst bei Kindern Leberzirrhose verursachen (Forschungsarbeiten des Kinderkrankenhauses in Lima, Peru).

---

* Normalerweise die Folge eines zu konzentrierten Heiltees; auch Pfefferminze kann Schlaflosigkeit verursachen, wenn der Tee zu stark ist.

Kann man diese Beobachtungen mit bestimmten astrologischen Beobachtungen in Verbindung bringen? Gelb, die Farbe der Venus, bedeutet beruhigend, verbindlich. Die Heiltees von beruhigenden Pflanzen, Lindenblüten zum Beispiel, sind, wenn der Tee nicht zu stark ist und nicht zu lange zieht, zartgelb, venushaft. Läßt man dagegen zu lange ziehen, länger als zehn Minuten, wird der Tee rötlich und auch seine Eigenschaften ändern sich: er erregt und kann Schlaflosigkeit auslösen.

Kurz: Phytotherapie ist keineswegs eine sanfte Medizin, vor allem, wenn sie auf mehr oder weniger phantasievolle Weise verordnet wird.

Viele unsaubere Begriffe

Die Phytotherapie wird seit einiger Zeit mit ungenauen oder unzutreffenden Begriffen umrissen, die wir nicht akzeptieren können. So wird sie als *›Küchen-Medizin‹* bezeichnet, was vielleicht daher rührt, daß die Phytotherapeuten immer wieder betonen, wie sinnvoll es ist, in der Küche Kräuter und Gewürze zu verwenden.

Auch den Ausdruck *›parallele Medizin‹* müssen wir zurückweisen, denn die Medizin ist immer ein Ganzes und sollte, je nach Fall, die verschiedenen zur Verfügung stehenden Heilverfahren benutzen, sei es die Akupunktur, die Krankengymnastik, die Bädertherapie, Homöopathie, elektrische Negativation und viele andere.

Ist die Phytotherapie dann eine *andersartige* Medizin? Der Ausdruck beinhaltet eigentlich nicht viel, denn jede Behandlung unterscheidet sich von der anderen, und die Therapien werden häufig erst sinnvoll, wenn sie gemeinsam eingesetzt werden.

Endlich müssen wir noch auf den falschen Gebrauch des Begriffes *traditionelle Medizin* hinweisen, wenn damit die an den Fakultäten gelehrte Medizin gemeint wird, im Gegensatz zu den Zweigen, die noch nicht oder nicht mehr offiziell gelehrt, und deshalb als die ›andersartigen‹ bezeichnet werden. Der Begriff traditionelle Medizin trifft nämlich, wenn man seinen gesunden Menschenverstand in Anspruch nimmt, auf die Phyto- und Aromatherapie genauso zu wie auf alle Therapien, deren Ursprünge *sehr weit zurückreichen.*

Hinter dem Streit um Worte ein Streit um Grundsätze

Dieser Streit um Worte, der keineswegs neu ist, beruht auf der Definition, die man dem Wort Medizin gibt. Der Larousse schreibt, die Medizin sei die »Wissenschaft, die die Erhaltung oder Wiederherstellung der Gesundheit zum Ziel hat«. Diese

Definition ist schon überraschend, zumal unter dem Begriff ›Wissenschaft‹ zu lesen ist, sie sei »die exakte und begründete Kenntnis bestimmter genau festgelegter Dinge«.

Kann die Medizin, die von heute wie die von gestern, wirklich behaupten, sie sei eine *exakte Wissenschaft?* Ohne die Fortschritte auf dem Gebiet der Medizin zu leugnen, die wir dem derzeitigen Stand der Wissenschaft verdanken, lassen sich zahlreiche Krankheiten nicht in den ›Geist der Geometrie‹ einordnen, der in den Augen von Professor Valette, dem früheren Dekan der pharmazeutischen Fakultät in Paris, zu Katastrophen führen kann.

Es handelt sich nicht darum, die Notwendigkeit wissenschaftlicher Forschungen, noch die unabdingbare Grundlagenforschung in Frage zu stellen. Die moderne Phytotherapie hat sich im übrigen seit langem in dieser Richtung engagiert und zahlreiche schwierige und langwierige Arbeiten auf sich genommen. Doch wir müssen anerkennen, daß diese Arbeiten zwar unsere Kenntnisse vertieften, aber zumindest bisher nicht zu revolutionären therapeutischen Konsequenzen führten. So handelt der Arzt richtig, der sich bei seiner Arbeit auch vom Empirismus leiten läßt, dieser »Heiligen Arche der Medizin, an die man auf keinen Fall rühren darf«, wie Trousseau sagte.

Die modernen Erkenntnisse bestätigen in den meisten Fällen das ›Wissen‹ unserer Vorfahren. So haben die Arbeiten über das Silizium gezeigt, daß diese richtig handelten, als sie bei Knochenbrüchen, Mineralmangel und Tuberkulose Schachtelhalm (die einheimische Pflanze, die den höchsten Silizium-Gehalt aufweist) verschrieben.

Die Stellung der Weltgesundheitsorganisation

Die Weltgesundheitsorganisation veröffentlichte einen langen Bericht, in dem mit Laboranalysen nachgewiesen wurde, daß zahlreiche Pflanzen von Eingeborenen auf der ganzen Welt zu Recht bei der Behandlung von Krankheiten eingesetzt werden, obwohl diese Völker weder pharmazeutische Handbücher noch medizinische Nachschlagewerke kennen.

Von dieser Feststellung ausgehend, schrieb die Weltgesundheitsorganisation: »Entwicklungsländer sollten sich nicht ausschließlich auf eine westlich orientierte Medizin, noch ausschließlich auf die in den Industrieländern ausgebildeten Ärzte stützen, um die Gesundheitsfürsorge in ihren Ländern zu gewährleisten. Es ist notwendig, daß eine Synthese hergestellt wird zwischen moderner und traditioneller Medizin.«

Gleichzeitig sagte die Behörde unmißverständlich das wiederauflebende Interesse an Heilpflanzen und traditionellen Heilmitteln voraus und bot den betroffenen Ländern die Hilfe bei der Erstellung von Gesundheitsprogrammen an, die besser angepaßt sind an deren sozio-ökonomischen Verhältnissen.

Die Phytotherapie verfolgt ihren Weg nach oben nicht nur in den Entwicklungs-, sondern auch in den Industrieländern, gestützt durch ständig neue wissenschaftliche Erkenntnisse.

Phyto- und Aromatherapie: Gefahr!

Zur Erinnerung:
Die Aromatherapie, das heißt, die Behandlung von Krankheiten mit Pflanzen-Essenzen, ist eine vorbeugende und zugleich heilende Methode, die sowohl zum innerlichen wie äußerlichen Gebrauch ätherische Öle einsetzt.

Die Aromatherapie ist auf Grund ihrer Kraft, die sie der Konzentration wichtiger Substanzen verdankt (zum Teil benötigt man 200 kg Pflanzen, um 1 kg ätherisches Öl zu gewinnen), die ›atomare‹ Form der Phytotherapie. Da ich die beiden Methoden in meiner Praxis fast immer gleichzeitig benutze, ziehe ich es vor, sie in einem Atemzug als Phyto- und Aromatherapie zu bezeichnen.

Ich möchte noch einmal darauf hinweisen, daß bei einer Behandlung des ganzen Menschen die Phyto- und Aromatherapie (die in meinen Augen eine Basis-Behandlung darstellt) durch eine gesunde und natürliche Ernährung ergänzt werden muß (Gemüse, Obst und Getreide gehören für mich zu den Heilpflanzen, was durch Analysen und klinische Resultate bestätigt wird); je nach Fall treten zusätzliche, in die gleiche Richtung zielende Therapien hinzu, wie Massagen, elektrische Negativation, Bädertherapie und andere.

»Können Sie meinen Fall einmal etwas näher anschauen?« bat mich eine Frau aus der Gegend von Lausanne in einem Brief vom

3. April 1983. »Bis zum Juli 1979 war bei mir alles in Ordnung. Danach mußte ich mich wegen eines Gebärmuttervorfalls einer Operation unterziehen. Drei Wochen mußte ich das Bett hüten; zwei Wochen davon wurde ich nur mit Suppe und Wasser ernährt. Trotzdem habe ich zugenommen. Nachdem ich entlassen wurde, habe ich alle möglichen Diäten versucht, aber nichts hat geholfen. Dann entdeckte ich in einer Zeitung die Anzeige einer Kräuterhandlung. Ich habe sofort angerufen und dem Inhaber meinen Fall erklärt. Er schlug mir vor, einen Fragebogen auszufüllen, was ich auch tat. Drei Tage später rief ich ihn wie vereinbart wieder an. Man sagte mir, man habe meinen Fragebogen ausgewertet, und ich litte an verschiedenen Dingen: Nervosität, Kreislaufschwierigkeiten, Kopfschmerzen, allgemeine Erschöpfung, Verdauungsschwierigkeiten usw. Für 575 Schweizer Franken (später dann noch einmal für 195 Schweizer Franken) schickte man mir Kräutertees und alle möglichen Produkte zum Einreiben und zum Baden. Die Firma hatte einen Plan mitgeschickt, wann ich was zu nehmen und zu tun hätte, den ich Ihnen beilege.

Nach drei Wochen sollte ich mich wieder melden. Ich erklärte, daß ich sehr enttäuscht sei, denn es hatte sich nichts geändert. Der Händler schlug mir vor, einen Teil der Produkte beizubehalten und einen anderen abzuändern. Das einzige Produkt, das mir wirklich zusprach, war ein Verdauungssalz, obwohl ich nicht wirklich an Verstopfungen leide. Ich hoffe, es ist Ihnen möglich, sich mit meinem Fall zu beschäftigen ...«

Ich schaute mir die beigelegten Unterlagen einmal näher an – es handelte sich um nicht weniger als achtzehn Produkte, die der Frau gleichzeitig verordnet worden waren, darunter sieben für Bäder und Lotionen – eine für ›Füße, Fesseln, Waden, Knie, Beine, Oberschenkel, Gesäß‹, eine andere für ›Finger, Hände, Armgelenke, Arme, Schultern, Rücken, Hüften‹, eine weitere für ›Hals, Brust, Rippenpartien, Leber, Magen, Bauch‹ und wieder eine für ›Stirn, Schläfen, vor und hinter den Ohren, Nacken‹ ...

Eigentlich hätte die Frau im Handumdrehen abnehmen müssen, denn zwischen der Zubereitung verschiedener Heiltees und deren genau vorgeschriebener Einnahme sowie den morgendlichen und abendlichen Einreibungen und Bädern war ihr wohl kaum Zeit übriggeblieben, sich zu ernähren ...

Tatsache ist, daß die Frau kein einziges Gramm verlor: Wir wissen, daß es Mangelödeme gibt, daß Sorgen die einen dünner und die anderen dicker werden lassen. Wir wissen auch, oder sollten es zumindest wissen, daß immer eine sorgfältige Untersuchung durchzuführen ist, unterstützt durch notwendige Analysen, und daß erst dann ein Behandlungsplan aufgestellt werden kann. Sogenannte Standardformeln und Standardbehandlungen taugen nichts.

Diese Frau hatte Glück, denn ich konnte ihr die Adresse eines qualifizierten Arztes übermitteln. Eineinhalb Monate später war alles wieder in Ordnung; mein Kollege hatte ihr mit einfachen Mitteln helfen können: eine phyto- und aromatherapeutische Grundbehandlung, die problemlos befolgt werden konnte (mit Salbei, Zypresse und Weißdorn in Form von Essenzen und Ur-Tinkturen), Magnesium und Schachtelhalm (zum Ausgleich des Mineralmangels und gleichzeitig als weitere Basisbehandlung), Bäder mit Meeresalgen und aromatischen Essenzen und endlich fünfzehn Massagen bei einem ausgezeichneten Masseur, denn die Wirbelsäule der Patientin wies erste Abnutzungserscheinungen auf. Außerdem waren Nacken-, Rücken- und Lendenwirbel verschoben, nur: bisher hatte sich niemand darum gekümmert.

Hier nun ein Brief mit einem ganz anderen Inhalt; er stammt von Herrn O. aus dem Departement Basses-Alpes:

»Seitdem ich Ihre Bücher gelesen habe, bin ich ein Anhänger Ihrer Methoden. Ich habe, glaube ich, soviel wie nur irgend möglich von Ihren Ratschlägen profitiert; mein Allgemeinzustand, der seit mehr als zwanzig Jahren zu wünschen übrig ließ, ist heute, wo ich achtzig Jahre alt bin, ausgezeichnet und ausgeglichen. Als Sechzigjähriger hatte ich einen Blutdruck von 260 und nahm Papavérine, Vibeline, Catapressan, Aldomet, Pervincamine, Adactazine, Tanakan, Anatensil* ... Trotzdem blieb mein Blutdruck zwischen 200 und 220. Zur gleichen Zeit litt ich an Verdauungsstörungen, wiederholten Stirnhöhlenvereiterungen und Atemschwierigkeiten. Ein Herzspezialist schlug mir einen Herzschrittmacher vor. Ich lehnte ab. Bis zu meinem zweiundsiebzigsten Lebensjahr war mein Zustand alles andere als erfreulich. Nach der Lektüre Ihrer Bücher suchte ich einen anderen Herzspezialisten auf, der mir empfahl, alle Medika-

* Französische Arzneimittel zur Blutdrucksenkung. Anmerkung des Übersetzers.

mente, die ich nahm, abzusetzen. Seit dieser Zeit trinke ich regelmäßig einen Kräutertee, der den Kreislauf beeinflußt und dessen Wirkung ich mit einigen Olivenblättern verstärke. Seit einigen Jahren hat sich mein Blutdruck auf 150/80 stabilisiert, und mein Puls schwankt zwischen 65 und 70 (früher lag er bei 45). Ich bin wieder ausgeglichen, fahre täglich mit meinem Wagen, und meine Atmung ist ausgezeichnet.

Ich nehme täglich Magnesium, und da ich in einer Gegend lebe, in der Thymian, Rosmarin und viele andere Pflanzen wild wachsen, benutze ich sie täglich bei der Zubereitung meiner Mahlzeiten.«

Seit fünfundzwanzig Jahren erhalte ich täglich viele solcher Briefe. Herr O. hatte den Weg gefunden, mit Hilfe einer überlegten und natürlichen Behandlungsform wieder gesund zu werden: Er hatte kurzerhand die so wirkungslosen wie unsinnigen Medikamente auf chemischer Basis in den Mülleimer geworfen.* Gleichzeitig hat er es verstanden, sich klug zu pflegen. Es ist nicht schade um die Ärzte, die weniger wissen als er, und auch nicht um die ›Wissenschaftler‹, die ihn über kurz oder lang ins Grab gebracht hätten.

Seit einigen Jahren verbreitet sich die Behandlung mit Pflanzen und aromatischen Essenzen in immer stärkerem Maße, und nichts deutet darauf hin, daß sie in Bälde wieder in Vergessenheit geraten wird; vor allem nicht nach den tragischen und wiederholten Niederlagen der Chemotherapie.

Von den verschiedensten Seiten wird heute eingeräumt, daß seit einigen Jahren das Unbehagen an einer ›Wissenschaftlichkeit‹ in immer stärkerem Maße wächst, die es nicht verhindern kann, daß jährlich in Frankreich 200000 Patienten an Herzkrankheiten sterben und ungefähr die gleiche Anzahl an Krebs.

Heute verlangen viele junge Ärzte und noch mehr Medizinstudenten, daß sie zuerst einmal *medizinisch* ausgebildet werden, das heißt, die verschiedenen Formen der Diagnostik wirklich lernen und dann wissen, welche Behandlung einzuschlagen ist. Sie verlangen nach therapeutischen Schemata, nach Rezep-

---

* Laut Statistiken nehmen 20 bis 73 % der Kranken nicht alle Medikamente, die ihnen verordnet werden. Bei Krankenhausärzten beträgt die Quote der Patienten, die die Verschreibungen nicht einhalten, 54 %! Außerdem wurde festgestellt, daß bei Verschreibungen, die wenige Medikamente umfassen und gut erklärt sind, die Patienten die Behandlung besser einhalten (*Médecine interne*, Januar 1980).

ten, die den Beweis ihrer Wirksamkeit abgelegt haben und mit denen sie den Kranken helfen können. Sie haben kein Interesse an Vorlesungen, die sich in aller Breite über die ausgefallensten Symptome auslassen; sie wissen, daß sie solche Fälle in ihrer Praxis wahrscheinlich nie zu Gesicht bekommen werden. Übrigens gibt es einen gewissen und durchaus wünschenswerten Automatismus, mit dessen Hilfe diese Kranken in spezialisierte Krankenhäuser dirigiert werden, wo die Kompetenz der dort tätigen Fachleute die beste Garantie für ihre Genesung ist.

Zum Abschluß möchte ich noch einmal unterstreichen, daß die einfachsten Verschreibungen in der Regel die besten sind, das heißt, die wirkungsvollsten ... unter der Bedingung natürlich, daß der verschreibende Arzt sein Handwerk versteht.

Medizin: Einfachheit, Wirksamkeit

Wir stellen heute einen maßlosen Medikamentenmißbrauch fest: ein Drittel aller Kranken belegt Krankenhausbetten aufgrund von Medikamentenmißbrauch und ein nicht zu unterschätzender Prozentsatz bezahlt ihn mit seinem Leben.

Wiederum möchte ich betonen, daß es keineswegs meine Absicht ist, die zum Teil großartigen Erfolge, die mit modernen Medikamenten erzielt werden, in Frage zu stellen. Jede tuberkulöse Hirnhautentzündung wäre ohne Streptomyzin tödlich. Doch wie viele schwer Erkrankte, wie viele Todesfälle müssen wir den wenigen Erfolgen entgegensetzen!

Die moderne ›wissenschaftliche‹ Therapie befindet sich unbestreitbar auf dem falschen Weg. Diesen Umstand dürfen wir nicht den Forschern zur Last legen, die von Zeit zu Zeit ein Medikament finden, das sich durch stärkere Wirksamkeit auszeichnet.* Doch stärkere Wirksamkeit ist in diesem Zusammenhang ein Synonym für Aggressivität, für mögliche und durchaus reale Gefahren. Nur weil zu viele Ärzte (und Verbraucher) diese Gefahren mißachteten, können wir heute nicht von einer zufriedenstellenden und wünschenswerten ›Volksgesundheit‹ sprechen, sondern müssen uns mit einer erschreckenden Situation

* Ungefähr 10000 Substanzen werden getestet, bis eine zur Entwicklung eines neuen Produktes führt.

abfinden, die wir nur als konstant aufrechterhaltene ›Volkskrankheit‹ bezeichnen können.

Durch den unsinnigen Gebrauch von Medikamenten, den zu viele Ärzte gemacht haben und immer noch machen, haben sie den Segen dieser Medikamente verraten, sind zu Folterern und Mördern geworden, obwohl diese Mittel ursprünglich zur Heilung, zumindest aber zur Linderung bestimmt waren.

Bei den meisten Syndromen gibt es nicht nur eine Heilmethode, auch nicht bei den schmerzhaftesten und schwersten. Alle medizinischen Disziplinen können Erfolge erringen, aber auch ganz banale Tatsachen: eine physisch wie moralisch einwandfreie Lebensführung und, als Voraussetzung dafür, eine ausgeglichene und gesunde Ernährung.

Für alle, die sich selbst pflegen wollen, möchte ich die Wichtigkeit einer exakten Diagnose unterstreichen und noch einmal auf die Einhaltung von Hygiene und gesunder Ernährung hinweisen, die oft schon ausreichen, um zahlreiche Beschwerden wirksam zu bekämpfen.

»In der Medizin kann alles nur nach seiner Wirkung beurteilt werden«, schrieb Ambroise Paré. Es ist nicht notwendig zu wissen, warum eine Behandlungsform wirksam ist; es reicht aus, wenn man weiß, daß sie wirksam ist, gefahrlos, erleichtert, verbessert oder heilt. Dann kann man sie getrost einsetzen.

Im ersten Jahrhundert unserer Zeitrechnung behandelte Dioskurides Krebskranke mit der Herbstzeitlose. Er wußte, daß diese Behandlungsform wirksam war, ohne die Gründe dafür zu kennen. In den folgenden Jahrhunderten haben die ›Wissenschaftler‹ diese Medikation verworfen. »Etwas verwerfen, nur weil man es nicht erklären kann, ist sehr unwissenschaftlich«, erklärte Henri Poincaré wiederholt. Man mußte bis auf das Jahr 1934 warten, in dem das Colchizin entdeckt wurde, ein Alkaloid, das eines der vielen Bestandteile der Herbstzeitlosen ist* und von vielen Autoren als krebsbekämpfend angesehen wird. Gott sei Dank hat Dioskurides wie auch die Ärzte, die ihm nacheiferten, nicht auf den ›wissenschaftlichen‹ Beweis gewartet, bevor er seine Kranken mit einer erprobten Medikation heilte.

---

* Alle Pflanzen sind äußerst kompliziert zusammengesetzt. Die Zahl der heute bekannten Bestandteile beträgt 100, 200, 300… die Kaffeepflanze hält im Augenblick mit 608 bekannten Bestandteilen den Rekord.

Die jungen Mediziner und vor allem die Medizinstudenten beklagen ihre Ausbildung, die viele therapeutische Methoden vernachlässigt oder verschweigt, obwohl sie ihnen in der Praxis hilfreich sein könnten. Die Weltgesundheitsorganisation hat sich für eine Rückkehr zu traditionellen Behandlungsformen ausgesprochen (Pflanzen, Hydrotherapie, Kinesitherapie usw.). Bei einer Meinungsumfrage im Jahre 1978 haben sich 50% der Franzosen dafür ausgesprochen, daß der Phythotherapie, Akupunktur, Homöopathie und Chiropraktik innerhalb der Ausbildung der Ärzte ein größerer Platz eingeräumt werden sollte.

Viele Ärzte, Apotheker und Studenten beschäftigen sich auf eigene Faust mit diesen Gebieten und lesen die dazugehörige Fachliteratur. Übrigens auch viele Laien, die oft zu Recht Angst haben, einen Arzt aufzusuchen, da er ihnen auch bei banalen Erkrankungen sofort viele synthetisch hergestellte Medikamente verschreiben würde.

Ein symptomatisches Beispiel aus meiner jüngsten Praxis: Eine Frau litt seit einem Monat an einer Bindehautentzündung. Ihr Augenarzt hatte ihr Antibiotika in Tablettenform und als Augentropfen verschrieben; als die Bindehautentzündung sich nicht besserte, sondern schlimmer wurde, wechselte der Augenarzt das Antibiotikum. Diese Verschreibungen sind im Grunde nicht ganz verständlich, denn Augentropfen auf pflanzlicher Basis heilten zusammen mit der uralten Augenpomade mit orangerotem Quecksilberoxyd die Bindehautentzündung *in einer Nacht.**

Die Giftigkeit bestimmter ätherischer Öle

Trotz des liebenswerten Namens, der an luxuriöse Parfüms oder an die Gerüche auf dem Lande erinnert, ist die Aromatherapie keine Behandlungsform, die nach ›Lust und Laune‹ angewendet werden kann. Ich habe mich schon immer geweigert, diese Behandlungsform wie auch die der Phytotherapie hinter dem irreführenden Namen – ›sanfte Medizin‹ – zu verstecken. Jede Therapieform, die etwas bewirkt, kann auch negative Auswir-

---

* Ein Detail am Rande: Die Kosten der Behandlung betrugen FF 9,80, die der beiden vorangegangenen Antibiotika-Verschreibungen FF 450,–.

kungen haben, und zwar abhängig von ihrer jeweiligen Schlagkraft.

Die Essenzen mit Ketonen gehören zu den gefährlichsten: Ysop und Salbei können in gewissen Dosen, die durchaus nicht immer sehr hoch sein müssen, epileptische Anfälle verursachen, genau wie Rosmarin und Fenchel, wobei die beiden ersten zusätzlich Aggressionen, die beiden letzten zusätzlich Furcht auslösen können. Wermut, Anis, Melisse und Pfefferminze können ebenfalls zu psychischen Schwierigkeiten führen. Thuja kann Krämpfe auslösen.

Das Problem ist so wichtig, daß verschiedene Autoren aufgrund von fünf Krankengeschichten, bei denen Essenzen zu Krämpfen mit anschließender Bewußtlosigkeit oder mehr oder weniger lang anhaltendem Koma geführt hatten, auf dies Problem zurückgekommen sind.* Die Analysen der untersuchten Essenzen und Experimente haben bewiesen, daß diese Essenzen nicht nur bei zu hoher, sondern auch bei ungefährlicher niedriger Dosierung, die aber über einen zu langen Zeitraum aufrechterhalten wurde, epileptische Anfälle auslösen. Bei zu langer Dosierung verschwanden die Symptome, sobald die Essenzen abgesetzt wurden. Verantwortlich für diese epiletischen Krisen sind verschiedene terpenhaltige Ketone: Kampfer, Thujon und die Mischung Pinocamphon/Isopinocamphon, deren Bedeutung nach Aussage der Autoren in ihrer Studie zum ersten Mal aufgezeigt wurde.

Hier nun eine neue Krankengeschichte aus meinem persönlichen Erfahrungsbereich, die in verschiedener Hinsicht interessant ist. Es handelt sich um den Sohn einer meiner früheren Patientinnen, der ich bei einer chronischen Bronchitis, die mit asthmatischer Kurzatmigkeit verbunden war, einer Stirnhöhlenentzündung und bei Ischias hatte helfen können und die seit dieser Zeit auf die Phyto- und Aromatherapie schwörte.

Vor sieben oder acht Jahren hatte sie Paris verlassen; 1977 litt sie zum erstenmal an Heuschnupfen, genau wie ihr damals zwölfjähriger Sohn. Da es in der Region keinen Phyto- und

---

* M. D. Steinmetz, P. Tognatti, N. Morgue, J. Jouglard und Y. Millet (Marseille): *Sur la toxicité de certaines huiles essentielles du commerce: essence d'hysope et essence de sauge* (Über die Giftigkeit gewisser im Handel erhältlicher ätherischer Öle: das ätherische Öl von Ysop und Salbei), in *Plantes médicinales et phytothérapie,* 1980.

Aromatherapeuten gab, wandte sie sich an einen traditionell ausgerichteten Kollegen, der für die beiden Patienten einen Behandlungsplan zur Desensibilisierung aufstellte: 1 Spritze pro Woche drei Jahre lang! Die Behandlung scheiterte. Die Patientin kehrte zur Aromatherapie zurück und beschloß, ihren Sohn und sich selbst mit Ysop-Essenz zu behandeln, die innerhalb kurzer Frist ausgezeichnete Resultate zeitigte: der Schnupfen und die zeitweilig auftretenden asthmaartigen Krisen wurden stark gemildert.

Die Frau beging den Fehler, sich auf den Rat eines Apothekers zu verlassen, der mit der Aromatherapie nicht vertraut war, und legte für sich wie für ihren *heranwachsenden Sohn* die tägliche Dosis auf zweimal fünf Tropfen fest. Der junge Mann glaubte, begeistert von den schnell auftretenden positiven Resultaten, es sei sinnvoll, die Dosis zu erhöhen, was er auch auf eine merkwürdige Weise tat: er zählte die Tropfen nicht mehr, sondern schüttelte die Flasche. Nach Meinung seiner Eltern muß er wohl jedesmal zehn bis zwölf Tropfen geschluckt haben, und das bis zu dreimal täglich, insgesamt also zwischen dreißig und vierzig Tropfen.

Nach sechs Wochen dieser ›Kur‹, von der die Eltern nichts wußten, erlitt der junge Mann im Juni 1980 vor dem Mittagessen einen epileptischen Anfall. Hinzufügen möchte ich noch, daß er während der Zeit sich öfters täglich die Nasenlöcher mit *Becotide* füllte, obwohl der Beipackzettel ausdrücklich zur Mäßigung rät, Mengen von *Valda-Pastillen* hinunterschlang und *Mag-2*-Ampullen (ein Magnesiumpräparat) leerte. Dazu kommt, daß er eben eine fünfmonatige Behandlung mit *Débrumyl* hinter sich hatte, die ein anderer Arzt zur Stimulierung der Psyche ihm verschrieben hatte, damit er sein Examen bestehe (!). Um das Bild abzurunden, möchte ich noch darauf hinweisen, daß sich der junge Mann seit einigen Monaten aktiv als Rudersportler betätigte und sich dabei zweifellos überforderte.

Nach diesem Zwischenfall, der insgesamt nur zwei Minuten dauerte, wurde der junge Mann zwei Tage auf der neurologischen Station des in der Nähe liegenden Krankenhauses untersucht. Der Stationsarzt vermerkte in seinem Bericht, daß der »Patient einen ersten epileptischen Anfall erlitten hatte, ohne besonderen auslösenden Faktor. Die Ergebnisse der neurologischen Untersuchung sind normal. Das Elektroenzephalogramm weist keine besonderen Anomalien auf«. Der Junge wird mit einem Rezept für ein Anti-Epileptikum entlassen, das er täglich ohne Unterbrechung mehrere Jahre zu nehmen hat.

Hier nun der ausführliche Abdruck des Briefes vom Vater des Jungen, der mir einige Tage später, am 20. Juni 1980, geschrieben hatte:

»Ich würde gerne wissen, ob Sie zu den beiden Hypothesen, denen wir uns gegenüberbefinden und die ich anschließend aufführe, aufgrund Ihres aktuellen Wissensstandes eindeutig Stellung beziehen können:

a) hat diese Überdosierung der Ysop-Essenz bei meinem Sohn *eine bis dahin schlafende Neigung zu Epilepsie geweckt* (in diesem Fall müßten wir ihn dementsprechend behandeln lassen und diese Krankheit auch bei der Berufswahl mit in Erwägung ziehen) oder

b) hat diese Überdosierung *ausgereicht, um bei jedem gesunden Menschen eine Epilepsie-Krise auszulösen* (in diesem Fall wäre mein Sohn nur das Opfer eines ›Zwischenfalles‹, der sich nicht wiederholen wird, natürlich nur unter der Voraussetzung, daß sich nicht wieder die Faktoren anhäufen, die einen *künstlichen* Elektroschock auslösen können).

Der leitende Stationsarzt der neurologischen Abteilung des Krankenhauses hatte weder mit Hilfe des Elektroenzephalogrammes noch der Ultraschall-Untersuchung noch der Blutanalysen etwas Auffallendes entdecken können. Als Laie auf dem Gebiet der Aromatherapie hatte er zuerst die Hypothese, die Ysop-Essenz sei der auslösende Faktor der Krise gewesen, beiseite geschoben. Nachdem wir ihm Ihr Buch gezeigt hatten, in dem auf die Gefahr einer epileptischen Krise bei Überdosierung der Ysop-Essenz hingewiesen wird, setzte er sich mit einem Kollegen des neurologischen Krankenhauses von Lyon in Verbindung, der diese Auswirkungen des Ysops bestätigte. Daraufhin empfing uns der Arzt zum zweitenmal und sagte uns, es sei ihm unmöglich, sich festzulegen. Man spürte, daß er dabei einen Hintergedanken hatte: für ihn war anscheinend klar, daß unser Sohn eine *Veranlagung* zur Epilepsie hat, die sich auch unter anderen Umständen eines Tages gezeigt hätte ... oder aber auch nie.

Es hängt also alles davon ab, ob wir beurteilen können, ob die von unserem Sohn unüberlegt *sechs Wochen lang* eingenommenen Dosen einen Anfall haben auslösen können (in diesem Fall wäre dieser nur ein *Zwischenfall*) oder ob sie eine Veranlagung des Organismus geweckt haben.

Der Arzt hat aus Vorsicht eine langjährige Behandlung auf der Basis von Gardenal angeordnet; *fünf Jahre* lang soll mein Sohn vor dem Schlafengehen eine Tablette Alepsal 10 täglich einnehmen.

Unser Sohn fühlt sich keineswegs krank, und wir haben nur unter großen Mühen sein Versprechen bekommen, bis zum Schuljahresbeginn Mitte September die Tabletten regelmäßig einzunehmen. Im Grunde mißtrauen wir der Chemotherapie, vor allem, wenn sie sich über Jahre erstreckt. Wir stecken in einem schlimmen Dilemma, das uns Angst macht: sollen wir darauf bestehen, daß unser Sohn sich medikamentös vergiftet (und das vielleicht für nichts und wieder nichts), oder dürfen wir ihm erlauben, eine Behandlung, die vielleicht notwendig ist, abzusetzen?

Und ist es nicht unsere Pflicht, ihm verschiedene Berufslaufbahnen, von denen er im Augenblick träumt, auszureden? Was für eine Enttäuschung für ihn! Und was für eine Verantwortung für uns, wenn es sich herausstellen sollte, daß unser Verhalten ungerechtfertigt ist! Denn unser Junge ist voller Vitalität.«

Ich möchte hier nicht lang und breit über diese Krankengeschichte reden, aber obwohl sie vielen anderen ähnelt, die ich kenne, scheint sie mir doch beispielhaft zu sein und eine längere Betrachtung zu verdienen.

Zuerst einmal handelt es sich um einen neuerlichen Beweis für die nicht zu leugnende Tatsache, daß die Ysop-Essenz unter bestimmten Voraussetzungen epileptische Krisen auslösen kann. Die Voraussetzungen (Überdosen über einen längeren Zeitraum hinweg) und die Folgen (epileptische Anfälle) sind identisch mit einer ganzen Reihe anderer Fälle. Bei dem jungen Mann kommt noch die Tatsache, daß er medikamentös vorbelastet war, erschwerend hinzu. Zum zweiten sollten diese Nebenwirkungen, die, wie gesagt, in der Literatur öfters beschrieben wurden, den Ärzten bekannt sein, vor allem aber den Neurologen. Wenn wir die Kenntnisse des Spezialisten aus Lyon lobend erwähnen, dann soll das nicht heißen, daß wir seinem Kollegen die Unkenntnis auf diesem Gebiet vorwerfen: das wäre ungerecht. Nach den jüngsten Umfragen beklagen sich zwischen 70 und 80% der Medizinstudenten und jungen Ärzte, daß die Therapeutik* heute an den medizinischen Fakultäten Frankreichs praktisch nicht gelehrt wird.

Seit mehr als dreißig Jahren stellen Studenten und junge Ärzte gravierende Fragen im Hinblick auf die Verantwortung, die sie einmal übernehmen sollen; sie beklagten den dramatischen Mangel an Vorlesungen, die sich mit Pflege und Heilung beschäftigen. Seit mehr als dreißig Jahren äußern sie ihre Angst vor den Kranken; verständlich, denn sie haben oft nicht einmal gelernt, mit den Fingerspitzen eine Niere abzutasten.

Das aufmerksame Studium dieser Krankengeschichte zeigt übrigens, daß auch ohne das ätherische Öl vom Ysop der Anfall durch die restliche, übertriebene Verschreibungspolitik hätte ausgelöst werden können, vor allem durch das *Débrumyl,* das, wie es erst seit kurzem im Beipackzettel heißt, bestimmte Nebenwirkungen verursachen kann, darunter auch das »mögliche Wiederaufleben von Anfällen bei Kranken, die durch eine vorhergegangene antiepileptische Behandlung stabilisiert worden waren«.

Ein Syndrom, wie es der junge Mann gezeigt hat, kann auf gar keinen Fall im Handumdrehen mit einem Standardrezept behandelt werden. Wäre es nicht angebracht gewesen, sich in einem solchen Fall Zeit zu nehmen, zu überlegen, wenn notwendig neue Informationen einzuholen, vor allem dann, wenn die, über die man verfügt, sich als wenig stichhaltig erweisen, das Problem als ein Ganzes zu sehen und nicht zu der leichtesten Lösung zu greifen und eine sich über Jahre erstreckende Behandlung anzufangen, vor allem bei einem Kranken, bei dem dies allem Anschein nach nicht notwendig war?

Als der junge Mann zum erstenmal in meine Praxis kam, hatte er zum zwanzigsten Mal *Alepsal* eingenommen. Ich ging seinen Erschöpfungszuständen energisch zu Leibe und bestand auf einer leichten Diät, einer vernünftigen Abwechslung zwischen Tätigkeit und Ruhe, einer gesunden und ausgeglichenen Ernährung und viel Schlaf, diesem unvergleichlichen Energiespender. Natürlich setzte ich alle Medikamente sofort ab. In den drei Jahren, die inzwischen verstrichen sind, war der junge Mann von weiteren Anfällen verschont geblieben.

---

* Lehre von der Behandlung der Krankheiten.

Krampfartige, epilepsieähnliche Anfälle, die im eigentlichen Sinne keine epileptischen Erkrankungen sind, können bekanntermaßen von den unterschiedlichsten Faktoren ausgelöst werden.

So dürfen wir bei dem Begriff ›natürlich‹ nicht automatisch an ›harmlos‹ oder an ›systematisch wohltuend‹ denken, während ›künstlich‹ immer mit negativen Eigenschaften beladen ist. Es gibt auch Fälle, in denen genau das Gegenteil zutrifft, zur großen Freude der Verteidiger der synthetisch hergestellten Medikamente. Als Beispiel möchte ich die Essenz der Bittermandel angeben: die künstlich hergestellte ist ungiftig, während das natürliche ätherische Öl ein gefährliches Gift ist.

Die künstlich hergestellten Essenzen werden durch die Umwandlung des Benzylidenchlorids unter Einfluß von Wasser oder Kalzium bei 150° gewonnen. Im Körper verwandeln sie sich dann in Hippursäure und werden mit dem Urin ausgeschieden. Die Ungiftigkeit dieser Essenzen ist nachgewiesen.

Die natürliche Essenz dagegen wird gewonnen, indem man Bittermandeln in *kaltem* Wasser zerstößt. Kochendes Wasser würde das Emulsin zerstören, ein Ferment, das zur Bildung des ätherischen Öles benötigt wird. Neben Öl (ca. 44%), Gummistoffen, Gerbsäure und Zuckerstoffen enthalten Bittermandeln eine stickstoffhaltige Substanz, das Amygdalin, und das Ferment Emulsin. Unter dem Einfluß von Wasser zersetzt das Emulsin das Amygdalin in Glukose, die Bittermandel-Essenz (dessen hauptsächlichster Geruchsträger das Benzoealdehyd ist) und Blausäure, die, wie jedermann weiß, ein gefährliches Gift ist.*

Man könnte natürlich das Gift durch wiederholtes Destillieren aus der Essenz eliminieren; dem steht eine Eigenschaft der Essenz entgegen: sie oxydiert sehr leicht im Kontakt mit der Luft. Das ist auch der Grund, warum man künstlichen Essenzen, die keine Blausäure aufweisen, eine bestimmte Menge an Blausäure zusetzt, um sie am Oxydieren zu hindern ...

Andere haben es schon lange vor mir gesagt: Es ist nichts so kompliziert wie das Einfache. Seit einigen Jahren sind viel zu viele belanglose Artikel über die Behandlung von Kranken mit Pflanzen und aromatischen Essenzen erschienen. Es gilt, die

* Diese Essenz findet sich auch in den Blättern von Kirschlorbeer und in den Kernen von Pfirsichen, Aprikosen und Kirschen (die sogenannte ›Kern‹-Essenz).

noch ungetrübte Begeisterung auszunützen und so schnell und gut wie möglich seinen Profit zu sichern.

Vor zwei Monaten erschien in einer unserer Fachzeitschriften ein Artikel, der vor dem kalifornischen Germer *(Veratrum californicum)* warnte, einer Pflanze, deren Genuß zu Mißbildungen führen kann. Nur: Diese Pflanze wird nur von schlecht beratenen Tieren gefressen, und bisher habe ich unter meinen Patienten, auch den Vegetariern, noch keinen erlebt, der die Wiesen abkäut ... Im gleichen Artikel warnt der Autor vor dem Tabak und berichtet, daß ein Mann, der sich Tabakblätter um den Bauch gewickelt hatte, um sie vor dem Zoll zu verstecken, vergiftet wurde. Auch hier kann ich nur sagen, daß derartige Verhaltensweisen nicht gerade alltäglich sind. Doch von diesen praktischen Überlegungen abgesehen, hat der Artikel durchaus seine Verdienste, denn er bestätigt, daß Pflanzen keine Placebos sind und aufgrund der ungeheuren Diffusionsfähigkeit ihrer Wirkstoffe durch die Haut hindurch zu Helfern, aber auch zu Feinden werden können (man denke nur an die Giftmischer des Mittelalters).

Die Phyto- und Aromatherapie ist eine gefährliche Medizin, das wird in allen ernsthaften Büchern erklärt, aber man kann es trotzdem nicht oft genug betonen.

Wilde Angriffe

Seit einigen Jahren bedarf es keineswegs mehr besonderen Mutes, um über die Phyto- und Aromatherapie zu sprechen, Bücher und Aufsätze darüber zu schreiben, Vorträge zu halten und Radio- bzw. Fernsehsendungen zu produzieren.

Das war nicht immer so. Noch vor zehn Jahren konnte ein Arzt, der es sich erlaubte, darauf hinzuweisen, daß die Chemotherapie nicht die einzige, sinnvolle Behandlungsform sei und der vielleicht noch betonte, daß die Phyto- und Aromatherapie oft Erfolge erzielte, damit rechnen, daß er von seinen Kollegen mit mitleidigem Lächeln bedacht wurde. Der Unkluge mußte manchmal sogar befürchten, auf heftige Kritik oder Beleidigungen zu stoßen.

Diese Verhaltensweisen sind altbekannt, vor allem in der Medizin, wo diejenigen, die sich nicht mit dem Wiederkäuen althergebrachter Meinungen zufriedengeben, seit jeher schnell aus der Gemeinschaft ausgeschlossen werden können. Jeder Erneuerer läuft Gefahr, verspottet und beleidigt zu werden, auch wenn er nicht neue Errungenschaften propagiert, sondern nur eine neue Art, Altbekanntes anzuwenden. Nur die kleinen, unbedeutenden Entdeckungen, Spielereien, die nichts umstürzen, werden toleriert, die großen, nützlichen, von vornherein verdammt. Denn sie sind Sand im Getriebe, stören den gewohnten Ablauf, kränken Eitelkeiten und verletzen gewisse Interessen. »Eine geniale Entdeckung im Gesundheitswesen«, schrieb Dr. H. Pradel, »die die vitalen Interessen der Industriellen in Frage stellt, hätte auch 1982 keinerlei Chance, auf breitem Gebiet angewendet zu werden.«*

Wir könnten mit zahllosen Beispielen belegen, daß wichtige Errungenschaften in der Regel erst zwanzig, dreißig, fünfzig Jahre später in der Praxis angewendet werden. Manchmal dauert es noch länger. Schon zwanzig Jahre vor dieser Veröffentlichung hatte ein Schweizer Arzt den Einfluß von raffiniertem Zucker auf die Zahnkaries untersucht. An Hand von mehreren hundert untersuchten Kindern im Alter von zwei bis sechzehn Jahren wies er nach, daß der weiße Zucker Karies verursacht. Von den Kindern, die ausschließlich unraffinierten Rohrzucker aßen, hatten 92% ein intaktes Gebiß, gegenüber nur 21% der Kinder, die mit weißem Zucker aufwuchsen. Die Verbraucher, aber auch die Zucker- und Zahnpastahersteller sollte dies nachdenklich stimmen. Doch da ja man meist tauben Ohren predigt, beschränkt sich die Vorbeugung gegen Karies weiter auf mehr oder weniger regelmäßige Untersuchungen, bei denen die Schäden nur festgestellt werden, auf lokale Behandlungen und vor allem auf die Anwendung von wundertätigen Produkten. Die Resultate sehen dementsprechend aus.

Ich möchte in diesem Buch auf Männer hinweisen, die unser Wissen in unschätzbarem Maße bereicherten, in ihrer Karriere aber mit großen Schwierigkeiten zu kämpfen hatten. So R. Guillemin, ein Arzt aus Dijon, der sich angesichts der Verständnislosigkeit von seiten derjenigen, die in unserem Land beauftragt sind, die Wissenschaftler bei ihrer Arbeit zu unterstützen, gezwungen sah, in die USA auszuwandern und 1971 dort den Nobelpreis für Medizin verliehen bekam.

---

* *Chroniques insolentes* (Unverschämte Chroniken, Verlag Seuil, Paris).

Das trifft auch auf Professor Milliez zu, der weit über unsere Landesgrenzen hinaus bekannt ist. Vor einigen Jahren wurde er von kleinmütigen Vertretern der ärztlichen Standesorganisation nach einem seiner Fernsehauftritte auf bösartige Weise stigmatisiert. Die Presse schlachtete weidlich aus, daß über dem Haupt des mutigen Leiters des Krankenhauses Broussais in Paris das Damoklesschwert des Ausschlusses aus der Ärzteschaft schwebte. Erst durch das Eingreifen eines Verteidigungskomitees, das aus Ärzten bestand, wurde der Fall zu den Akten gelegt.

Nun eine Anekdote aus dem Jahre 1943, die ich meinen Lesern zu gerne erzählen möchte: Ich war damals in meinem vierten Studienjahr* an der Faculté de Médecine und der Ecole du Service de Santé in Lyon, als mir die Idee kam, meine Doktorarbeit über die Arbeiten von Auguste Lumière und dessen Kolloid-Theorie zu schreiben. »Ich rate Ihnen auf das entschiedenste ab«, sagte mir ein Professor, »denn das ist der sicherste Weg, Ihre Prüfung nicht zu bestehen. Verteidigen Sie Ihre Arbeit über ein x-beliebiges Thema;** wenn Sie Ihren Titel erst einmal in der Tasche haben, können Sie äußern, was Sie wollen.« So war es jedoch nicht, denn zwei Monate nach der Erstveröffentlichung meines Buches *Docteur Nature* (1971) wurde ich vor ein Gremium der ärztlichen Standesorganisation zitiert, wo über meinen Ausschluß aus der Ärzteschaft verhandelt wurde.

Als letztes Beispiel möchte ich hier noch die sogenannte ›Affäre Pradal‹ erwähnen, die besonders lehrreich ist. Der Arzt und Pharmazeut hatte es sich erlaubt, die nicht immer sehr genauen Informationen der Arzneimittelhersteller für seine Kollegen, aber auch für die Verbraucher zu vervollständigen. Kaum war sein *Guide des médicaments les plus courants* (Führer der geläufigsten Medikamente, Verlag Seuil, Paris), 1974 erschienen, den er ohne jede Unterstützung und nur zum Nutzen der Patienten verfaßt hatte, da verbündeten sich neun Chemiekonzerne gegen den armen ›kleinen Doktor‹ (wie er sich selbst bezeichnete) und strengten vierzehn Prozesse gegen ihn an. Er hat ausnahmslos alle gewonnen!

---

* In Frankreich wird das Studium nicht in Semester, sondern in Studienjahre eingeteilt. Anmerkung des Übersetzers.

** In Frankreich muß jeder Doktorand seine Arbeit öffentlich vor einem Gremium verteidigen. Die Angriffe gegen Doktoranden können sehr heftig sein. Anmerkung des Übersetzers.

Hatte sich Doktor Pradal an folgenden Satz von Diderot erinnert: »Wenn man ein nützliches Werk verfaßt hat, dann hat man die Pflicht, es zu veröffentlichen«? Auf alle Fälle setzte er seine Arbeiten wie seine Veröffentlichungen fort, deren wichtigste zweifellos das *Dictionnaire critique des médicaments* ist (Kritisches Wörterbuch der Medikamente, Verlag Seuil, Paris), ein unerschöpfliches Nachschlagewerk, das jährlich auf den neuesten Stand gebracht wird und für jeden, der im Gesundheitswesen arbeitet, unentbehrlich ist.

Vor einigen Jahren setzte ich, zusammen mit Maurice Mességué, alles daran, Heiltees und Auszügen aus Kräutern wieder ihren gebührenden Platz einzuräumen und die Phyto- und Aromatherapie auch wissenschaftlich zu untermauern.

1971 gründete ich die erste französische Forschungsgesellschaft, die sich mit Phyto- und Aromatherapie beschäftigte, leitete zahlreiche Treffen und Kongresse, die im In- und Ausland bei der Kritik freundliche Beachtung fanden, als ohne jede Vorwarnung und ohne jeden direkten Anlaß im Juli 1976 im *Journal suisse de pharmacie* (Schweizer Apothekerzeitung) ein bösartiger Artikel erschien, der mir gewidmet war: *Der Scharlatan im Radio.* Ich hatte ihn noch nicht einmal gelesen, als von Kranken, aber auch von vielen Apothekern aus verschiedenen Ländern Briefe bei mir eintrafen, die mich bestürmten, den Artikel nicht einfach kommentarlos zu übergehen.

Doch das unveräußerliche Recht auf freie Meinungsäußerung und, noch schlimmer, das Recht auf Entgegnung, wurde mir verweigert. Kommentarlos. So profitierte ich von einer anderen Tribüne, einer Vierteljahreszeitschrift, deren Chefredakteur ich war, um meine Antwort zu publizieren. Hier nun *in extenso* die Anklage- oder, richtiger, die Schmähschrift, die gegen mich gerichtet war:

›Der Scharlatan im Radio‹

Der französischsprachige Schweizer Rundfunk läßt sich in eine Richtung treiben, die man zumindest als sehr anfechtbar bezeichnen muß. Von Zeit zu Zeit arbeitet er mit den benachbarten Auslandssendern zusammen, die den Wert einer Sendung nach den Reaktionen der Zuhörer messen, ein bei diesen Sendern verständliches Kriterium, denn sie leben von der Werbung, mästen sich daran, und die Publizisten haben nur ein Ziel: ein möglichst breites Publikum zu erreichen. Ich meine, der Schweizer Rundfunk sollte ihnen hierin nicht nacheifern.

Nun heißt es aber, er führe die Sendungen des Dr. Natur alias Dr. Valnet fort, da sie einen enormen Erfolg hätten. Das Prinzip der Sendung ist einfach: Dr. Valnet antwortet auf Fragen, die die Hörer hinsichtlich ihrer Gesundheit stellen. Meiner Meinung nach praktiziert Dr. Valnet illegalerweise und ungeniert die Medizin. Die Persönlichkeit dieses französischen Arztes ist recht interessant: ein eingebildeter, geschwätziger und raffinierter Scharlatan, der vor allem ein bewundernswerter Kaufmann ist. Er ist Präsident der *Association d'études et de recherches en aromathérapie et phytothérapie* (Studien- und Forschungsgesellschaft der Aromatherapie und der Phytotherapie). Dieser großspurige Titel ist bezeichnend für den durchtriebenen Kerl, der ein Schweizer Handelshaus damit beauftragt hat, die Produkte, die natürlich seinen Namen tragen, in unserem Land auf den Markt zu bringen. Mit typisch französischer Prahlerei und der Aureole eines Arztes und Chirurgen benutzt er den Sender kostenlos, um sich ins Gespräch zu bringen und seine Aromatherapie zu loben, die, muß man das wirklich noch betonen, nichts anderes ist als eine große Scharlatanerie, zumindest auf weiten Gebieten.

Trotz verschiedener Interventionen, darunter die des Walliser Kantonarztes und meiner eigenen, die vergebens beabsichtigten, die Aufmerksamkeit der Direktion des Senders auf diese Affäre zu lenken, fährt Dr. Valnet fort, im Schweizer Rundfunk Sprechstunden zu halten. Wenn jemand wie ich seit Jahren versucht – und ich bin, wohlgemerkt, keineswegs der einzige – unsere Kollegen immer wieder daran zu erinnern, ihre Rechte nicht zu überschreiten, bestimmte Medikamente nur gegen Rezept an Kunden auszuliefern, den Medikamentenmißbrauch ganz allgemein zu bekämpfen und so in gewisser Hinsicht die Rolle des Wächters der Volksgesundheit zu übernehmen, dann ist es sehr enttäuschend, wenn man feststellen muß, daß nur die Frechheit sich bezahlt macht. Unsere Gesetzgebung zwingt uns zu Recht zu großer Umsicht bei der Ausübung unseres Berufes; jetzt werden plötzlich mit Unterstützung offizieller Stellen große Lücken in das System der öffentlichen Gesundheit geschlagen. Es versteht sich von selbst, daß ich einer der ersten bin, der es begrüßt, wenn sich unsere Massenmedien mit Gesundheitsfragen auseinandersetzen. Doch sollten sie Ärzte und Mitglieder anderer mit Gesundheitsfragen bedachter Berufe wählen, die das Mikrofon nicht zum Eigenlob oder zum Verkauf der eigenen Produkte benutzen, sondern ausschließlich im Dienst der Volksgesundheit.

Erst vor kurzem habe ich während einiger Minuten eine Sendung von Dr. Valnet beim Autofahren verfolgt: Verblüffend, was da so behauptet wird. Ich habe gelernt, daß ein Gewürz das beste *Antibiotikum* sei; wenn ich das alles richtig verstanden habe, dann handelt es sich um die Muskatnuß. Eine ungeheuerliche Behauptung, und ich frage mich, wie viele Kranke, die derzeit mit Antibiotika behandelt werden, wohl ihre Medikamente absetzen und zu Muskat greifen.

Weiter hörte ich, Halsentzündungen seien am besten durch Gurgeln mit Brombeerblättersud und Einpinseln mit Methylen-Blau zu behandeln. Das hat nur einen Haken: In der Schweiz ist das Methylen-Blau von der Arzneimittelliste gestrichen worden, was Dr. Natur offensichtlich entgangen ist.

Ich unterschlage hier die feinsinnigen Anspielungen, die der französische Scharlatan in bezug auf die Eigenschaften von Pfeffer wohl unbedingt anbringen mußte. Die Erklärungen, die der Präsident der ›Aromatiker‹ zum Problem des vorzeitigen Haarausfalls machte, lohnen für sich allein die ganze Sendung: Dr. Valnet erklärte, er habe während des Zweiten Weltkrieges erlebt, wie Menschen aufgrund eines heftigen psychischen Schocks in einer Nacht ihre gesamten Haare verloren. Merkwürdigerweise kann er in solchen Fällen nicht helfen, was für die Raffinesse dieses Medikasters spricht. Vielleicht hat er aber nur noch kein eigenes Präparat zur Hand? In diesem Fall empfehle ich ihm, ein Präparat auf der Basis von Fett zu erfinden, mit dem die Bauern die Euter ihrer Kühe einschmieren, bevor sie sie melken.

Die Schweizer Milchkühe kennt unser Dr. Natur jedenfalls bestens.

Unterschrift:
G. Bédat«

»Wer nicht entgegnet, stimmt zu.« Diese Regel hat mich veranlaßt, im darauffolgenden Herbst folgendes zu veröffentlichen:

»Angesichts gewisser Tölpelhaftigkeiten, die ungeahnte Ausmaße annehmen können, fällt es mir schwer, ernsthaft zu bleiben. So hat mich der Artikel eines gewissen Herrn B., im *Journal suisse de pharmacie* (Schweizer Apothekerzeitschrift) erschienen, ergötzt, obwohl er keineswegs zärtlich mit mir umspringt. Im Gegenteil, er führt die schärfsten Geschütze auf, doch die Gehässigkeit, die zwischen den Zeilen seiner Ergüsse zu spüren ist, reizt mich zum Lachen.

Für diejenigen, die nicht das seltene Privileg hatten, die merkwürdigen Angriffe dieses Individuums selbst zu studieren, zur Information: Ich bin ›eingebildet, geschwätzig und raffiniert‹. Nun, das ist noch kein Grund zur Aufregung. Und wenn ›geschwätzig‹ ein Fehler sein sollte, dann muß ich die Verantwortung dafür ablehnen: meine ganze Familie ist geschwätzig.

Ich bin auch ein ›Scharlatan‹.

Aus welchen Gründen ich so geehrt werde? Nun, ganz einfach, ich besitze die Frechheit, in meinen Büchern, Aufsätzen, Vorträgen und Sendungen (die nicht nur vom Schweizer Rundfunk ausgestrahlt werden, sondern auch von anderen Ländern) die *Phyto- und die Aromatherapie* zu verteidigen, die, *muß man das wirklich noch betonen, nichts anderes ist als eine große Scharlatanerie.* Ganz abgesehen davon, daß das nicht gerade sehr liebenswert ist gegenüber den Wissenschaftlern und Forschern, die auf der ganzen Welt auch im Rahmen von Universitätsprogrammen ihre Kraft und Zeit in den Dienst der Phyto- und Aromatherapie stellen, wird Herrn B., seines Zeichens Apotheker, bald der einzige sein, der diese Therapien nicht kennt. Der Mangel an Besonnenheit erstaunt; ich frage mich, ob die Absicht zu beleidigen sehr hilfreich sein kann. Ich frage mich auch, ob Verleumdung denjenigen auszeichnet, der sich ihrer bedient. Es gibt soviel anderes zu tun, wenn man sich austoben will ... und man läuft nicht das Risiko, sich eines Tages vor den Schranken eines Gerichtes wiederzufinden.*

Ich hätte diesen Artikel mit schweigender Mißachtung bestraft, wäre ich nicht von allen Seiten bestürmt worden, mich öffentlich zur Wehr zu setzen. Ärzte, Apotheker und Leser meiner Bücher schrieben mir viele empörte Briefe und versicher-

* Mir wurde geraten, den Verfasser des fraglichen Artikels zu verklagen, doch ich habe davon Abstand genommen.

ten, auf meiner Seite zu stehen. So ist es falsch, wenn bestimmte Zeitungen behaupten, ein Krieg zwischen *sämtlichen* Ärzten und Apothekern auf der einen Seite und mir allein auf der anderen sei ausgebrochen. Für jeden, der sich auf diesem Gebiet auskennt, ist dies auch ohne Richtigstellung einleuchtend. Ich möchte die Gelegenheit benutzen und mich bei allen, die mich unterstützt haben, für ihre Freundschaft und ihr Vertrauen, herzlich bedanken.

»Ich hoffe, daß Sie auf dieses Geschmiere die richtige Antwort wissen«, schrieb mir ein Apotheker, »ich werde dafür sorgen, daß diese Antwort in der gleichen Zeitung veröffentlicht wird.« »Machen Sie weiter, lassen Sie sich nicht einschüchtern«, schreibt ein anderer. Während ein dritter den besagten Herr B. in der Presse als ›dumm und bösartig‹ bezeichnet. Für viele andere ist er nichts weiter als ›ein armer Kerl, der nicht über seinen Horizont hinaussieht‹ oder ein ›Verbrecher‹.

Als stellvertretende Antwort möchte ich hier den Brief abdrukken, den der Inhaber einer der größten Schweizer Apotheken an meinen Widersacher schickte:

»Mein lieber B.,
ich habe Deinen Leitartikel im *Journal suisse de pharmacie* (Schweizer Apothekerzeitung) gelesen, in dem Du Dr. Valnet an den Pranger stellst, der seit zwei Jahren für den Schweizer Rundfunk arbeitet. Diese Sendungen und auch andere in der gleichen Art sind sehr beliebt und werden heiß diskutiert. Der Grund? Immer mehr Menschen werden durch die unheilvollen Auswirkungen der Chemie sensibilisiert und suchen nach natürlichen Wegen zur Erhaltung ihrer Gesundheit. Ratschläge dieser Art finden sie kaum in Apotheken. So hören sie Dr. Valnets Sendungen ... Der Rundfunk ist dieser Entwicklung gegenüber aufgeschlossen, und es ist nur zu bedauern, daß viele Apotheker vor ihr die Augen verschließen. Es wäre interessant, die Gründe für dieses Verhalten zu erfahren.

Ohne polemisch werden zu wollen, möchte ich Dir in diesem Brief mitteilen, daß ich mit Deinem Artikel keineswegs übereinstimme und schlage Dir, um konstruktiv zu bleiben, folgendes vor:

Was wissen die Apotheker über die Aromatherapie, um nur ein Beispiel zu nennen? Nichts oder so gut wie nichts, obwohl Pflanzen ja zur *Res pharmaceutica,* zur pharmazeutischen

Sache gehören. So spürt das Publikum, daß die Apotheker, wenn sie um eine Essenz gebeten werden, im Grunde nichts davon verstehen. Wir dürfen also nicht erstaunt sein, wenn sich Drogisten für Essenzen interessieren; sie studieren die Bücher von Dr. Valnet, die absolut seriös sind und in vielen Universitäten, vor allem in Frankreich, geschätzt werden.

Deshalb schlage ich vor, die Apotheker über die Aromatherapie zu informieren; so können sie sich ein eigenes Urteil bilden und aufgrund von Tatsachen urteilen. Eine schöne und positive Aufgabe für die Schweizer Apothekerzeitung, nutzbringend für unseren Berufsstand.

Darüber hinaus könnte die Zeitung die Apotheker über viele Pflanzen informieren, deren wohltuende Eigenschaften bekannt sind (leider nicht bei den Apothekern!), die aber an den Universitäten nicht gelehrt werden.

Man könnte die Apotheker auffordern, ihre Kundschaft zu befragen, ob Blasenentzündungen wirklich mit Antibiotika oder anderen chemotherapeutischen Mitteln geheilt wurden. Ich selbst habe während meiner Tätigkeit noch keinen Fall kennengelernt, der wirklich ausgeheilt wurde. Und Du? Bei der Behandlung, die Dr. Valnet vorschlägt, werden aber die meisten Blasenentzündungen geheilt, und zwar mit natürlichen Mitteln, die in jeder Apotheke auf Lager sind. Keines dieser Mittel trägt den Namen des Arztes ...

Wenn die Apotheker in allen pharmazeutischen Fragen objektiv unterrichtet wären, dann würden sie die vielen wissenschaftlichen Arbeiten kennen, die vor einem übermäßigen Gebrauch von synthetisch hergestelltem Vitamin C warnen – im Augenblick werden sie aber nur von einem gewissen Teil der Industrie über bestimmte Einzelfragen informiert ...

Nun, mein lieber Präsident, das wären Artikel, die ich gerne in der Schweizer Apothekerzeitung lesen würde. Das wäre eine wirksamere Reklame für unseren Berufsstand als Dein Leitartikel, der in der Presse breitgekäut wird und unserem Ansehen schadet. Die von mir gewünschten Informationen könnten den Apothekern helfen, die Publikumswünsche besser zu verstehen. Dr. Valnet weiß, was das Publikum sucht, und bietet es ihm mit Kompetenz und Überzeugungskraft an, denn das, was er sagt, ist seit langem bewiesen.

Nun, zuerst informieren, dann urteilen ...

Das führt mich zu einer letzten Bemerkung: Ursprünglich hatte ich den Plan, zusammen mit Dr. Valnet ein eintägiges Seminar abzuhalten. Der Plan wurde aufgegeben, aufgrund des Widerspruchs von einflußreichen Persönlichkeiten innerhalb der Apothekerschaft. Wer steht dahinter? Haben die Schweizer Apotheker kein Recht, sich zu informieren? Sind sie nicht erwachsen?

Mit meinen besten Grüßen, lieber B., verbleibe ich ...«

Ich möchte in diesem Zusammenhang auch an die in der Presse veröffentlichte Erklärung von Bernard Nicod hinweisen, dem Programmdirektor von Radio Suisse Romande, der bestätigte, daß die Sendereihe *Conseils Santé* (Ratschläge zur Gesundheit), an der verschiedene Disziplinen jeweils abwechselnd teilnehmen, fortgesetzt wird.

Darüber hinaus möchte ich auf die ebenfalls in der Presse veröffentlichte Erklärung von Walter Hofer hinweisen, dem Vizepräsidenten des Schweizer Drogistenverbandes: »Wenn Dr. Valnet im Rundfunk spricht, gibt er nie den Namen einer Firma oder eines Präparates an. Seine Ratschläge sind vernünftig, und seine Erklärungen betreffen ein Gebiet, das er in allen Einzelheiten beherrscht.« In Walter Hofers Augen war ich »von der chemischen Industrie torpediert worden, die sofort mit aller Macht reagiert, wenn irgendwo ein Leck auftritt ... es ist offensichtlich, daß das, was Dr. Valnet sagt, nicht allen gefallen kann«.

Auch Leser und Hörer haben sich sehr schnell geäußert; von den abgedruckten Leserbriefen möchte ich nur zwei zitieren: *Erschreckend,* betitelt der eine seinen Brief, der am 9. August 1976 in *24 heures* abgedruckt wurde: »Die Reaktion der Ärzte auf die Sendungen von Doktor Natur ist beunruhigend. Sollten die Inhaber der medizinischen Wissenschaft etwa befürchten, ihre behagliche Immunität würde von bescheidenen Radiosendungen bedroht? Warum sonst wehren sie sich so heftig gegen die kürzlichen ›Wiederentdeckungen‹, die unserer Gesundheit und unserem Geldbeutel zugute kommen? (Sicher in stärkerem Maße als den Geldbeuteln der Ärzte und Apotheker, wie wir gerne einräumen.) Folgendes Beispiel mag dies belegen: Ein Arzt verschreibt einem Patienten eine antibiotikahaltige Pomade; die große Tube kostet 80 F. Nach einem Jahr ergebnisloser

Behandlung gerät der Patient in Panik: seine Krankheit wird nicht besser, sondern schlimmer. Sein Arzt rät ihm dringend, weiterhin die gleiche Pomade zu benutzen. Ein treuer Hörer von Dr. Valnet rät dem Verzweifelten zu einem Naturheilmittel (250 g für 2 F). Einen Monat später klingen die Krankheitssymptome ab.

Es ist erschreckend, feststellen zu müssen, daß es Ärzte gibt, die während ihrer Karriere sich nicht die Mühe machen, neue Dinge kennenzulernen, sondern ihr ganzes Leben lang die Medizin praktizieren, die sie während ihres Studiums und während der anschließenden Assistententätigkeit gelernt haben, und daß trotzdem ihre Wartezimmer überfüllt sind, das Vertrauen der Kranken in die Ärzte ungebrochen ist und das Geld in Strömen fließt.«

Widerlich, schreibt der andere Leser: »Ich möchte weder unsere Ärzte und Apotheker kritisieren noch Dr. Natur alias Dr. Valnet unterstützen; ich möchte nur Schiedsrichter bei diesem Kampf spielen, denn ich finde es widerlich, daß unsere Ärzte und Apotheker einen ihrer Kollegen mit so verleumderischen und bösartigen Ausdrücken wie ›Pseudo-Wissenschaftler, Scharlatan, Hochstapler und Betrüger‹ belegen. Die schlimmsten habe ich erst gar nicht aufgeführt. Wenn doch die Ärzte und Apotheker, die auf einen Kollegen, der auf medizinischem Gebiet Erfolg hat, ungeheuer eifersüchtig sind, soviel Schamhaftigkeit besäßen und ihren Streit intern austrügen, mit Beweisen und Erfahrungswerten, die ein reales medizinisches Thema betreffen; vor allem aber sollten sie ihr widerliches, ja, obszönes Spiel in der Presse schleunigst einstellen. Das ist alles, was ich, der Kunde oder Patient, von ihnen erhoffe.«

Muß dem noch etwas hinzugefügt werden? Vielleicht einige Richtigstellungen: B. räumt selbst ein, daß er sich sein Urteil aufgrund von *einigen Minuten* (sic!) gebildet hat, beim Autofahren, meiner Sendung zuhörend. Auf diese wenigen Minuten gründen sich auch seine Beleidigungen. *Wenn er richtig verstanden hat,* dann halte ich die Muskatnuß für das beste Antibiotikum. Dabei habe ich in meinen Sendungen Muskat nie erwähnt. Er bestreitet, daß das Gurgeln mit einem Sud von Brombeerblättern bei einfachen Halsentzündungen ein ausgezeichnetes Mittel ist. Ich empfehle ihm, sich die Abhandlung zu diesem Thema, die in einer der letzten Nummern der Zeitschrift *Journal du Docteur Nature* (Die Zeitung des Dr. Natur), einmal näher anzusehen oder wieder die Schulbank zu drücken und die Zusammensetzung des *Rubus fructicosus,* die botanische Bezeichnung der wilden Brombeere, zu studieren.

Ich halte im Rundfunk Sprechstunden ab? Man kann fast den Eindruck gewinnen, als ob Herr B. die genaue Bedeutung der Wörter, die er verwendet, nicht kennt, denn wenn er meine Tätigkeit im Rundfunk als ›Sprechstundenhalten‹ bezeichnet, dann halte ich mit meinen Büchern und Aufsätzen schon seit langem öffentliche Sprechstunden, denn ich habe es nie für sinnvoll gehalten, nur allgemeines Geschwafel zu verbreiten.

Einige Zeitungen haben geschrieben, ich sei aus der ärztlichen Standesorganisation ausgeschlossen worden. So kann es niemand mehr verborgen bleiben, daß ich mit dieser Organisation ›ein Hähnchen zu rupfen hätte‹. Der Grund zu dieser Auseinandersetzung? Ganz einfach: Ich habe es gewagt, mein Buch *Docteur Nature* (Doktor Natur) zu veröffentlichen, das allem Anschein nach gewissen Interessen zuwiderlief und gegen bestimmte vorgefaßte Meinungen verstieß. Ohne daß ich jemals angehört worden wäre, wurde ich damals (1971) tatsächlich aus der Standesorganisation ausgeschlossen.* Ich weiß nicht, ob es daran lag, daß mehrere Abgeordnete, darunter auch ein ehemaliger Gesundheitsminister mitsamt seiner Familie, zu meinen Patienten gehörten, jedenfalls wurde nach einer gewissen Zeit der Ausschluß nur auf ein Jahr begrenzt. Nach Ablauf dieser Frist schickte ich meinen Kollegen einen eingeschriebenen Brief mit Rückschein, in dem ich meinen endgültigen Austritt erklärte. Diese Haltung wurde mir von befreundeten Universitätsprofessoren vorgeworfen, die durchaus nicht alle Mitglied der Forschungsgesellschaft waren, die ich im selben Jahr gegründet hatte, und auch von dem ehemaligen Gesundheitsminister, den ich bereits erwähnte. Doch da ich keineswegs die Absicht hatte, meine Gewohnheiten zu ändern ...

»Sie scheinen in eine regelrechte Kabale verstrickt zu sein«, schrieb mir ein anderer Schweizer Apotheker. »Wer steckt hinter B. ...?« Die Beweggründe des Herrn B. sind in der Tat nicht

* Bei dieser Parodie einer ›Gerichtsverhandlung‹ werden dem Betroffenen die Gründe für den Ausschlußantrag nicht mitgeteilt; jede Verteidigung ist folglich völlig illusorisch. Dies nur zur Information meiner Leser.

leicht faßbar. Er gibt an, gegen den Medikamentenmißbrauch kämpfen zu wollen (?). Sicher würde es viele interessieren, wie er diesen Kampf führt, denn wir behaupten ja das gleiche, nur mit dem Unterschied, daß wir unsere Behauptung belegen.

Nach dieser Richtigstellung, die im Oktober 1976 veröffentlicht wurde, hatte ich eigentlich die Absicht, einen Schlußstrich unter ein Thema zu ziehen, das die Erde nicht am Rotieren und die Phytotherapie nicht am Fortschritt gehindert hat. Doch wie Erasmus schreibt, »ist der menschliche Geist so beschaffen, daß die Lüge ihn hundertmal stärker beeindruckt als die Wahrheit«, was auch in den Briefen meiner Leser immer wieder bestätigt wird. Herr B. hat in seinen Hirngespinsten darauf hingewiesen, daß ich bei Infektionen des Harn- und Genitaltraktes Methylen-Blau verschreibe, das in der Schweiz verboten ist (was mir nicht bekannt war). Doch die Sendungen von Radio Suisse Romande werden auch in Frankreich gehört, und in Frankreich ist das Methylen-Blau zugelassen. Medikamente auf Clofibrat-Basis sind in Deutschland verboten, überall sonst aber zugelassen.

Die Schweizer haben die Sassafras-Essenz im Verdacht, krebserregend zu sein, ein Verdacht, der von den Wissenschaftlern anderer Nationen nicht geteilt wird.

»Mein Arzt hat mir ein Medikament verschrieben, das Methylen-Blau enthält«, schrieb mir vor kurzem eine Kranke, »gehe ich dabei irgendein Risiko ein?« Ich konnte sie beruhigen und ihr antworten, das einzige Risiko, das sie einginge, bestünde in der Verbesserung ihres Zustandes, wenn nicht gar in der Heilung.

Ich möchte dieses Kapitel mit einem Leserbrief abschließen, den Dr. P. aus Villeparisis im Departement Seine-et-Marne an die Zeitschrift *Le Généraliste* (Der Praktiker) richtete und der dort am 20. 5. 1978 abgedruckt wurde:

»Bei Harnwegsinfektionen, die wiederholt auftreten, habe ich, wie ich meinen Kollegen gerne mitteilen möchte, mit einer Kombination aus Methylen-Blau und flüssigen Harnwegsvakzinen, oral verabreicht, gute Resultate erzielt. Ich bin überzeugt, daß mit dieser Methode Kuren mit Antibiotika oder Sulfonamiden vermieden werden können.«

Ein Rat, den Herr B. trotz der geringen Kosten des Medikamentes seinen zukünftigen Kunden, die hoffentlich zahlreich sein werden, geben könnte und der nützlich wäre.

14

Medizinische Fachausdrücke, die in diesem Buch verwendet werden

Abszeß, heißer: Eiteransammlung in einer durch krankhafte Vorgänge entstandenen Körperhöhle, entsteht durch eine akute Entzündung und ist meist mit hohem Fieber verbunden.
Abszeß, kalter: Eiteransammlung in einer durch krankhafte Vorgänge entstandenen Körperhöhle, entsteht durch eine chronische Entzündung.
Allergie: Veränderte Reaktionsweise des Organismus (Überempfindlichkeit) nach voraufgegangener Berührung mit Antigenen, das heißt Stoffen, die spezifische Antikörper erzeugen.
Amnesie: Totaler oder teilweiser, zeitlich beschränkter oder unbeschränkter Ausfall des Erinnerungsvermögens.
Analfistel: Eine Fistel ist ein angeborener oder erworbener röhrenförmiger Gang zwischen Körperhöhlen und der äußeren Haut oder inneren Schleimhaut; Analfisteln sind Fisteln in der Analzone.
Antibiotikum (eigentlich: gegen das Leben): Substanzen, die bereits in sehr geringer Konzentration das Wachstum bzw. die Vitalität von Mikrobenarten hemmen; werden zumeist synthetisch hergestellt, kommen aber auch in natürlicher Form vor.
Antisepsis: Hemmung oder Vernichtung von Wundinfektionserregern innerhalb der Wunde mit chemischen oder natürlichen Mitteln, oder: Maßnahmen, die die bakterielle Verunreinigung von Materialien und Geweben, die oft unvermeidbar sind (gerade in Wunden), bekämpfen.
Antiseptisch: keimtötend.
Aphrodisisch: den Geschlechtstrieb steigernd.

Aphthen: Typische Schleimhautdefekte entzündlicher Art des Mundes, die immer wiederkehren; nicht infektiös, aber sehr schmerzhaft.
Arteriosklerose: Krankhafte Veränderung der Arterien: Verdikkung der Gefäßinnenhaut, häufig mit Verkalkung und Geschwürbildung einhergehend.
Arthritis: Gelenkentzündung.
Bakteriostase: Hemmung der Bakterienvermehrung durch Schädigung der Erreger.
Basedow-Krankheit: Eine Überfunktion der Schilddrüsen; typisches äußeres Anzeichen sind die Glotzaugen; daher auch Glotzaugenkrankheit genannt.
Blutsenkung: Bei der Blutsenkung handelt es sich um eine Senkungs-Reaktion der roten Blutkörperchen; gemessen wird die Geschwindigkeit, mit der sie in einem genormten Reagenzglas auf den Boden sinken. Der Test gehört zur klinischen Routine. Bei Entzündungen, Veränderungen der Bluteiweiße usw. ist die Blutsenkungsgeschwindigkeit in der Regel erhöht.
Chlorose: Bleichsucht, eine Form der ›Blutarmut‹, die heute kaum noch vorkommt.
Ekzem: Juckende, schubweise auftretende, entzündliche, ohne Narbenbildung verheilende Krankheit der Haut, die verschiedene Ursachen hat. Viele Ekzemerkrankungen werden chronisch.
Elektroenzephalogramm oder Elektroenzephalographie (EEG): Methode zur kurvenmäßigen Registrierung der Aktionsstromtätigkeit des Gehirns.
Elektrokardiogramm (EKG): Methode zur Aufzeichnung der Aktionsströme bzw. -spannung bei der Herztätigkeit.
Endokrine Drüsen: Drüsen, die ihre Sekrete direkt an das Blutgefäßsystem abgeben; sie entsprechen den Hormondrüsen.
Epilepsie: Fallsucht, die verschiedene Formen annehmen und verschiedene Ursachen haben kann.
Gangrän: zu deutsch ›Brand‹. Ein Gangrän entsteht durch die Einwirkung der Außenwelt auf abgestorbenes Gewebe. Man unterscheidet den trockenen Brand vom feuchten Brand, der durch Kontakt mit Fäulnisbakterien entsteht. Die Farbveränderungen des Gewebes, das bräunlich-schwarz wird und ›wie verbrannt‹ aussieht, führten zu der deutschen Bezeichnung.
Gastritis: Akute oder chronische Entzündung der Magenschleimhaut.

Hämorrhagie: Blutungen.
Hämorrhagisch: zu Blutungen führend.
Hybride: Von zweierlei Herkunft, auch Mischling, Bastard; in der Botanik bezeichnet das Wort Pflanzen, die aus Kreuzungen hervorgegangen sind.
Infarkt: Durch Verschluß einer Arterie abgestorbener, sekundär veränderter Gewebebezirk.
Kapillaren: Die kleinsten, ›haarfeinen‹ Blutgefäße.
Kataplasma: Ein heißer Breiumschlag, der einfach sein kann (Kartoffeln, Leinsamen usw.) oder aus verschiedenen Substanzen oder Arzneimitteln zusammengesetzt.
Katarrh: Entzündung von Schleimhäuten, normalerweise verbunden mit starker Schleimabsonderung (zum Beispiel Nasenkatarrh)
Kaverne: Krankheitsbedingte Hohlraumbildung, die durch Zerstörung von Gewebe entsteht, besonders in der Lunge (typisch für Lungentuberkulose).
Koma: Bewußtlosigkeit; mit Koma wird ein Zustand tiefster, durch äußere Reize nicht zu unterbrechender Bewußtseinsstörung bezeichnet. Die Ursachen können sehr verschieden sein: Vergiftung, Stoffwechselstörungen, Hirntrauma ...
latent: Man spricht dann von einer latenten Krankheit, wenn diese ohne Zeichen und ohne Symptome verläuft.
Leukozyten: Die weißen Blutkörperchen; als Oberbegriff umfaßt das Wort alle Gruppen.
Lupus: Eine Autoimmunkrankheit; schwere Erkrankung des Gefäßbindegewebes, wobei der Körper Antikörper gegen zelleigene Substanzen bildet.
Manische Zustände: Mit manisch bezeichnen wir Zustände mit ausgeprägter Antriebssteigerung und gehobener, nicht unbedingt begründbarer, also pathologischer Stimmung; gehört zum Bereich der affektiven Psychosen.
Mikrobe: Die Mikrobe ist ein Mikroorganismus, das heißt, ein mikroskopisch kleines, pflanzliches oder tierisches Lebewesen. Zu den Mikroben zählen unter anderem Bakterien, Viren, Kleinpilze, die sogenannten Funguli.
Neuralgie: Neuralgien sind Schmerzen in einem oder mehreren Bereichen eines Nervs, wobei die Nerven selbst druckempfindlich sind. Neuralgien können an- und abschwellend auftreten, aber auch als plötzlicher Anfall.

Neuro-vegetativer Bereich: Zum neuro-vegetativen Bereich gehört der Teil des Nervensystems, der der Regelung der Lebensfunktionen dient (Atmung, Verdauung, Stoffwechsel usw.); wir sprechen auch von einer Regelung des ›inneren Milieus‹. Dieser Bereich ist dem Willen und dem Bewußtsein entzogen.
Neuro-vegetative Dystonie: Fehlregulation des neuro-vegetativen Nervensystems, die zu Funktionsstörungen verschiedener Organe führen kann, besonders des Herzens und des Kreislaufs.
Ödem: Schmerzlose, nicht gerötete Schwellungen infolge von Ansammlung wäßriger Flüssigkeit in den Gewebespalten, z. B. der Haut oder der Schleimhäute.
Östrogene: Weibliche Sexualhormone.
Post-Menopause: Abschnitt innerhalb der Wechseljahre der Frau nach der letzten Monatsblutung.
Prostration: Höchste Erschöpfung der Körperkräfte.
Psychasthenie: Abnorme, seelische Reaktions- und Verhaltensweise, die allgemein durch einen Mangel an seelischer Kraft gekennzeichnet ist.
Radikale: Stark reaktionsfähige Atomgruppen, die geschlossen und ohne Veränderungen zu erleiden durch die chemische Reaktion gehen.
Sarkom: Bösartige Geschwulst, die aus Bindegewebe hervorgeht und deren Zellen der Art nach Bindegewebszellen entsprechen, aber der Zahl nach abnorm reichlich entwickelt sind.
Schanker: Der sogenannte weiche Schanker ist eine bakterielle Entzündung der Genitale und Leistenlymphknoten, die durch Geschlechtsverkehr übertragen wird.
Skrofulose: Haut- und Lymphknotenerkrankung im Kindesalter auf allergischer Basis (äußert sich in chronischem Schnupfen, Bindehaut- und Lidentzündungen).
Spinal: Die Wirbelsäule oder das Rückenmark betreffend.
Sporen: Vermehrungs- und Dauerformen von Mikroben mit praktisch ruhendem Stoffwechsel; Sporen sind sehr widerstandsfähig gegen physikalische und chemische Einwirkungen. Die Sporenform hilft Bakterien, ungünstige Lebensbedingungen zu überstehen.
Sympathikus: Eigentlich Nervus Sympathikus; ist ein Teil des vegetativen Nervensystems; siehe unter neuro-vegetative Bereiche.

Tenside: Oberflächenaktive chemische Stoffe, die sich zum Beispiel in Waschmitteln befinden.
Trauma: Verletzung, Wunde, Gewalteinwirkung. Wir bezeichnen damit häufig die Folgen von Unfällen (Hirntrauma).
Traumatisch: Durch Verletzungen oder Unfälle entstanden.
Tuberkulose: Durch Tuberkelbakterien hervorgerufene Infektion, die in der Regel chronisch verläuft. Am verbreitetsten ist die Lungentuberkulose, es werden aber auch Lymphknoten, Darmschleimhaut, Kehlkopf, Niere, Leber, Nebenniere, Knochen, Haut und das zentrale Nervensystem von den Tuberkelbakterien befallen.
Virulenz: ›Giftigkeit‹: die Infektionskraft und Vermehrungsfähigkeit von Mikroben im Organismus.
Virus: Auf künstlichem Nährboden nicht züchtbares, normale Bakterienfilter passierendes Kleinstlebewesen.
Zellulitis: Eine Umschreibung für Fettleibigkeit, mit leichter Lymphstauung und Schwellung des Gewebes (besonders an den Oberschenkeln bei Frauen).

Tabelle
mit den Anwendungsgebieten
der aromatischen Essenzen

Die Bezeichnungen der Krankheiten

	Anis	Basilikum	Bergamotte	Bergbohnenkraut	Bitterorange	Borneol	Cajeput	Estragon	Eukalyptus	Fenchel	Fichte	Geranium	Gewürznelke	Heiligenkraut	Ingwer	Kamille	Knoblauch	Koriander	Kümmel	Lavendel
kalte Abszesse																	●			
warme Abszesse																				
Akne							●										●			●
Alterserscheinungen																				
anregend: Herz																				
anregend: Kreislauf																				
anregend: Nebennierenrinde				●		●					●	●								
anregend: Nervensystem		●		●																
ansteckende Krankheiten									●				●		●		●			
Antiseptik						●			●		●									●
Aphthen												●					●			
Appetitlosigkeit			●					●		●					●	●	●	●	●	
Arterienentzündung																	●			
Arthritis																	●			
Asthma	●			●			●		●		●						●			●
übelriechender Atem																				
Atemnot	●																●			
Augenentzündung												●				●				
Beklemmungszustände		●																		●
beruhigend	●	●				●										●	●			●
Bettnässen																				
Bindehautentzündungen																●				
Blähungen	●	●	●	●				●		●			●		●	●	●		●	●
Blasenentzündungen							●		●	●	●									●

	Majoran	Muskatnuß	Myrthenheide	Origano	Pfefferminze	Rosmarin	Salbei	Sandelholz	Sassafras	Terpentin	Thuja	Thymian	Wacholder	Wurmsamen	Ylang-Ylang	Ysop	Zimt	Zitrone	Zwiebel	Zypresse
kalte Abszesse																				
warme Abszesse																				
Akne																				
Alterserscheinungen												●						●		
anregend: Herz						●														
anregend: Kreislauf																	●			
anregend: Nebennierenrinde							●													
anregend: Nervensystem						●	●													
ansteckende Krankheiten			●														●			
Antiseptik			●			●				●		●			●		●			
Aphthen							●											●		
Appetitlosigkeit		●		●			●									●		●		
Arterienentzündung	●																	●		
Arthritis	●																	●		
Asthma	●		●	●	●	●	●					●				●		●		
übelriechender Atem					●	●						●								
Atemnot		●														●	●			
Augenentzündung												●						●		
Beklemmungszustände	●																			
beruhigend							●									●	●			●
Bettnässen																				●
Bindehautentzündungen																		●		
Blähungen	●	●		●		●	●			●		●				●		●	●	
Blasenentzündungen			●		●			●		●	●	●	●				●			

Blutarmut		●	●						●														●	●															
zu hoher Blutdruck			●			●														●	●			●																	
zu niedriger Blutdruck					●				●					●	●																						
Brandwunden															●	●			●			●				●								●								
akute Bronchitis		●	●																	●			●						●		●		●			●			
chronische Bronchitis		●	●		●				●		●		●	●	●	●	●	●			●			●						●		●		●			●			
grippale Bronchitis			●	●					●									●										●				●								
gespannte Brust																													●		●									
zu hoher Cholesterinspiegel									●						●																									
Darminfektionen			●		●	●						●				●	●		●		●			●	●				●				●				●	●	
Darmgeschwüre			●																					●															
Darmkoliken					●											●																						●		●
Darmkrämpfe				●							●					●					●	●		●	●			●		●	●		●	●			●	●		●
Darmparasiten		●	●	●	●		●		●	●	●					●		●			●	●		●	●		●	●			●	●	●	●			●	●		
nervöse Depressionen									●												●				●										●					
Desinfizierung von Trinkwasser			●												●				●																						
Desinfizierung von Räumen								●													●											●								
leichter Diabetes		●						●								●																●			●								
Durchfall			●	●				●	●				●	●	●	●			●		●			●	●	●		●	●									●	●			
Eierstockbeschwerden	●													●																											
Ekzeme					●										●											●																
feuchte Ekzeme								●																																		
trockene Ekzeme																					●								●											
Epilepsie									●		●				●																				●					●	
Erbrechen																●																									
Erkältungen			●						●																																
Fettsucht		●	●																																					
Fieber			●																														●								
Analfisteln																				●			●																			
Flechten			●																						●				●												
Frostbeulen		●	●																																					
Furunkel		●	●						●																●															

	Gärungen	Gallenblasenentzündungen	Gallensteine	Gedächtnisschwäche	Gefäßkrämpfe	geistige Überbeanspruchung	Gelbsucht	Gicht	Gliedersteife bei Fieber	muskelbedingte Gliedersteife	Grippe	Schwächezustand bei Grippe	Haarausfall	Hämorrhoiden	harntreibend	Harnröhrenentzündung	Harnsteine	Harnwegsinfektionen	rissige Haut	Hautkrankheiten	Hautpflege	Heiserkeit	Herpes der Schleimhäute	nervöse Herzbeschwerden
Anis															●									
Basilikum				●		●		●																
Bergamotte																								
Bergbohnenkraut	●					●																		
Bitterorange																								
Borneol											●													
Cajeput	●															●		●		●				
Estragon	●																							
Eukalyptus											●							●						
Fenchel								●			●				●		●	●						
Fichte		●	●					●			●							●						
Geranium							●										●	●		●				
Gewürznelke	●			●		●																		
Heiligenkraut																								
Ingwer																								
Kamille								●			●									●				
Knoblauch					●			●			●			●	●		●							
Koriander																								
Kümmel	●																							
Lavendel											●				●			●	●					
Majoran																								
Muskatnuß			●																					
Myrtenheide											●					●		●						
Origano																								
Pfefferminze											●													
Rosmarin		●	●	●		●	●	●		●	●													●
Salbei											●	●	●		●				●	●				
Sandelholz																		●						
Sassafras								●																
Terpentin			●					●							●	●		●						
Thuja																								
Thymian	●					●	●	●	●	●	●	●	●					●		●		●		
Wacholder	●							●							●		●	●		●				
Wurmsamen																								
Ylang-Ylang																								
Ysop											●						●			●				
Zimt	●							●			●													
Zitrone	●								●			●					●	●	●		●	●	●	
Zwiebel	●		●			●	●							●	●			●	●					
Zypresse					●									●								●		

Herzbeutelentzündung																																							●	
Herzklopfen	●				●														●						●	●														
Herzschwäche	●					●											●									●														
Heuschnupfen																																				●				●
Hüftschmerzen																														●										
Hühneraugen																	●																							
Husten	●								●																											●				
Impotenz				●							●		●		●										●	●		●				●	●		●		●		●	
allgemeine Infektionen						●			●		●		●				●																						●	●
Infektionen des Urogenitaltraktes																				●			●					●		●		●	●						●	
Insektenstiche				●													●			●							●		●									●	●	
Juckreiz																									●													●		
Juckreiz in der Genitalzone																●																●								
Kehlkopfentzündung							●																●				●												●	
Keuchhusten		●															●			●			●	●		●				●		●								●
Kopfschmerzen																				●					●													●		
Krampfadern																	●																					●		●
Krämpfe														●				●		●										●										●
Krampfhusten									●											●	●			●						●		●				●		●		●
infektiöse Krankheiten						●			●				●				●			●												●						●		
Krätze													●				●		●	●					●	●				●		●					●	●		
Kreislaufstörungen																	●															●								●
Kropf																	●																						●	
Lähmungen		●																							●		●													
Lebererkrankungen																									●	●	●					●						●		
Luftschlucken	●							●		●								●	●		●			●	●													●		
Lungenemphysem																	●															●				●				●
Lungenentzündung									●	●							●									●														
Lungenkrankheiten							●		●		●		●				●			●			●				●	●		●		●				●			●	●
Lungentuberkulose							●		●		●		●				●			●			●				●			●		●				●		●		
Lymphknotenentzündungen											●		●				●									●	●												●	
Erkrankungen des Lymph-Systems																				●						●	●												●	

	Anis	Basilikum	Bergamotte	Bergbohnenkraut	Bitterorange	Borneol	Cajeput	Estragon	Eukalyptus	Fenchel	Fichte	Geranium	Gewürznelke	Heiligenkraut	Ingwer	Kamille	Knoblauch	Koriander	Kümmel	Lavendel	Majoran	Muskatnuß	Myrtenheide	Origano	Pfefferminze	Rosmarin	Salbei	Sandelholz	Sassafras	Terpentin	Thuja	Thymian	Wacholder	Wurmsamen	Ylang-Ylang	Ysop	Zimt	Zitrone	Zwiebel	Zypresse
allgemeine Magenbeschwerden																									●	●														
Magengeschwüre		●					●									●			●						●															
Magenkrämpfe																●																							●	
Magenschleimhautentzündungen																																						●		
Magenschmerzen				●				●		●	●	●													●	●										●		●		
Magenübersäuerung																									●													●		
Malaria									●																															
Masern									●																															
Migräne		●							●							●				●	●				●	●				●								●	●	
Mineralmangel																																						●		
ausbleibende Monatsblutungen																●								●	●		●					●								●
schmerzhafte Monatsblutungen	●						●	●								●									●	●	●						●							●
ungenügende Monatsblutungen		●								●				●						●		●			●		●													
Mottenabwehr													●							●																		●		
Mückenabwehr									●			●	●												●														●	
Mundflora																															●					●				
Mundschleimhautentzündungen												●															●											●		
Nagelbrüchigkeit																																						●		
Nagelgeschwüre																																								●
Nasenbluten																														●								●		
Nasenkatarrh																					●		●									●								
Nervenkrisen																●				●												●								
Nervenschwäche		●																																						
Nervensystem ausgleichend																					●					●														●

nervöse Erschöpfungszustände																				●	●							●				●								
Nervosität					●															●	●																			
Nierenbeckenentzündungen											●																			●		●								
Ödeme																		●																					●	
Ohrenentzündungen																							●															●		
Polypen																															●									
Post-Menopause																●											●											●		
Prellungen																											●										●			
Prostata-Vergrößerung																																							●	
Prostataentzündung											●																													
Prostataleiden allgemein																															●								●	
chronische Rachenentzündung							●																																	
Rachitis											●																●					●							●	
Reizbarkeit																●				●	●																			●
Rekonvaleszenz						●																					●					●						●		
chronisches Rheuma							●	●	●		●				●	●	●	●		●	●	●	●	●		●			●			●	●			●			●	●
Ruhr							●										●						●									●						●		
Scharlach									●																															
Schlaflosigkeit		●			●											●				●	●											●								
Schluckauf								●																																
allgemeine Schwächezustände				●		●					●	●	●		●		●			●	●	●			●	●	●					●	●			●	●	●	●	
Schwächezustände bei Kindern											●									●	●					●	●													
Schweißausbrüche																											●													
Schweißdrüsenentzündungen											●																													●
schweißtreibende Mittel																																	●							●
Schwerhörigkeit				●						●							●																						●	
Schwielen																	●																							
Schwindelanfälle		●														●			●	●					●	●	●					●								
Sehschwäche																										●														
Skorbut																																						●	●	
Skrofulose																				●							●												●	
Sommersprossen																																						●	●	

	Anis	Basilikum	Bergamotte	Bergbohnenkraut	Bitterorange	Borneol	Cajeput	Estragon	Eukalyptus	Fenchel	Fichte	Geranium	Gewürznelke	Heiligenkraut	Ingwer	Kamille	Knoblauch	Koriander	Kümmel	Lavendel	Majoran	Muskatnuß	Myrtenheide	Origano	Pfefferminze	Rosmarin	Salbei	Sandelholz	Sassafras	Terpentin	Thuja	Thymian	Wacholder	Wurmsamen	Ylang-Ylang	Ysop	Zimt	Zitrone	Zwiebel	Zypresse
ungenügendes Stillvermögen	●									●									●																					
abstillen																									●		●													
Stirnhöhlenvereiterung									●		●									●												●						●		
Syphilis																													●									●		
Typhus																	●			●												●						●		
Tripper																	●			●								●	●							●				
Venenentzündungen																																						●		
allgem. Verdauungsbeschwerden	●	●	●	●				●		●			●		●	●	●	●	●	●		●			●	●	●					●	●			●	●	●	●	
nervöse Verdauungsbeschwerden	●	●	●					●					●					●	●																	●				
Verdauungsschwäche			●							●					●		●			●		●		●	●	●	●						●				●			
Verstopfung																										●				●		●								
Warzen																	●														●							●	●	
Weißfluß																				●						●	●			●		●	●			●	●			
Wunden allgemein				●			●		●			●	●			●	●			●			●			●	●					●	●			●			●	
schlechtheilende Wunden							●						●				●			●			●			●	●						●						●	
schlechtvernarbende Wunden																				●						●	●			●		●				●				
schmerzhaftes Zahnen																●																								
Zahnfleischpflege										●																	●													
Zahnfleischentzündungen																											●													
Zahnpflege													●																			●						●		
Zahnschmerzen							●						●				●					●			●		●						●						●	
schmerzhafte Zellulitis																								●																●
Zirrhose																										●							●						●	
Zungenentzündungen												●															●											●		

Bezugsquellenverzeichnis

GH = Großhandel, EH = Groß- und Einzelhandel, VH = Versand

Secret Emotion Kosmetik GmbH, Ottenser Hauptstr. 44, 22765 Hamburg, Tel. 040/3902930, Fax 040/3900586, EH, VH

Ronald Reike Spezialversand, Kielort 21A, 22850 Norderstedt, Tel. 040/5293874, Fax 040/5119337, VH

Kosmetik Bazar, Eggerstedtstr. 1, 24103 Kiel, Tel. 0431/92923, Fax 0431/978269, EH, VH

Plath Parfums, Dreiangel 31, 24161 Kiel, Tel. 0431/92923, Fax 0431/978269, GH

Salute e Bellezza Dietmar R. Ehlert, Kaspersweg 152, 26131 Oldenburg, Tel. 0441/592328, EH

INDU-Versand, Turmstr. 7, 35085 Ebsdorfergrund, Tel. 06424/3988, Fax 06424/4940, EH, VH

Herbert Wolter AMRIT-Versand, Postfach 1141, 41373 Brüggen, Tel. 02163/6922, Fax 02436-2474, VH

Regenbogen, Borsigallee 55, 60388 Frankfurt, Tel. 06109/32848, Fax 06109/32812, EH, VH

Avalon-Radicula-Naturwaren, Hainertrift 55, 63303 Dreieich-Buchschlag, Tel. 06103/69117, Fax 06251/76265, GH

Melaleuka GmbH, Im Flürchen 28, 66133 Scheidt, Tel. 0681/817433, Fax 0681/811385, VH

Farfalla Duftladen GSR, Wilhelmstr. 9, 70182 Stuttgart, Tel. 0711/241465, EH, VH

Lara's Aroma-Stübchen Irina Horak, Einsteinweg 7, 72108 Rottenburg a. Neckar, Tel. 07472/6990, EH, VH

THUJA Inh. Christine Pegam, Uracher Str. 1, 72813 St. Johann-Upfingen, Tel. 07122/1223, Fax 07122/3748, GH

MORGENTAU, Uracher Str. 1, 72813 St. Johann-Upfingen, Tel. 07122/658, Fax 07122/3748, EH

AMYRIS Rose Eggert, Weinstr. 22, 74343 Sachsenheim, Tel. 07046/7539, Fax 07046/7782, EH, VH

OMIKRON Postpassage, 74072 Heilbronn, Marktplatz 5, 74382 Neckarwestheim, Tel. 07133/17081, Fax 07133/17465, EH, VH

DUFTKERAMIK GmbH Duftstoffvertrieb, Weinbrennerstr. 4, 77815 Bühl-Vimbuch, Tel. 07223/26008, Fax 07223/24110, EH, VH

Institut für Aromatherapie, Postfach, 78260 Grailingen, EH, VH

Duft & Schönheit, Sendlinger Str. 46, 80331 München, Tel. 089/2608259, Fax 089/3543653, EH, VH

Pandora, Sonja Brandtner, Tulpenweg 24, 81379 München, Tel. 089/784622, VH

Sonja Huber, Orleanstr. 11B, 81669 München, Tel./Fax 089/487887, EH, VH

Duftinsel Monika Herzog, Himalajastr. 64, 81825 München, Tel. 089/4305665, Fax 089/4307506, EH, VH

Neumond – Düfte der Natur GmbH, Mühlfelder Str. 70, 82211 Herrsching, Tel. 08152/8800, Fax 08152/2211, EH, VH

Tautropfen Silvia & Rainer Plum, Poststr. 10, 83132 Pittenhardt, Tel. 08624/4590, Fax 08624/4265, EH, VH

Bezugsquellen Ausland

Weinviertler Kräuter – Ätherische Öle, Kirchengasse 42a, A-1070 Wien, Tel. 0222/5230705, Fax 0222/935667, EH, VH

Fritz Naturprodukte Manfred Winkelbauer, Viertelfeistritz 83, A-8184 Anger, Tel. 03175/2676, Fax 0663/33545, EH, VH

MERLIN M. + T. Bossart, Oberdorfstr. 2, CH-5222 Umiten, Tel. 0561/414792, EH, VH

Emilio Schatzmann Äth. Öle OSHADHI, Floraweg 344, CH-5522 Taegerig/AG, Tel. 056/910330, Fax 056/910331, EH, VH

Imaga Laden der Düfte, Hauptstr. 380, CH-5726 Unterkulm, Tel. 064/463394, EH, VH

Cosmega AG, Oberdorfstr. 15, CH-8001 Zürich, Tel. 0049/1/2612010, Fax 0049/1/2619323, EH, VH

Institut für Aromatherapie, Vorstadt 18, CH-8200 Schaffhausen, Tel. 053/245722, EH, VH

Vitamar, Brandbachstr. 5, CH-8305 Dietlikon, Tel. 0041/1/8334043, EH, VH

MF Trading Naturprodukte BERGLAND Kolibri-Duftess., CH-8834 Schindellegl, Tel. 01/7847931, Fax 01/7847914, GH

PIMPAMPEL 1, om Bongert, L-5682 Dalheim, Tel. 661066, Fax 676102, EH, VH

Seminare D

Isis – freie Praxis für Gesundheitsbildung, Edewechter Landstr. 18, 26131 Oldenburg, Tel. 0441/592328

Avalon-Radicula-Naturwaren, Hainertrift 55, 63303 Dreieich-Buchschlag, Tel. 06103/69117, Fax 06251/76265

VITA*STAR, Römerweg 27, 63303 Dreieich-Götzenhain, Tel. 06103/88606, Fax 06103/88605, VH

Aromatherapie Christine Diezel, Bahnstr. 17, 65824 Schwalbach a. Ts., Tel. 06196/888920, EH, VH

Farfalle Duftladen GSR, Wilhelmstr. 9, 70182 Stuttgart, Tel. 0711/241465

Irina Horak-Burkhardt, Hinterer Bühlweg 31, 72108 Rottenburg am Neckar, Tel. 07472/42563

Duftinsel Monika Herzog, Himalajastr. 64, 81825 München, Tel. 089/4305665, Fax 089/4307506

Seminare Ausland

Cosmega AG, Oberdorfstr. 15, CH-8001 Zürich, Tel. 0049/1/2612010, Fax 0049/1/2619323